삶과 죽음을 관장하는 '절대자'

산소이야기

삶과 죽음을 관장하는 '절대자'

산소이야기

┃ 이광묵 지음

이담
Books

머리말

　　인간뿐만 아니라 지구상에서 숨을 쉬는 생물은 대부분 산소 없이는 살 수 없다. 지구상에 너무 흔한 존재인 산소는 물과 함께 생명을 유지시켜 주는 필수 요소이다. 특히 우리 조상들은 집을 관리하는 소임을 자연에 맡겼다. 환기를 하고 싶으면 창문을 열어 시원한 바람이 집 안을 드나들게 하면 그만이었고, 집 안팎의 인테리어는 특별한 것 없이 뒷산과 앞뜰이 시시때때로 보여 주는 풍경에 만족했다. 그러나 편리를 좇는 현대인은 각종 전자제품과 화학물질로 집을 가꾸기 시작했고, 이 과정에서 자연과 점점 단절되면서 그 대가로 건강을 잃어 가고 있다. 한 조사에 따르면, 일반 가정에서 발견되는 화학물질의 종류는 300여 가지에 이른다고 한다. 그런데 어떤 사람들은 보통 사람들에게는 피해를 주지 않는 낮은 농도의 화학물질에 대해서도 민감한 반응이 나타나고, 한 가지 화학물질에 반응을 보이면 다른 것에 대해서도 차례로 과민반응이 나타날 수 있다. 이 현상을 '다종류 화학물질 과민증(MCS: multiple chemical sensitivity)'이라고 한다. MCS의 증상으로 두통, 집중력 및 기억력 저하, 불안, 초조, 불면증, 만성피로 등을 들 수 있다. MCS를 유발하는 물질도 다양하다. 이 중에서도 각종 건축자재와 가구 등에서 방출되는 화학물질은 구조적으로 오랫동안 피해를 미친다. 대개 목재에는 부패를 막으려고 '포름알데히드'라는 방부제를 첨가한다. 포름알데히드는 직물과 카펫 등에서도 발견된다. 이 물질은 눈과 폐를 자극하고 만성 기관지염과 천식을 일으키며 발암물질로 의심받고 있다. 포름알데히드가 살충제 등에도 사용된다는 점을 감안할 때 현대인은 마룻바닥, 벽지, 기구 등 생활공간 곳곳에 살충제를 두고 사는 셈이다. 이디 그뿐인가. 현대인은 향기를 좋아한다. 인공으로 만들어진 것도 개의치 않는다. 방향제를 비롯하여 화장품, 향수, 샴푸, 헤어스프레이, 세제, 클리너, 탈취제 등 어느 하나 냄새가 나지 않는 것이 없다. 그 속에 포함된 '프탈레이트'란 성분이 태아에 해를 끼치고 성인 남성이 보유한 정자의 질을 떨어뜨린다는 연구결과가 지속적으로 보고되고 있다. 옛날 사람들이 냄새 제거와 세척, 광택 효과를 거두기 위해 베이킹소다, 붕산, 식초 등을 사용했던 지혜를 우리는 이어받지 못했다. "향이 나는 것은 당신을 해칠 수 있다"라고 한 말은 바로 화학물질을 두고 한 말인 것 같다. 분위기를 내려고 집 안에서 양초를 자주 켜는 일도 자제해야 한다. 양초의 심지에 포함된 납 성분이 연소 과정에서 방출되기 때문이다. 특히 어린이가 있는 집 안에서는 더욱 조심해야 한다. 어린이가 납에 자주 노출되면 지능 저하, 학습 장애, 집중력 저하 등이 나타날 수 있다. 실내에서 가스를 연소하면 일산화탄소와 이산화질소의 농도가 급격히 높아진다. 연탄가스 중독 사고에서도 보듯 일산화탄소는 질식제이고 이산화질소는 호흡기를 자극하는 물질이다. 흔히 가스 난방기구는 공기를 오염시키지 않는다고 생각하는 경향이 있지만, 이는 잘못이다. 담배연기는 가장 심각한 피해를 주는 실내 오염물질이다. 부모가 담배를 피우는 가정에서 자라난 어린이는 담배연기 속에 포함된 벤젠이라는 발암물질에 의해 백혈병에 걸릴 위험이 5배 이상 높았다는 연구결과가 나와 있다. 집이 공격한다는 말이 절로 나오는 이 상황을 어떻게 타개할 것인가? 근본적인 해결책은 화학물질의 사용을 줄이고 자연과 가깝게 살아가는 것이다. 만약 이것이 힘들다면 환기를 자주해야 한다. 밀폐형 삶보다 개방형 삶이 건강한 삶이다.

물을 마시지 않으면 체내에 축적된 독소가 배출되지 않아 10일 이상 살기 어렵다. 산소는 30초 정도만 공급이 중지되면 뇌 세포가 파괴되며 2~3분이 지나면 뇌사가 시작된다. 또 공기 중 산소가 16% 이하로 떨어지면 생명체는 생존 위험에 빠진다.

호흡을 통해 폐로 들어온 산소는 입으로 섭취한 각종 영양소를 산화시켜 몸에 필요한 에너지를 만든다. 이 과정에서 '활성산소(free radical)'기 발생한다.

적정한 양의 활성산소는 몸에 침입한 세균, 바이러스 등을 없애 몸을 지키는 역할을 한다. 하지만 과도한 활성산소는 노화를 촉진시키고, 아군과 적군을 구별하지 않고 무차별 공격해 각종 질병을 일으킨다. 활성산소는 사망의 직접 원인은 아니지만 사망에 이르게 하는 요인인 셈이다.

산소는 지킬 박사와 하이드 씨처럼 상반되는 두 모습을 갖고 있다.

지난해 5월 잉글랜드 축구 대표 팀의 간판 공격수 웨인 루니(맨체스터 유나이티드)는 '산소 텐트'에서 잠을 잔 적이 있다. 척골(발등 뼈)을 다친

그를 독일 월드컵 본선에서 뛰게 하기 위해 스벤 예란 에릭손 잉글랜드 감독이 내린 조치였다.

이 텐트는 깨끗한 산소 공급으로 적혈구의 생성을 촉진해 부상에서 빨리 탈출하도록 한다. 2002년 한일 월드컵을 앞두고 척골을 다쳤던 데이비드 베컴도 이 텐트의 덕을 봤다.

또한 집 먼지에 붙어사는 박테리아의 대사산물이 천식을 유발할 수 있다는 연구 결과가 나왔다. '엔도톡신(내독소, endotoxin)'이라 부르는 박테리아 대사산물의 농도가 높은 집에 사는 사람들은 천식을 앓는 빈도가 높았다. 이 같은 사실은 美國 아이오와대학 환경건강연구소가 『미국 호흡기 및 중환자의학회지』 최신호(2005년 9월)에 발표한 논문을 통해 밝혀졌다. 연구진은 미국 전역의 800여 가구에서 2,500개 이상의 먼지 샘플을 진공청소기로 수집, 분석한 결과 침실, 침구, 거실과 부엌 등 거의 모든 곳에서 엔도톡신이 검출됐다고 말했다. 그중에서도 침실의 먼지가 천식을 유발할 위험이 가장 높은 것으로 나타났다. 침실 바닥과 침구에서 검출된 엔도톡신은 천식 유발에 있어서 기존에 알레르기 증세가 있던 사람과 증세가 없는 사람을 가리지 않았다. 집 먼지에는 박테리아 외에도 또 다른 천식 유발 인자인 진드기가 쉽게 서식하는 것으로 알려져 최근 집 먼지를 제거하는 것이 전 세계적으로 큰 관심사가 되고 있다. 이와 같이 환경오염이 심해지고 산소의 긍정적 효과가 알려지면서 산소를 이용한 각종 제품이 잇따라 나오고 있다. 공기청정기, 산소정수기, 산소음료, 산소화장품……. 국내 산소시장은 2000년 1,000억 원대 규모였지만 매년 급성장해 지난해 7,848억 규모가 됐다. 몇 년 안에 1조 원대를 돌파할 것으로 전망된다.

산소는 눈에 보이지 않는다. 공기 중의 약 21% 포함되어 있는 색도 없고, 맛도 없고, 냄새도 없는 기체로 활동에 필요한 에너지원을 얻는데, 연료의 연소에 필요한 필수 물질이고 생명을 살리고 죽일 수 있는 힘이 있다. 마치 삶과 죽음을 관장하는 '절대자'와 같다.

2010년 7월

李光默

CONTENTS

제1장

산소의 일반적 개념

1. 개요

1) 역사

산소는 지구상에 가장 많이 존재하는 원소이다. 산소의 발견자는 영국인 조지프 프리스틀리(1774년에 발견)와 스웨덴인 칼 빌헬름 셸레(1773년에 발견)라는 두 사람으로, 1년 먼저 산소를 발견한 셸레보다는 실험결과를 발표하고 새로운 '공기'라고 명명하면서 독특한 성질을 보고한 프리스틀리의 공로가 더 크다 할 수 있다. 프리스틀리는 1774년 집광렌즈로 태양광선을 모아 산화수은에 쬐어서 그리고 셸레는 1771년경 질산칼륨을 가열해서 산소를 뽑아내었다. 프리스틀리는 이 새로운 공기를 라부아지에에게 알렸고, 라부아지에는 계속된 실험을 통해 이 독특한 기체가 새로운 원소라고 인정하면서 1778년 '산소'라는 이름을 붙였다.

그러나 두 사람 모두 플로지스톤설(물질이 타는 것은 플로지스톤이 날아가는 것이라는 설)의 신봉자였기 때문에, 새로운 기체가 보통의 공기에 비해 두드러지게 연소를 돕는다는 점으로부터 셸레는 '불의 공기', 프리스틀리는 '탈플로지스톤 공기'라고 부르는 데 그쳤다. 프랑스의 A. L. 라부아지에는 금속을 가열할 때 무게가 증가하는 것은 공기의 일부분이 고정되기 때문이라고 생각하고 프리스틀리의 실험과 반대로, 밀폐용기에서 수은을 공기와 함께 가열하여 산화수은을 만들고, 공기의 줄어드는 상태를 조사한 뒤 다시 산화수은을 가열해서 산소를 얻은 것을 확인하고, 플로지스톤설과 정면으로 대립되는 새로운 연소설을 주장하였다. 라부아지에는 이 새로운 기체 속에 있는 연소생성물 대부분이 산의 성질을 나타내는 것에 착안하여 그리스어의 oxys(신맛이 있는)와 genno(생기다)를 복합하여 oxygen이라고 이름을 붙였다. 원소로서 산소를 발견한 것은 화학사(史)에서 매우 중요한 일이자 현대 화학의 기초를 마련한 사건이다. 산소(酸素)는 만물을 구성(構成)하는 그 처음이자 모든 물체를 하나로 잇는 원자로서 이 원자로부터 시작하여 물체의 모든 구성(構成)에 있어서 빠지지 않는다. 한자 산(酸)의 뜻이 실 산(酸)을 의미하고 맛이 신 것을 뜻하며, 그 크기와 양이 작아지면 모든 광물질이 그러하듯 무색, 무미, 무취의 특성을 가지게 된다. 산소 역시 그러하다. 이 산소는 모든 음식물을 구성하고 모든 물질의 탄생과 소멸에 근원적이고 물, 수소 다음으로 1차적 구성원으로 활동성이 강하고 외부온도에 매우 민감하게 반응하는 것으로 고유온도를 알 수 없으며, 외부온도와 비례하여 변화하는 특성을 가지고 있다. 산소에 대하여 가장 빠르고 그 원자에 가깝게 접근할 수 있는 길이 바로 소금으로, 짜고 매운 특성과 그 크기가 줄어들면 신맛을 느끼게 되어 산소의 맛과 특성을 알 수 있다. 인체에 유효하고 건강에 도움이 되며 물과 여러 과일과 농사 시 뿌려지는 농약과 비료가 모두 소금을 미분하여 여러 층층이 되는 온도에서 풀림과 소결로서 수소를 매개체로 하여 다른 원소로 그 특성을 변화시키고 이룬다 고 할 수 있다.

2) 산소분자(O₂)

원소기호 O. 주기율표 6B족에 속하는 산소족원소의 하나. 원자량 15.9994. 원자번호는 8이며 녹는점 −218.4℃, 끓는점 −182.94℃이다. 비중은 액체일 때 1.141(측정온도 −183℃), 고체일 때 1.426(측정온도 −252℃)이며, 기체의 밀도는 0℃, 1atm에서 1.4289g/dm³이다. 결정계에서 α형은 단사결정계, β형은 사방결정계, γ형은 입방결정계이다. 용해도는 0℃ 물에 4.89ml/100ml, 100℃ 물에 1.70ml/100ml이며, 임계온도는 −118.8℃, 임계압력은 49.7atm이다. 산소분자 O₂는 기체일 때 무색, 액체와 고체일 때 엷은 파랑이다.

분자량 32g이다. 산소는 상온에서 이원자 분자로 존재한다. 산소분자(O₂) 는 색, 맛, 냄새가 없고 물에 조금 녹는 공기보다 약간 무거운 기체이다. 공기 중 전체 부피의 약 21%를 차지하며 질소기체(78%) 다음으로 많다.

산소기체 자체는 타지 않지만 다른 물질이 타는 것을 도우며 반응성이 매우 커서 비활성 원소를 제외한 모든 원소와 반응하여 산화물을 만든다. 어떤 물질이 빛과 열을 내면서 격렬하게 산소와 반응하는 연소(燃燒)는 빠른 산화의 일종이며, 철과 같은 금속이 습기가 있을 때 공기 중의 산소와 결합하여 부식되는 것은 느린 산화로 볼 수 있다. 산소는 대부분 녹색식물의 광합성에 의해서 만들어지며 공기 중의 산소가 16% 이하가 되면 생명체는 위험해진다. 실험실에서는 염소산칼륨에 이산화망간을 넣고 가열하거나 과산화수소에 이산화망간을 가하여 산소를 얻는다.

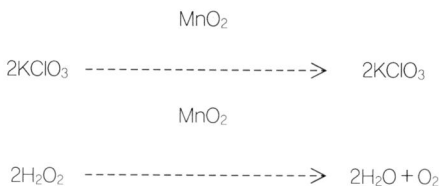

$$2KClO_3 \xrightarrow{\quad MnO_2 \quad} 2KClO_3$$

$$2H_2O_2 \xrightarrow{\quad MnO_2 \quad} 2H_2O + O_2$$

산소(O_2)는 대기 중에 세 종류의 동위원소가 존재한다. 조성은 $16O$:99.762%, $17O$:0.038%, $18O$:0.2%로 원자량 16인 산소가 대부분을 차지한다.

또한, 세 개의 산소원자로 이루어진 오존(O_3)은 산소기체와 동소체(allotrope) 관계이며 산소기체와 오존은 동일한 원소로 이루어져 있지만 전혀 다른 성질의 물질이다. 공기오염으로 인해 지표면 부근에 오존의 양이 많아지면 '오존주의보'가 발령되는데, 대기권 밖의 오존과 달리 지표면 가까이에 존재하는 오존은 호흡기와 폐에 좋지 않은 영향을 미치는 것으로 알려져 있다.

3) 존재

암석 속에 약 50질량%, 물에는 약 89질량% 정도 포함되어 있으며, 화합물로서 지각(두께 16㎞), 수권 중에 가장 많은 원소이다. 또한 유리상태인 산소분자로서 대기 중에 21부피%나 포함되어 있다. 우주에는 수소ㆍ헬류에 이어서 세 번째로 많다. 지구가 생성됐을 때 산소는 모두 용융상태로 고정되어 있었다고 생각되는데, 뒤에 출현한 녹색식물의 광합성에 따른 부산물로서 공급되어 현재와 같은 대기가 생긴 것은 10억 년 전이라고 한다. 대기 중 산소의 동위원소 조성은 ^{16}O가 99.76%, ^{18}O가 0.20%, ^{17}O가 0.04%이다. 90%(원자 수) 이상으로 농축된 ^{18}O는 중산소라고 하며 추적자 실험에 이용된다.

4) 산소의 생산 및 제법

자연계를 통해 생산되는 산소 중 해양에서 75% 이상 생산되며, 아마존 강 유역 밀림지대는 전체 육지에서 생산되는 산소량의 20% 이상을 공급한다. 공업적으로는 액체공기의 분별증류 또는 분자체(molecular sieve)에 의한 흡탈착, 즉 공기의 분별액화(分別液化)가 널리 사용되며, 물의 전기분해도 사용된다. 공기 액화에는 공기의 단열팽창이 사용되며 이것을 분류함으로써 산소와 질소를 동시에 얻을 수 있으므로 질소에 의한 암모니아합성 등과 함께 이용된다. 물의 전기분해에서는 보통 수산화나트륨 또는 수산화칼륨 수용액을 철전극과 격벽을 써서 전기분해 한다. 이 방법은 산소와 함께 수소를 얻으며 오히려 수소제조의 부산물이라 할 수 있어서 수소가 필요 산소는 액체 공기의 분별증류로 질소와 동시에 제조된다.

실험실에서 순수한 산소를 얻기 위해서는 이산화망간을 촉매로 하여 과산화수소수를 분해하거나, 황산 산성으로 과산화수소수에 과망간산칼륨 수용액을 떨어뜨리거나 또는 과망간산칼륨을 진공 중에서 가열·분해시키는 방법을 사용한다. 즉 실험실에서는 염소산칼륨에 촉매로서 절반량 정도의 이산화망간을 섞어서 가열한다. 그 밖에 이산화망간을 촉매로 하는 과산화수소의 분해, 황산산성에서 과산화수소와 과망간산칼륨의 반응, 그리고 과망간산칼륨을 진공 속에서 가열 분해시키는 방법이 있다.

5) 성질과 용도 및 이용

▸ 산소의 성질과 용도

산소는 상온·상압에서는 무색·무미·무취의 기체이다. 2원자분자 O_2로 이루어지며 표준상태에서 1ℓ의 무게는 1.429g, 물 1부피에 대하여 0℃에서 0.0491부피, 20℃에서 0.0311부피가 녹는다. 공기 중에서 무성방전(無聲放電)을 하거나, 원자외선을 조사하면 동소체인 오존(O_3)이 생성된다. 또 산소를 강하게 가열하면, 예를 들면 3,000℃에서는 원자상태의 산소를 약 6% 생성한다. 대단히 활발한 원소로 비활성기체의 일부(헬륨, 네온·아르곤)를 제외하면 모든 원소와 화합물을 만들며, 극히 많은 원소와 직접 반응한다. 예를 들면, 탄소·황·인 등 많은 홀원소물질은 공기 중이라도 산소와 반응하여 연소하는데, 산소 속에서는 더 격렬하게 연소하여 산화물을 만든다. 또 알루미늄·철·구리 등도 선 또는 분말로 반응시키면 빛을 내면서 탄다. 다만 비활성 기체·할로겐이나 백금·금 등의 귀금속과는 직접 반응하지 않는다. 동·식물의 생활과 밀접한 관계가 있으며, 산소의 존재 없이 동물은 생명을 유지할 수 없다.

왜냐하면 동식물은 유기호흡을 통해 생명 유지에 필요한 에너지를 생산하기 때문이다. 유기호흡이란 산소를 이용하여 유기물을 산화하고 에너지를 얻어내는 일련의 과정으로 산소호흡이라고도 한다. 또 많은 원소와 화합물을 만드는 사실로부터 1966년까지 원자량의 기준을 산소로 하고 그 원자량을 16.0000으로 하였으나, 현재는 탄소 12C를 기준으로 하기로 개정되었다.

- 색깔이 없다.
- 냄새가 없다.
- 물에 잘 녹지 않는다.
- 공기보다 약간 무겁다.
- 다른 물질을 잘 타게 도와준다.

▶ 산소의 이용

산소는 각종 화학공업·야금(冶金) 등에서 대량으로 사용된다. 암모니아 합성, 그 밖의 합성화학공업에서의 원료가스 제조에, 특히 철강 관계 노공업(爐工業)에서 사용량이 많다. 그 밖에 산수소염(酸水素炎)·산소아세틸렌염 등으로 금속의 용접·절단 등, 액체산소 폭약·흡입·로켓추진제 등의 용도도 많다. 운반용에는 액체산소가 주로 사용되며, 의약용 산소흡입에서는 50부피%로 해서 쓰인다. 최대의 용도는 철강업에서의 산소제강이며, 그 밖에 화학공업·석유화학공업에서의 산소산화, 조선·기계공업에서의 산소절단, 용접용, 의료용, 활성오니법(活性汚泥法)에 의한 물 처리의 포기용 등이 있다.

2. 산소란 무엇일까?

아파트 베란다나 실내에 크고 작은 화분을 두는 것, 휴일이면 산과 바다로 여행을 가는 것, 알고 보면 좀 더 맑고 풍부한 산소를 마시고 싶어 하는 사람들의 자연스러운 행동들이다. 산소가 없는 별은 달이나 화성처럼 곧바로 분화구가 울퉁불퉁한 황폐한 풍경을 떠오르게 하듯이 산소는 생명의 존재 그 자체를 의미하고 있다. 사람의 몸은 15조 개의 세포에 각각 산소가 전달되도록 잘 설계가 되어 있다. 붉은 피는 여러 가지 상징적인 의미가 있지만 궁극적으로는 우리 적혈구 안에서 산소와 헤모글로빈 사이에 화학적 결합이 일어났다는 것을 보여 준다.

가.

▶ 한솔 OST산소발생기 설치 후 변화 그래프

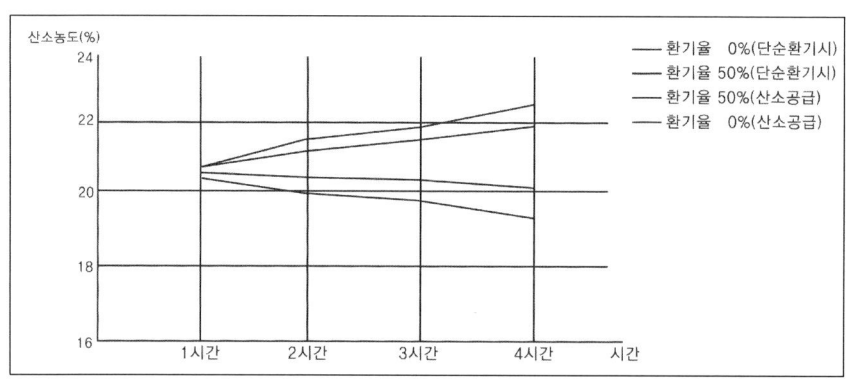

사람의 두뇌는 인체에 공급되는 산소의 20%를 공급받고 있기 때문에 저

산소 환경에 놓이면 가장 먼저 영향을 받게 되고 잠시라도 산소의 공급이 중단되는 상황에 처하면 목숨조차 위협을 받게 된다. 사람들은 공기가 건강과 직결되어 있다는 것을 잘 알고 있기 때문에 누구나 좋은 공기를 마시며 땅을 밟으며 살고 싶어 한다. 그리고 전원주택을 꿈꾸기도 한다. 한참 돈을 벌어야 할 때 그리고 교육의 문제 등과 얽혀 우리는 그 꿈을 지금까진 실현할 수 없었지만 인간이 만든 문명에 의해 제한되었던 자연을 다시 과학으로 되찾은 것이 한솔OST의 산소발생기이다.

1%의 산소 농도 차이에 의해 공기의 상쾌함과 불쾌감, 답답함을 가르는 큰 기준이 된다는 사실을 우리는 위 도표로 알 수 있다.

인간이 꿈꾸는 것은 대부분 실현되었듯이 자연의 공기를 마시고자 하는 사람들의 여망이 한솔OST를 탄생시켰고 가정을 포함한 모든 실내 공간을 자연의 질 좋은 산소로 가득 채울 수 있게 되었다.

▶ 산소농도별 차이

구분	지하실	일반주택/아파트	도심 외기	도시 인근 숲	설악산 저지대
산소농도	18~19%	18~20%	20.9%	21.2%	21.6%
느낌	매우 답답	답답	보통	상쾌	매우 상쾌
비고	두통	환기의 필요성	유해가스	적정 산소 농도	

인간은 매일 1만 8,925 ℓ 의 공기를 마신다. 그리고 음식을 연소시키고 탄산가스 4%를 배출한다. 특히 산소 이외 공기를 구성하고 있는 성분으로 질소가 78%로 가장 많으며 그 외에 아르곤, 이산화탄소, 헬륨, 네온, 크립톤, 수소, 일산화탄소, 오존 등이다. 우리가 숨을 쉬는 것은 공기 중 산소를

이용하기 위함이다. 4~6분 숨을 쉬지 않으면 뇌에 손상이 오며 6분 이상이면 사망에 이르게 된다. 현재 우리의 일반가정의 산소농도는 20.5%로 두통을 느낀다. 산소농도가 8% 이하에서 46분 지나면 사망하며, 19~20%이면 가슴이 답답함을 느끼며 두통, 식욕부진, 구토 등의 증세가 나타나며 21~30%이면 운동능력향상, 주취해소능력향상이 되며 30~35%이면 호흡이 원활하고 단시간 내에 피로가 가시며, 60% 이상 장기적 호흡은 인체의 평상시 적응상태가 아니기에 치료상 단시간이 아니면 사용하기 어렵다.

▶ 산소 외 주변의 기체에 대한 Tm(thulium)임

① 산소: 생물의 호흡이나 물질의 연소에 이용/잠수부의 산소통, 가스중독 치료용 고압 산소기에 이용/아세틸렌 기체를 산소와 함께 연소시키면 매우 높은 온도를 얻을 수 있으므로 금속의 절단이나 용접에 이용

② 질소: 끓는점이 매우 낮으므로 액체질소는 냉동제로 이용/매우 안정한 물질이므로 백열전구의 충전제, 과자나 분유 등의 충전제로 이용/암모니아나 비료를 합성하는 데 이용

③ 이산화탄소: 탄산음료의 톡 쏘는 맛을 내기 위하여 사용/불이 붙지 않고 공기보다 무거우므로 소화기에 이용/고체 이산화탄소인 드라이아이스는 승화할 때 열을 흡수하므로 냉각제로 이용/베이킹파우더를 가열하면 그 속의 탄산수소나트륨이 분해되어 이산화탄소가 발생하므로 밀가루 반죽을 부풀어 오르게 함.

④ 헬륨: 혈액에 대한 용해도가 작아 잠수부의 산소통에 질소 대신 이용/밀도가 작고 안정하여 비행선, 기구, 풍선 등에 이용

⑤ 아르곤: 공기 중에 질소, 산소 다음으로 많이 존재하고, 안정하여 백열전구, 형광등 등의 충전기체로 이용

⑥ 그 밖에 18족의 비활성기체(헬륨, 네온, 아르곤, 크립톤, 크세논, 라돈, 루테튬, 로렌슘……)들은 방전 시 특유한 색을 나타내므로 네온사인에 이용된다.

헬륨 → 황백색 네온 → 등적색 아르곤 → 적색

Tm(thulium)
주기율표 3족에 속하는 희토 전이금속 원소. 희귀한 희토류 원소 중 하나로 은보다는 풍부하지만 상업적 용도는 거의 없다. 천연 툴륨은 모두 안정한 동위원소인 ^{169}Tm으로 이루어져 있다. 이 원소에 중성자 입자로 충격을 주면 방사성 동위원소인 ^{170}Tm(반감기 128일)이 되며 이 원소는 X선과 유사한 약한 감마선(0.084 MeV)을 방출한다. 뼈조직을 사진 촬영하거나 벽이 얇은 기계부품을 조사하기에 적합한 작은 휴대용 X선 장치에 이용되며, 고고학자들은 고대 금속 가공물의 표시와 기호를 조사하는 데 사용한다. 툴륨은 1879년 페르 테오도르 클레베가 홀뮴과 함께 발견했으며, 산화물을 스칸디나비아의 옛 이름을 따서 툴리아라고 명명했다. 제노타임과 육세나이트 같은 희토류 광물에서 소량 발견되며, 핵분열 생성물에서도 존재한다. 상업적으로는 중요한 광물인 모나자이트(툴륨은 약 0.007%)에서 이온교환법을 이용해 얻는다. 툴륨은 검은색 이요오드화물(TmI_2)같이 2가 상태로 만들 수 있다. Tm^{2+} 이온은 물에서 불안정하므로 즉시 적자색의 3가로 산화된다. 3가의 툴륨은 일련의 연녹색 염을 형성한다.
원자번호 69, 원자량 168.934, 녹는점 1,545℃, 끓는점 1,727℃, 비중 9.314(25℃), 원자가 2.3
전자배열 2-8-18-31-8-2 또는 (Xe)$4f^{13}5d^06s^2$

---

1) 산소 생성법

▶ 광합성을 통한 산소 생성법

녹색식물이 빛 에너지를 써서 이산화탄소와 물로부터 유기물을 합성하는 일련의 화학반응의 과정이다. 즉 고등식물·양치식물·조류 등의 녹색식물

이나 광합성 세균이 빛 에너지를 이용하여 이산화탄소를 고정하고 당류 따위의 유기물을 합성하는 탄산 고정의 한 형식이며, 이때 산소를 방출시키며, 식물은 광합성으로 얻어진 유기물의 화학에너지를 생장 등 생명현상의 영위를 위해 사용한다.

▶ 광합성 이외의 산소 생성법

공업적으로 산소는 액체공기의 분별증류로 질소와 동시에 제조된다. 소형 제조법으로서 공기에서 분자체(molecular sieve)에 의한 흡탈착을 이용한 분리법과 물을 전기 분해하는 방법이 있다.

2) 산소 섭취의 변화요인과 산소포화도를 낮추는 요인

▶ 섭취의 변화요인

- 연령이 높아감에 따라 산소분압은 감소하게 되며 특히 산소분압이 80mmHg 이하가 되는 40대부터 각종 질병이 발생하게 된다.
- 대기 중 정상 성인의 PO_2는 $80 \sim 100$mmHg

▶ 포화도를 낮추는 요인

스트레스, 담배, 음주, 공장차량의 매연(대기오염), 과산화지질의 식품, 방사선, 항암제 투여, 초음파 전자파

3) 산소포화도란

산소포화도라는 것은 전체 혈색소 중에서 산소와 실제로 결합한 혈색소
가 차지하는 비율을 말한다. 산소포화도가 100%라고 하는 것은 혈색소가
산소로 완전히 포화되었음을 의미한다. 예를 들면 정상 청년의 PaO_2(Pressure
of arterial oxygen, 동맥혈 내 산소분압)가 95mmHg라면 해수면 높이에서
혈색소의 97%가 산소화된 상태에 있으므로 SaO_2(Arterial oxygen saturation,
혈색소의 산소포화도)는 97%가 되는 것이다.

산소포화도의 임상적 의의로 혈색소는 산소와 가역적으로 결합하여 말초
조직으로 산소를 운반하는 기능을 수행한다. SaO_2(Arterial oxygen saturation,
혈색소의 산소포화도)가 감소하면 산소함량도 감소하므로 결과적으로 조직
으로 운반되는 산소의 양도 감소하게 된다.

PaO_2가 80mmHg 이상이면 PaO_2의 증가에 관계없이 혈색소가 산소로 포
화되고, PaO_2가 95mmHg에서 70mmHg로 감소하여도 SaO_2에는 큰 변화
가 없으나, PaO_2가 60mmHg 이하로 감소하면 SaO_2의 감소에 따라 급격하
게 감소하게 된다.

산소 결합력은 $Hb + 4O_2 \Rightarrow Hb(O_2)_4$이고 산소포화도는 $100 -$ 산소의 해리도, 즉 산소결합력은 Hb(Hemoglobin, 혈색소)와 산소가 결합하는 힘을 예기하는 것이고 산소포화도는 산소 결합된 것 중에 해리가 되는 것을 제외하는 것이다.

산소포화도는 기계에 따라 미묘한 차이는 있지만 통상적으로 건강한 사람은 97~99% 정도가 정상이며 임상적으로는 정상 혈색소를 95% 이상 가진 사람은 정상으로 본다.

산소포화도곡선이 S자형의 의미는 산소분압이 낮은 곳에서 산소분압이 조금만 변해도 산소헤모글로빈이 쉽게 생성되거나 해리되는 것을 알려 준다. 또한 이산화탄소가 늘어나면 헤모글로빈의 산소포화도는 낮아진다. 이산화탄소의 과다로 생기는 중독 증상. 주로 연소할 때 생기는 이산화탄소를 흡입하여 일어나며 심하면 질식 상태가 된다고 한다. 헤모글로빈의 역할은 적혈구 속에 다량으로 들어 있는 색소단백질, 혈색소라고도 한다. 헤모글로빈은 산소를 운반하는 역할을 한다.

사람이 한 번 들이쉬면 사람마다 들이쉬는 양에 따라 달라진다. 보통 정상 혈색소를 가진 사람이 산소포화도가 95% 이상이면 정상인데 한 번 쉴 때마다 산소량은 측정 불가하다고 한다.

헤모글로빈(Hb : hemoglobin 또는 haemoglobin)
적혈구에서 산소를 운반하는 단백질이다.
붉은색을 띠며, 철을 포함한다. 헤모글로빈은 산소가 많은 곳 폐에서는 산소와 잘 결합하고, 산소가 적은 곳에서는 붙어 있던 산소를 쉽게 떼어 내는 성질이 있다.
분자식은 $C_{3032}H_{4816}O_{872}N_{780}S_8Fe_4$이다.
철을 포함한 포르피린 고리와 단백질의 일종(글로빈)을 포함한 헴(heme)이라는 구조 4개가 모여 이루어진다. 철원자 1개에 대해 한 분자씩의 산소가 결합하므로, 헤모글로빈 한 분자에는 산소 4분자가 결합한다. 생체 내에서 산소를 운반하는 일을 한다. 산소가 풍부한 폐나 아가미에서는 산소와 결합하고, 산소가 희박한 조직에 이르면 산소를 떼어낸다. 산소의 방출은 pH가 낮아질수록 촉진되므로, 이산화탄소가 많고 pH가 낮은 말초조직에서는 산소를 보다 쉽게 떼어낼 수 있다. 이산화탄소가 혈장 속에 녹아 폐로 운반되어 폐호흡으로 체외에 방출되면 pH는 다시 원상태로 돌아가고 헤모글로빈은 다시 산소와 결합한다.

헤모글로빈의 특징

어류에서 포유동물에 이르는 척추동물의 적혈구 속에 널리 분포되어 있다. 일반적으로 1㎕에 4~500만 개의 적혈구가 있고 한 개의 적혈구 안에 300만 개 정도의 헤모글로빈이 들어 있다. 골수의 적아세포(赤芽細胞)에서 합성되며 간에서 분해된다. 적혈구가 죽으면 헤모글로빈 역시 파괴되는데 이때 포르피린고리가 쓸개즙 색소로 배출된다. 수명은 약 120일 정도이며 분자량은 약 64,500이다. 헤모글로빈의 양을 기준으로 빈혈을 진단한다. 산소보다 일산화탄소(CO) 친화력이 200배 이상 좋아 일산화탄소의 농도가 높은 곳에서는 산소보다 일산화탄소를 운반하게 되므로 일산화탄소 중독이 일어날 수 있다. 이때 헤모글로빈이 산소와는 가역적으로 결합하는 것과 달리 일산화탄소와는 비가역적으로 결합한다.

헤모글로빈의 구조 및 역할

철을 포함한 포르피린고리와 단백질의 일종(글로빈)을 포함한 헴(heme)이라는 구조 4개가 모여 이루어진다. 철 원자 1개에 대해 한 분자씩의 산소가 결합하므로, 헤모글로빈 한 분자에는 산소 4분자가 결합한다. 생체 내에서 산소를 운반하는 역할을 한다. 1g당 1.36㎖의 산소와 결합할 수 있다. 정상적인 경우 남성은 13~17g/㎗, 여성은 12~15g/㎗의 헤모글로빈을 혈액 속에 포함한다. 헤모글로빈은 산소가 풍부한 폐나 아가미에서는 산소와 결합하고, 산소가 희박한 조직에 이르면 산소를 떼어낸다. 산소의 방출은 pH가 낮아질수록 촉진되므로, 이산화탄소가 많고 pH가 낮은 말초조직에서는 산소를 보다 쉽게 떼어낼 수 있다. 이산화탄소가 혈장 속에 녹아 폐로 운반되어 폐호흡으로 체외에 방출되면 pH는 다시 원상태로 돌아가고 헤모글로빈은 다시 산소와 결합한다.

산소헤모글로빈(oxyhemoglobin)과 카바미노헤모글로빈(Carbaminohemoglobin)

산소헤모글로빈은 헤모글로빈고 산소기 결합한 결합물이다. 헤모글로빈온 산소헤모글로빈의 형태로 산소를 운반한다. HbO_2로 표기한다. 산소분자가 헤모글로빈에 존재하는 4개의 헴에 각각 결합하며 1개의 헴과 산소분자의 결합은 다른 헴과 산소분자의 결합에 영향을 미친다. 선홍색을 띠고 있으며 산소를 포함한 적혈구는 동맥을 통하여 체내의 각 조직에 산소를 공급하고 이산화탄소를 받는다. 이때 이산화탄소의 분압이 높을수록 산소헤모글로빈의 산소해리도가 증가하므로 이산화탄소의 양이 많은 곳일수록 산소의 공급을 많이 받을 수 있게 되는데 이를 보어(Bohr)의 효과라 한다. 카바미노헤모글로빈은 적혈구가 이산화탄소를 옮기기 위한 형태로 검붉은 색을 띤다. 산소헤모글로빈이 4개의 산소분자와 결합하는 것과 달리 카바미노헤모글로빈은 한 개의 이산화탄소와 결합하며 폐포 근처로 운반된다. 이후 분압 차에 의한 확산현상으로 이산화탄소가 떨어져 나와 폐포의 안으로 들어가 외부로 배출된다. 혈액 내에서 카바미노헤모글로빈의 형태로 옮겨지는 이산화탄소는 약 23% 정도이다.

4) 산소와 건강

불과 10년 전만 해도 물을 사먹는다는 일은 상상도 못 했다. 하지만 지금은 당연한 것이 되었다. 봉이 김선달이 대동강 물을 팔아먹었다는 말이 옛날이야기로만 들리지 않는 것이다. 이젠 물 대신 산소가 그 자리를 차지하려고 한다. 산소 하면 이영애의 '산소 같은 여자' CF가 생각날지 모르지만 단순히 웃고 넘어가기엔 상황이 심각하다. 이미 물보다 비싼 대가를 치르고 있기 때문이다. 과연 산소가 우리 인체에 미치는 영향이 얼마나 중요하기에 물보다 더 비싼 것인가? 산소와 건강의 관계를 살펴보고 우리나라 산소시장의 현주소를 점검해 보았다.

▶ 산소의 효능

① 인체의 모든 질병에 대한 억제력 강화한다.
② 두뇌에 많은 산소를 공급하여 집중력, 사고력, 기억력 향상시킨다.
③ 인체에 부족한 산소를 보충하여 소화기능 및 신진대사 증진시킨다.
④ 피부세포 재생력이 활성화되어 피부노화를 방지한다.
⑤ 세균, 바이러스가 번식할 수 있는 환경을 억제시켜 신체 저항력을 높임
⑥ 과음으로 인해 축적된 아세트알데히드의 분해를 촉진시켜 숙취 해소에 도움을 준다.
⑦ 운동 시 근육의 젖산을 분해하여 지구력을 향상시키고, 피로회복을 빠르게 한다.
⑧ 흡연, 공기오염으로 인한 산소 부족 현상을 해소한다.

⑨ 임산부의 건강한 출산 및 태아의 지능 발달에 도움을 준다.

⑩ 구취의 원인이 되는 박테리아의 발생을 억제하여 구취 제거 및 예방에 효과가 있다.

▶ 몸속 산소의 생성 과정

식물은 산소와 빛 이산화탄소 등을 이용하여 포도당 등 영양분을 생성하는 과정이 있지만 동물은 주로 이를 사용하는 과정이 있다(식물은 동화, 이화작용 모두 일어난다).

우리 몸은 영양분 등을 이용하면 수소원자가 만들어지게 되는데 이것을 처리하기 위하여 산소를 이용하게 된다. 즉 이 수소원자를 처리하기 위해 호흡을 통해 외부에서 산소를 얻고 이 산소와 수소원자를 반응시켜 물(H_2O)로 변환시키는 과정이 세포 이하 단위에서 일어난다.

몸속에서 산소는 형성되지 않지만 활성산소종이란 물질들은 형성되는데 이것은 과산화된 물질로 세포에 손상을 일으키고 암을 유발하기도 한다.

▶ 자연에서의 분포 및 생성

산소는 대기부피의 21%, 해수 중 무게의 85.7%, 지각의 46.6% 정도로 분포되어 있다. 동물과 하등식물은 호흡작용에 의해 대기에 있는 산소를 흡수하고 이산화탄소를 방출하는 반면에 고등(녹색)식물은 광합성 작용에 의해 태양의 빛을 이용하여 이산화탄소를 동화하고 산소를 대기 중으로 방출한다. 대기 중에 있는 모든 유리 산소는 광합성에 의해 생성된다.

물에 용해되어 있는 산소는 물고기나 그 밖의 해저생물의 호흡운동에 꼭 필요하다. $-183℃$ 이하에서는 연한 청색의 액체로, $-218℃$에서는 고체가 된다. 지각이나 대기권 하층부에 있는 산소 기체는 대부분 2원자분자인 O_2며 오존이라고 하는 3원자 분자인 O_3은 대기권 상층부에 존재한다. 오존은 태양의 자외선으로부터 지구를 보호하는 역할을 한다. 순수한 산소는 공기보다 1.1배 정도 무겁다.

▸ 분류법

산소는 대기에서 얻을 수 있는데 액화법과 분별증류법에 의해 쉽게 공기로부터 분리된다. 공기의 주성분인 산소는 끓는점이 가장 높은 원소로서 질소나 아르곤보다 휘발성이 낮다. 산소는 의학적으로는 산소흡입기, 조산아 보육기에 사용되며, 산소가 풍부하게 들어 있는 기체 마취제는 전신 마취상태에서 생명을 유지시키는 중요한 역할을 한다.

5) 산소의 효과

▸ 두뇌활동증진

두뇌활동에 필요한 산소를 충분히 공급하여 집중력, 사고력 및 기억력을 향상시켜 준다. "산소마스크를 통해 산소를 공급받는 사람은 20% 이상 더 많은 단어를 기억한다."<영국 노섬브리아 대학 인체 인식 신경과 연구소>

- 산소 흡입 후 뇌 활동성 평가

가톨릭의대 임상실험의 결과 18～21세 105명을 대상으로 1분간 산소를 흡입한 집단이 그렇지 않은 집단에 비해 주어진 12개의 단어를 기억하게 하는 실험에서 10분 경과 시 산소흡입군의 기억력이 91% 우수했으며 24시간 경과 시에는 41%가 우수하였다.

- 기억력 집중력 향상

산소는 청소년들의 주의력과 기억력 향상에 효과가 있음이 서울대학병원 신경정신과 김봉년 교수 연구결과(2003년 호 소아/청소년 정신의학)로 입증이 되었다. 인지 기능의 향상이 일어나기보다는 특정한 종류의 과제 향상에 더 민감한 것으로 평가되었는데 간접수행, 주의력평가, 즉 수행능력이 포함된 고위 주의집중능력을 향상시키는 것을 확인할 수 있었으며 단기기억, 언어기억, 시각기억에서 더욱 유용하다는 것을 알 수 있다.

▶ 신진대사 증진

각종 공해로 인한 인체에 부족한 산소를 보충해 주어 소화기능을 돕고 신진대사를 증진시켜 건강한 삶을 지켜준다. "고혈압 예방과 개선에 산소는 뚜렷한 효과가 있다."

▶ 피부 미용효과

맑고 깨끗한 산소는 지친 피부에 자연의 생명력을 부여해 건강하고 탄력 있는 피부로 가꾸어 준다.

▶ 신체 저항력 강화

각종 세균과 바이러스에 대한 신체 저항력을 길러 줌으로써 탄탄한 체력을 유지할 수 있다. "모든 질병의 원인은 산소 결핍증에서 비롯된다."

▶ 영양소 흡수 촉진

우리 몸에 꼭 필요한 비타민, 미네랄 등의 영양소 흡수를 도와준다.

▶ 숙취 해소효과

아세트알데히드의 분해를 촉진시켜 과음으로 인한 피로, 무기력을 예방한다. 미국 피츠버그대학 연구결과 "숙취 상태는 저산소상태이며 음주 후 혈중 알코올 농도의 증가는 산소흡입으로 정상화시킬 수 있다."

▶ 체력회복 기능

운동 시 근육의 유산을 분해하는 능력이 탁월해 지구력을 향상시킨다. "천식, 피로회복에 산소는 뚜렷한 효과가 있다."

▶ 임산부와 태아의 건강 촉진 효과

임산부의 건강한 출산과 태아의 지능발달을 촉진시킨다. "충분한 산소의 공급이 태아의 지능지수 52%를 결정한다"라는 것이 미국 피츠버그대학 연구 결과이다.

6) 산소의 중요성

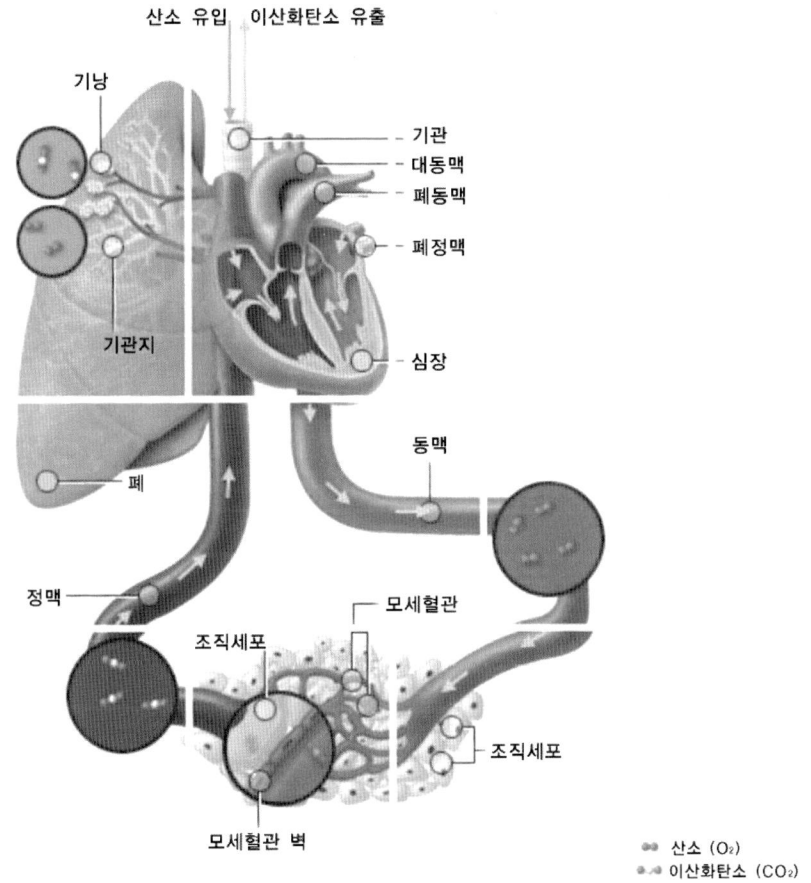

기낭

산소 유입 이산화탄소 유출

기관
대동맥
폐동맥
폐정맥

기관지

심장

폐

동맥

정맥

모세혈관

조직세포

조직세포

모세혈관 벽

산소 (O_2)
이산화탄소 (CO_2)

"인체는 반드시 일정수준 이상의 산소를 섭취해야만 한다. 인체 내의 산소 섭취량이 부족할 경우에는 각종 질병 및 노화원인이 된다."

또한 우리 몸의 세포는 산소를 필요로 하며, 산소를 폐로부터 여러 조직과 기관으로 수송하는 것이 혈액의 역할이다. 호흡을 하면, 산소는 폐의 폐포벽을 투과하여 혈액에 흡수된다. 새로 산소를 얻은 혈액은 폐순환을 따라 심장에 도달하며, 체순환을 통해 전신으로 나간다. 일단 혈액이 다른 조직에 도달하면, 혈액 속의 산소가 빠져나와서 이산화탄소와 교환된다. 산소를 잃은 혈액은 심장으로 돌아온 후, 폐로 보내져 이산화탄소를 배출하고 산소를 흡수함으로써 완전히 순환하게 된다.

<출처: http://wmbgs.bucheonsi.com/sim2.html>

- "저산소 상태가 모든 심각한 질병상황의 공통점이라는 것을 알 수 있다. 인체 조직 내의 저산소 상태는 질병을 뜻하는 확실한 표시이다. 조직 내의 산소결핍은 모든 퇴행성 질병의 근원이다." <레빈 박사 (Dr. Levine)>

- "암세포의 발생은 산소부족에 있다고 확실히 단정한다."<바르부르크 (Otto Heinrich Warburg) 박사 - 독일 생화학, 암 연구학자, 노벨상 수상자>

- "만병은 한 가지 원인에서 발생한다. 그것은 '산소부족(hypoxia)'이다."<노구치 히데요(野口英世) 박사 - 세계적 병리학자>

- "혈관을 가볍게 묶어 생체 장기에 들어오는 혈액의 양을 줄이면, 그 장기에 병적인 변화가 일어난다. 즉 혈액의 유입량을 줄이면 산소의 운반체인 '헤모글로빈'의 공급량이 줄어든다. 그래서 산소 부족이 일어나게 된다."<셀리에(Hans Selye) 교수 - 캐나다 몬트리올 의학부 교수, 스트레스 학설로 유명>

7) 들이마신 산소는 어떻게 해서 혈액 속으로 들어갈까?

콧구멍으로 들이마신 공기는 기관을 거쳐 폐로 들어가서 그곳에서 혈액으로 들어가 산소가 섭취된다. 그러나 코나 기관은 단순한 공기의 통로가 아니고, 가슴 속에 자리 잡고 있는 그다지 큰 기관이라고도 할 수 없는 폐 속에서 온 몸에 필요한 산소가 흡수된다고 하는 것도 생각해 보면 이상한 이야기이다.

코의 깊숙한 속은 우리들이 상상하는 것보다 넓은 구조로 되어 있고, 구멍 속의 동굴 모양으로 된 부분은 세로로 2개로 나뉘어져 있으며, 게다가 각각의 방어벽에 상하로 3개의 선반 같은 것이 붙어 있다. 찬 공기가 코로 들어오는 곳의 선반에 있는 가는 혈관이 굵고 넓게, 선반 그 자체가 부풀어 오름으로써 공기의 유입량이 줄어듦과 동시에 체내로부터 따뜻한 혈액이 다량으로 흘러 들어와서 들어온 공기를 따뜻하게 하는 것이다. 호흡 시에 콧속에 있어서는 하루에 평균 1리터의 수분이 방출되고 있어 들이마셔진 공기에 습도를 주고 있다.

먼지 필터로서의 작용으로 눈을 돌리면 우선 코털이 큰 먼지를 막아 준다. 게다가 코털뿐만이 아니라, 폐포에 이를 때까지의 기관에 점막세포가 깔려 있는 점액은 짧은 주기로 물결치듯이 움직이고 있는 점막세포의 섬모운동으로 인해 항상 콧구멍이나 목구멍 쪽으로 밀리고 있다. 이렇게 해서 때때로 콧물을 풀거나, 헛기침의 상태로 점액과 함께 먼지는 체외로 배출되는 것이다.

폐라고 불리는 기관은 균질의 세포로 되어 있는 것은 아니다. 폐 속에 들어와 있는 기관지 말단(폐포관)의 끝에는 한 입자가 0.1밀리 정도의 미세한 폐포로 불리는 버폼과 같은 조직이 많이 군집하듯이 붙어 있고, 그 하나하나의 세포 주변에는 거미줄과 같이 가는 혈관이 둘려쳐져 있다. 이와 같은 가는 조직의 집합체가 폐인 것이다.

폐포 하나하나는 매우 작은 것이지만, 그 수는 7억 5천만 개를 웃돌고, 그것을 모두 넓게 펴보면 체표 전체의 약 25배인 56제곱미터나 된다. 그 주변의 혈관 굵기는 실 한 개보다도 가늘어 직경 8미크론의 적혈구조차 한 줄이 되지 않으면 통과할 수 없을 정도이다. 온 몸의 혈액은 심장의 작용으로 인해 2~3분마다 이 세포주변의 좁은 혈관을 통과하게 된다. 여기에서 폐동맥으로 인해 운반되어 온 체내의 이산화탄소와 결합한 적혈구 중의 헤모글로빈이 산소와 접촉함으로써 이산화탄소를 버리고 산소와 결합한다고 하는 가스 교환을 해서 폐정맥으로 인해 다시 체순환으로 되돌아가는 것이다.

▶ 피는 붉은데, 왜 혈관은 푸르게 보일까?

혈관은 잘 알려져 있듯이 동맥과 정맥으로 나뉜다. 혈액은 심장에서부터 동맥으로 인해 전신의 조직까지 운반되어 그곳에서 산소와 탄산가스 혹은 영양과 노폐물의 교환을 하며, 정맥으로 인해 심장까지 되돌아온다고 하는 시스템을 반복하고 있는 셈이다. 이 혈관은 실보다 가는 모세혈관은 별도로 해도 동맥과 정맥에서는 성질이 상당히 다르다. 혈관은 3층구조로 되어 있고, 안쪽의 내피세포층과 바깥쪽의 결합조직 사이에 근육(평활근)과 탄성선유를 포함한 층이 있다. 동맥의 경우는 이 중간층이 매우 잘 발달해 있어서 가는 동맥에서는 근육, 굵은 동맥에서는 탄성선유가 풍부한 데 반해 정맥에서는 이런 것들이 훨씬 적다. 또한, 동맥은 혈압을 변화시켜도 혈관의 굵기는 그다지 크게 변하지 않는 데 반해 정맥은 혈액을 저장시켜 둔다고 하는 역할도 가지고 있기 때문에 저압에서 쉽게 굵어지는 성질이 있다. 더욱 특징적인 점은 정맥에는 역류금지판이 있다는 사실일 것이다. 한편, 이러한 혈관을 흐르는 혈액도 완전히 같은 것이 아니라, 동맥을 흐르는 혈액이 선명한 홍색을 하고 있는 데 반해 정맥 주사 등의 경우에서 볼 수 있듯이, 정맥 속을 흐르고 있는 혈액은 반드시 그렇다고 할 수 없다. 오히려 적흑색에 가깝다. 이것은 혈액 속의 적혈구(특히, 산소나 이산화탄소의 운반을 담당하는 헤모글로빈) 상태의 차이에 의한 것이다.

동맥을 흐르는 혈액은 폐에서 산소와 결합한 헤모글로빈을 풍부하게 포함하고 있는 데 반해서, 정맥을 흐르는 혈액은 각 조직에 산소를 건네고, 이산화탄소를 받는다고 하는 가스 교환을 거치고 있기 때문에 헤모글로빈은 이산화탄소와 결합해 버리고 마는 것이다. 즉 헤모글로빈 자체는 붉은색을 하고 있지만, 산소와 결합하면 선명한 홍색이 되고, 이산화탄소와 결합해 버리면 적흑색이 되는 것이다. 우리들의 피부를 통해서 볼 수 있는 혈관은 체표 근처를 달리고 있는 정맥이지만, 그렇다고 해서 이 헤모글로빈의 상태의 차이가 직접 혈관이 푸르게 보이는 원인이 되는 것은 아니다. 적흑색이라고 해도 동맥을 흐르고 있는 혈액과 비교했을 경우의 이야기이고, 붉은색을 하고 있음에는 변함이 없다.

오히려 이것은 우리들이 혈관을 피부를 통해서밖에 볼 수 없기 때문이다. 피부에 멜라닌 색소가 있다는 것은 잘 알려져 있는데, 이 색소로 인해 피부에 색이 들어 있어서 붉어야 할 혈관이 푸르게 보이는 것이다. 황색의 렌즈 안경을 쓴 상태로 붉은 것을 보는 것과 같은 현상이라고 생각하면 알기 쉬울 것이다.

8) 혈액의 산소는 어떤 역할을 할까?

우리들 인간이 하고 있는 호흡이라고 하는 운동이 폐 속에 있어서는 공기 중의 산소를 혈액 중의 적혈구, 즉 헤모글로빈과 결합시킴과 동시에 체내에서 합성된 이산화탄소를 방출하는 작용이라는 것은 이미 서술한 대로이다. 여기에서는 혈액에 흡수된 산소가 조직 내에서 어떤 작용을 하고 있는가 하는 것을 생각해 보기로 하겠다. 즉 생체활동에 필요 불가결한 에너지 생성에 관여하는 부분의 산화환원 작용의 구조이다. 말을 바꿔서 하자면, 폐호흡에 대한 부분의 내호흡(조직호흡)이라고 불리고 있는 조직 내에서의 대사 구조이다. 이것은 일반적으로 (1) 세포가 산소를 받아 (2) 당질을 산화해서 (3) 그 결과로써 이산화탄소를 배출한다고 설명되고 있는데, 표현을 바꿔 하자면, 이 당질의 분해를 위해서 산소가 필요하기 때문에 일부러 공기 중에서 복잡한 구조를 거쳐 각 조직에까지 산소를 운반해 오는 것이다. 이 산화 분해 반응만이 별항에서 서술한 생체가 유일 에너지원으로서 이용할 수 있는 아데노신3인산(ATP: Adenosine triphosphate)의 생성과정인 것이다.

다만, 재미있는 점은 ATP가 에너지를 내는 반응 그 자체는 산소를 전연 필요로 하지 않는 무산소 반응이라는 것이다. 혈액으로 인해 운반된 산소의 존재에 의하여 혈액으로 운반된 영양소인 포도당 혹은 그것이 저장된 형태인 글리코겐이 분해돼 다량의 ATP가 만들어지는 것이다. 우선, 포도당이나 글리코겐은 인산화되어(이 과정에 있어서도 4분자 정도의 ATP가 만들어진다) 초성포도당으로 변한다. 이것이 다시 유명한 크레브스회로라고 하는 복잡한 화학변화를 거쳐 이산화탄소와 물로 완전히 분해되는 동안에, 포도당 1분자에 대해 38분자로 하는 다량의 ATP를 만들어 내는 것이다.

또한, 이 화학반응이 부산물이며 근육피로의 원인이 되는 유산에 대해서도 산소의 작용으로 인해 최후에는 이산화탄소와 물이라는 형태로 소멸시켜 버린다. 즉 산소가 충분히 공급되지 않으면 근육은 곧 피로해져 소용없게 되어 버리는 것이다.

즉 근육의 수축이라고 하는 운동을 일으키는 요인에는 산소가 필요 없지만, 그 근육을 이전과 같은 상태로 회복시키는 데는 산소가 없어서는 안 된다고 하는 것이다. 이것은 단순히 근육조직에만 해당되는 것은 아니다. 모든 생명현상에 있어서 우선 무산소적인 반응이 일어나고, 그 후에 원상회복을 위해 산소적인 반응이 일어나는 것이다.

ATP

3개의 아데노신으로 이루어진 신체나. 동물에게는 없어서는 안 될 활동기전의 중요한 에너지 통화. 그럼 ATP가 어떤 식으로 사용되느냐?

ATP는 ATPase(ATP분해요소)가 활성화되면 → ADP로 떨어져 나간다(ADP와 P ADP＋P가 아닌). 이때 ATP 1분자당 7.6㎉의 에너지를 방출하게 된다. 이 에너지 시스템을 분해 합성하는 데 있어서 근육 세포는 3가지의 방법을 사용하는데.

1. ATP－PCr(PC라고 사용해도 되고 CP라고 사용해도 된다－크레아틴인산－)
2. 해당 작용(당 분해 시스템)
3. 산화시스템(산소 시스템－인산화 과정－산화 인산화과정－)이 3가지이다.

이 3가지 시스템은 순차적으로 사용된다.

---

9) 산소량에 따른 질병과의 관계

▶ 실내·외 산소농도의 차이

일반 실내산소농도는 환기 후 30분 경과 시 평균 20.5%로 측정된다. 일반 외기의 산소농도는 서울 지역 기준 20.8%～20.9%로 측정된다. 실내와 실외의 농도 차이가 0.3%～0.4% 차이임에도 불구하고 우리가 실외에서 시원함을 느낄 수 있는 것을 온도 차이라기보다는 명확히 산소농도의 차이인 것이다.

▶ 감기와 산소의 연관관계

감기란 산소 부족으로 미처 처리하지 못한 체내의 노폐물을 몸 밖으로 내보내기 위한 자구행위이다. 이에 따라 열로써 노폐물을 첨분을 그대로 기록 되어 감기를 앓게 된다. 도시인들의 감기 빈도가 시골에 비하여 월등히 높은 것이 그 이유이다. 충분한 산소공급이 감기도 예방하고 치료도 조기에 할 수 있게 하는 것이다.

▶ 산소과다에 따른 독성은 없는가?

산소농도 50% 미만의 산소환경 속에서 지속적으로 생활하더라도 인체에 전혀 문제가 없는 것으로 임상 실험되어 있다. 고생대에 지구의 산소농도가 35%였다는 사실이 이를 반증한다. 산소마스크를 직접 착용하지 않는 이상 50% 이상의 산소환경 속에 노출되는 것은 물리적으로 불가능하다.

왜냐하면 거주환경이 아무리 밀폐도가 높다고 하더라도 기본 환기율이 있고 또한 밀폐도가 높은 환경 속에서는 더 이상 산소유입이 불가능하기 때문이다. 참고로 100%의 산소를 12시간 이상 계속 흡입하였을 때 산소독성의 증세가 나타나게 된다.

▶ 산소가 부족하면 나타나는 증상

산소가 부족하면 혈액순환에 장애가 일어나고 그때부터 만병의 근원이 된다. 그러한 증세는 피부로 제일 먼저 나타나게 되고 다른 사람이 알아볼 수 있을 정도가 된다.

▶ 산소환경에 있다가 일반 환경 노출 시 괴롭지는 않은가?

우선 산소의 주 효능은 혈액순환을 통하여 나타나므로 호흡감각으로써 느끼는 경우는 아주 드물다(호흡기능 저하자는 금방 느낌). 물론 설악산의 청정공기 환경 속에 서 있다가 서울로 오면 좀 갑갑함을 느낄 수도 있을 것이다. 그렇다고 설악산 가는 것을 싫어할 사람이 누가 있겠는가? 그렇다면 내가 거주하는 공간에 당연히 설악산 환경을 만드는 것이 좋지 않겠는가?

▶ 실내에서 산소가 부족하다고 느끼는 현상은?

갑갑함을 느끼게 되어 환기를 시키지 않으면 안 된다. 호흡기능이 떨어진 노약자는 특히 그 증세가 심하다.

▶ 활성산소는 무엇인가? 활성산소의 유해효과는 무엇이고 산소와는 무슨 관계가 있나?

활성산소란 발생 원인이 정확히 규명되어 있지는 않지만 대체적인 견해로는 인체가 흡수한 음식물들의 처리능력·환경 등의 문제로 인체 내부에서 제대로 연소 처리하지 못할 때 과다하게 발생하는 것으로 알려져 있다.

이 활성산소는 체내에 적정량이 있을 때는 면역체계를 유지할 수 있도록 해 주는 기능을 갖는데, 과다한 경유에는 피부노화, 암 발병 등의 원인이 되는 것으로도 알려져 있다. 호흡하는 산소량이 많다고 해서 활성산소가 많이 발생하는 것은 절대 아니며, 호흡하는 산소량보다 과다한 음식물 섭취나, 과다한 운동을 할 때 활성산소가 과다하게 발생할 수 있다는 가능성이 더 큰 것으로 학계에 알려져 있다.

이러한 측면에서 볼 때, 설악산 수준의 산소환경을 만들어 주면 활성산소 과다발생 가능성을 많이 낮출 수 있을 것으로 보인다. 이 활성산소도 인체 내에서 연소 처리되지 못한 찌꺼기 중의 일부인데 충분한 산소환경 또는 고농도의 산소호흡으로 혈액순환이 잘되면 자연스럽게 다른 노폐물과 함께 체외로 배출되게 되는 것이다. 인체 내에는 산소원자를 포함한 물질이 많이 존재하고 있는데 활성산소도 이 중의 하나이고 이것은 자연의 산소원자 두 개가 안정적으로 결합된 'O_2 – 완전한 산소분자'와는 별개의 물질인 것이다.

▶ 고압산소치료는?

고압산소치료란 연탄가스 중독 치료를 위해 캡슐에 위급환자를 넣고 치료하는 방식으로서 생사를 넘나드는 환자에게만 적용하는 방식이다. 이러한 산소환경은 특수시설, 장비가 없으면 절대로 만들 수 없다.

▶ 실내 산소 농도변화는 어떻게 예측할 수 있나?

실내의 산소농도는 산소용량, 환기량, 산소공급량의 변수이다. 일반적인 아파트 침실의 환기율은 30% 수준으로 분당 8리터, 80% 순도의 산소를 무한대로 공급할 때 최대 산소농도는 28% 수준이 된다. 2인 사용 3시간 공급 시, 약 1.5%~2% 수준의 산소농도가 올라간다. 20.5% 이상의 지속 시간은 이후 약 4시간 정도이다.

▶ 산소의 탈취효과?

여러 현장에서 산소의 탈취효과가 검증되고 있다. 확실한 원인과 과정에 대하여는 확인이 안 되고 있으나 지하시설과 같은 경우는 산소가 냄새물질을 분해할 수 있는 미생물을 배양시켜 냄새를 제거하는 것이 아닌가 사료된다. 미장원 등에서 냄새나는 약품을 많이 사용하는 경우에도 냄새제거 효과가 탁월하여 산소가 유용하게 쓰이고 있다.

▶ 산소가 피부에 미치는 효과는?

산소의 혈액순환작용으로 모세혈관까지 산소전달이 잘되면 피부가 건강하게 되는 것이다.

피부호흡을 통하여도 피부에 산소가 충만하면 같은 효과가 일어난다. 사우나에서의 땀은 이산화탄소의 노폐물을 배출하는 것이고 이때도 산소호흡을 하게 된다. 참고로 공군병영에서 피부가 제일 고운 사람이 파일럿이라는 사실은 이를 증명하고 있다(파일럿은 비행 중 산소를 많이 마신다).

▶ 온도상승과 산소 부족, 고도상승과 산소 부족은 어떻게 설명되나?

온도상승은 공기의 밀도를 낮게 하고 산소의 밀도도 낮아진다. 자연히 1

회 호흡산소량이 줄어들고 갑갑한 환경이 되는 것이다. 고산지대에서도 역시 기압이 낮아진 관계로 밀도가 낮아져 똑같은 상황이 된다.

▶ 천식환자와 산소와의 관계?

천식은 일종의 알레르기로서 원인과 치료가 불분명한 질병이다. 천식 시에 호흡기능이 상실되어 고농도의 산소주입처방으로 대처하고 있다.

▶ 암환자와 산소와의 관계?

암세포가 잘 자라는 환경은 노폐물이 체내에 많을 때이므로 암환자에겐 산소에 의한 혈액 순환으로 노폐물 제거가 필수적이다.

▶ 심장질환자와 산소와의 관계?

심장질환환자가 효과를 가장 많이 보고 있다고 학계에 보고되고 있는데 심장질환의 경우 유사시 발작이 일어나는데 이의 원인이 혈관, 혈압의 변화요인으로 예를 들어 혈류를 막는 찌꺼기 등을 평소 산소의 효과로 잘 청소하여 주는 것에 영향을 받는다는 사례가 있다.

▶ 숙취해소에 따른 산소의 역할은?

술을 마시면 술을 분해하기 위하여 산소가 대량 소모되고 산소흡입량이 이를 따라가지 못하여 산소 부족상태가 된다. 산소 부족에 의한 결과는 음주 후에 피부의 상태로서 바로 나타나게 되고 그 밖에 두통, 혈류운반 부족에 의한 어지러움 등의 부작용이 술 깨기 전까지 지속되는 것이다.

▶ 정신집중과 산소의 관계?

머리를 쓰게 되면 산소를 많이 소모하게 되는데 특히 집중을 할 때는 호흡량이 상대적으로 줄어들게 되어 소요 산소량이 절대적으로 부족하게 되는 것이다. 이러한 상황이 오래갈 수 없기 때문에 집중이 안 되는 것이다.

▶ 노인들의 심폐기능 저하와 이로 인한 산소연관성과 효과

칠순이 넘는 대부분의 노인들은 심폐기능이 40~50% 수준이라고 보면 된다. 자연히 혈중산소분압이 낮아지고 인체의 모든 기능이 저하되고 노화되는 것이다. 대부분의 노인이 숙면을 할 수 없는데 산소 부족에 의한 갑갑함이 주원인이다. 침실에서 문을 닫고 취침하는 경우, 견딜 수 없는 노인이 많은 것과 같다.

▶ 음이온 발생기란?

공기청정기에서 말하는 음이온은 고압 방전시킨 전하가 공기 중의 질소, 산소분자와 결합하여 음이온화되는 것으로서 이 음이온이 공기 중의 먼지를 잡아 바닥으로 떨어지는 것을 말한다. 간혹 사우나에서 음이온이 나오는 산소방을 얘기하는데 이도 역시 같은 방식이며, 이온화되어 있는 산소가 피부에 흡수되기 좋은 조건이라고 사료된다. 고압방전에 의한 음이온화이므로 생산량이 절대적으로 부족하고 고압방전 시 오존의 발생이 같이 되

므로 건강상의 문제도 있다.

▶ 공기정화기와의 차이점

공기정화기는 먼지를 걸러주는 기능만을 수행하는 것으로, 실내의 산소 부족에 의한 갑갑함을 해소할 수는 없다.

▶ 산소농도가 높으면 정말 좋을까?

산소의 실내농도는 높이기가 힘들고, 비용이 많이 들어서 문제이지 50% 미만이라면 최대한의 농도수준까지 높이는 것이 절대로 좋다. 산소에어컨에서 제공되는 산소의 양이 절대적으로 적어서 큰 효과는 없을지 몰라도 어느 정도 실내에서 갑갑함을 해소하는 효과는 있을 것이라고 사료된다.

▶ 실내의 산소농도가 몇 퍼센트일 때 좋은가?

1일 6~9시간의 사용으로 적정량의 전기료와 필터사용 제품수명 등을 고려하여 권장한다. 주간에는 간헐적으로 사용, 야간에 3~4시간이 적당하며 산소농도는 평균 실내 기준 산소농도 대비 최대한 1~2% 높은 수준이 제반여건을 고려하여 이상적으로 확인되고 있다.

▶ 산소의 조연작용이 뭔가?

산소는 그 특성이 조연작용을 갖고 있으며, 모든 물질을 산화시킨다. 연소하고 있는 물질에 고순도의 산소를 보충하면 연소가 가속화되기 때문에 취급에 유의해야 한다. 아파트에 불이 났을 때 자연히 불이 소화되는데 이는 연소하면서 실내의 산소를 소모하여 산소 부족으로 불이 꺼지게 되는 것이다. 담배불 시험으로 그 실체를 확인할 수 있다.

3. 플로지스톤(Phlogiston)이라는 용어

"물질이 탄다는 것은 '산소와 결합하는 것'이"라고 쉽게 대답할 수 있을 것이다. 그러나 사실 따지고 보면 이것을 명확히 설명하기란 쉬운 일이 아니다. 먼 옛날에는 눈에 보이지도 않는 '산소(Oxygen)'라는 존재를 밝혀내기도 쉬운 일이 아니었을 것이다. 물질이 연소한다는 것은 산소와 결합하는 현상이라는 것이 화학적으로 밝혀지기 전에는 이른바 '플로지스톤설'이라는 것이 물질의 연소를 설명하는 확고한 이론이었다.

독일의 슈탈(Georg Ernst Stahl, 1660~1734)에 의해서 정립된 이 플로지스톤(Phlogiston) 이론에 따르면, '물질이 탄다'는 것은 그 속에 들어 있던 플로지스톤(일명 연소-燃素)이 빠져나가는 것이라고 설명되었다. 플로지스톤이 빛과 열을 내며 격렬하게 빠져나가는 것이 곧 '불'이며 이것이 다 빠져나간 뒤에는 '재'만 남는다고 여겨졌으므로, 일견 그럴듯하게 해석이 되었다. 타기 쉬운 물질일수록 플로지스톤을 많이 포함하고 있으며, 따라서 숯은 거의 순수한 플로지스톤의 덩어리로 인식되었고, 금속에 녹이 슬거나, 공기 중에 태워서 산화하는 것도 금속의 플로지스톤이 빠져나가는 과정이라고 설명하였다.

이러한 플로지스톤 이론은 연소의 과정뿐만 아니라, 금속의 산화와 환원, 동물의 호흡 등을 설명하는 데에도 플로지스톤이라는 정체불명의 원소를 이용하여 하나의 일관된 이론체계를 만들었기 때문에 당시에는 널리 인정되었다. 한편, 금속이 산화하여 금속재가 될 때에는 무게가 늘어나게 된다는 사실이 당시에도 알려져 있었으므로 일반적으로 플로지스톤이 빠져나가면 무게가 가벼워지고 재만 남는다는 해석과 일견 모순이 있어 보였다. 여기에 대해서는 "어떤 플로지스톤은 마이너스의 무게를 지닌다"라는 이상한 논리가 통용되었고, 플로지스톤 이론은 18세기 말까지 화학계의 움직일 수 없는 패러다임으로서 대부분의 학자들이 신봉하고 있었다. 이와 같은 플로지스톤설을 깨뜨리고, '물질의 연소는 산소와 결합하는 현상'이라는 것을 명확히 밝힌 사람은 프랑스의 대화학자 라부아지에(Antoine Laurent de Lavoisier, 1743～1794)이다. 그는 '근대화학의 아버지'라고 불릴 만큼, 화학의 발전에 획기적인 업적을 남겼다. 20세기 최고의 과학사학자 쿤(Thomas S. Kuhn, 1922～1996)은 그의 명저 『과학혁명의 구조(The structure of scientific revolution)』에서, '패러다임'이 바뀌는 과학혁명의 중요한 예로서, 바로 라부아지에에 의해 이룩된 '물질의 연소에 관한 화학혁명'을 자주 거론한 바 있다. 잠깐, 쿤의 과학사에 관한 견해를 설명하자면, 그는 과학 발전의 역사가 수 세기에 걸친 과학자들의 연구업적의 단순한 누적이 아니라, '과학혁명 → 새로운 패러다임 위에서의 정상과학의 발전 → 변칙성의 출현 및 정상과학의 위기 → 새로운 과학혁명에 의한 패러다임의 변화'의 변증법적 과정이라고 해석하고 있다. 요즘 유행어처럼 자주 쓰이는 '패러다임(Paradigm)'이라는 용어 자체도 쿤이 이 책에서 처음으로 사용한 개념이다. 물론, 라부아지에가 산소를 처음으로 발견한 것은 아니었다. 산소를 발견한 화학자들로는, 스웨덴의 화학자 셸레(Karl Wilhelm Scheele; 1742∼1786)와 영국의 프리스틀리 목사(Joseph Priestley; 1733∼1804)가 있다. 셸레는 어린 나이에 약제사의 조수로 시작하여, 오로지 독학으로 화학을 공부하였다. 여러 화합물의 성질을 연구하던 중 독극물까지 혀에 댔다가 죽을 고비를 넘기는 등, 그의 남다른 노력과 예리한 관찰, 실험은 과학사에서도 귀감이 되고 있다. 그는 밀폐된 플라스크 안에서 인(燐)을 태워 보는 실험을 한 결과, 물질의 연소를 돕는 공기로서 산소를 발견하였고 이것을 '불의 공기'라고 이름 붙였다.

프리스틀리 목사는 성직자로서도 꽤 이름이 높았고, 전기학에도 조예가 깊었으며 셸레와는 독자적으로 연구하였다. 그는 더러워진 공기를 맑게 하는 것이 무엇인지 연구한 끝에, 생명체에 활력을 주는 '신선하고 깨끗한 공기'로서 산소를 발견하고는 '플로지스톤을 제거한 공기'라고 이름 지었다. 그러나 셸레와 프리스틀리 모두 '플로지스톤 이론'의 신봉자들이었기 때문에 연소의 메커니즘을 제대로 밝혀내지는 못하였다. 셸레는 '불의 공기'를 발견한 후, 다음과 같이 설명하였다. "아마도 불의 공기는 플로지스톤에 세게 끌리는 성질을 가지고 있을 것이다. 이 공기는 모든 가연성 물질 속에 있는 플로지스톤을 쉽사리 붙잡아 낸다. 따라서 모든 물질은 불의 공기 속에서 잘 타는 것이다."

당시로서는 매우 훌륭한, 상당히 그럴듯한 설명이었으나 여전히 큰 수수께끼 하나는 풀리지 않은 채 남아 있었다. 플로지스톤은 그렇다 치고, 그 '불의 공기'는 연소 후 어디로 없어져 버리는 것일까? 만약 셸레가 연소 실험 후 플라스크 안에서 없어진 불의 공기가 어디로 갔는지 밝혀낼 수 있었다면 그는 화학의 발전에 신기원을 이룩한 인물로 길이 이름을 남겼을지도 모른다. 그러나 그는 플로지스톤이론을 너무도 믿고 있었기 때문에 플로지스톤의 정체가 무엇인지 끝내 밝히지 못하고 말았다. 프리스틀리 목사는, 더러워진 공기를 맑고 깨끗하게 해 주는 역할을 하는 산소를 발견하였고, 이 공기가 식물에서 나오며 인간의 건강 및 생존에도 필수적이라는 사실까지 알아내었다. 또한 빨간 수은(산화수은)에 볼록렌즈로 태양광을 집속시켜 가열함으로써, 산소를 포집하는 데에도 성공했으나, 이 공기의 이름을 '플로지스톤을 제거한 공기'라고 붙일 만큼, 역시 플로지스톤설에서 벗어나지 못하였다.

오직 라부아지에가 "플로지스톤 따위는 없다!"라는, 당시로서는 상상하기도 힘든 대담한 주장을 펴기까지, 플로지스톤은 수많은 화학자들을 괴롭힌 '유령'으로 남아 있었다.

<출처: 『과학사 X파일(사이언스북스)』>

제2장

산소－생명의 원천

1. 생명의 원천, 산소

    지구 대기의 21%를 차지하는 산소는 인간 생명력의 핵심적인 원소이며, 우리가 사는 지구를 활동적인 생명체들의 보고로 만들어 주는 중요한 역할을 해 왔다. 산소 농도의 변화는 거대 생물의 탄생을 유도하고, 또한 그들의 멸종에도 영향을 미쳤다. 산소의 등장과 산소 농도의 변화는 지구를 다양한 생명체의 전시장으로 만들어 주고 있다.

1) 인간 생명력의 핵심

    산소는 양성자가 8개로 이루어진 원소로서 지구 탄생 시에는 존재하지 않았지만, **시아노박테리아**의 물 분해로 인해 원시 지구에 그 모습을 나타내기 시작한 것으로 추정되고 있다. 지구 탄생 후 30억 년이라는 긴 침묵의 시대에 산소는 바다에서 계속 만들어져 지구의 대기로 방출되었다. 그

덕분에 미생물의 진화, 즉 생명체의 진화가 점차적으로 이루어져 지구상의 다양한 생명체가 나타나게 되었다.

영국의 신학자이며 화학자였던 프리스틀리에 의해 1774년 8월 처음으로 발견된 산소는 물에 잘 녹지도 않고 촛불을 더 잘 타오르게 한다는 사실이 밝혀졌다. 또 두 마리의 생쥐 실험을 통해 산소가 생명유지에 필요한 기체라는 근거가 마련됐다. 이 같은 프리스틀리의 간단한 임상 실험으로 산소가 인간 질병 치료에 도움이 될 수 있다는 생각을 갖게 되었다.

1798년 영국인 토머스 베도스와 험프리 데이비가 질병 치료에 산소 흡입요법을 시도했다. 하지만 환자의 폐에서 염증 증상이 나타나자 그 이유는 밝히지 못한 채 임상실험은 종료됐다. 이로부터 120여 년이 지난 1922년에야 스코틀랜드 생리학자 존 스콧 홀데인이 산소가 치료요법으로 사용될 수 있음을 과학적으로 증명했다. 홀데인은 산소 흡입요법이 또 다른 유해성을 내포하고 있다는 점도 함께 지적했다. 홀데인은 과다한 산소 흡입이 폐의 염증을 유발한다는 사실을 증명해 낸 것이다.

과도한 산소 흡입이 인체에 부작용을 낳는다는 사실을 전제로 두고, 산소의 질병 치료효과에 대한 연구와 관심은 현재까지 지속돼 왔다. 이러한 과정에서 산소는 인체 내에서 다른 화학적 성질과 기능을 갖는 세 가지 형태로 인간의 생명유지와 산화작용, 즉 노화작용을 지배한다는 사실이 밝혀졌다.

산소는 대기 중에 존재하는 안정한 상태의 산소(O_2)와 산화력이 가장 센 자유라디칼 산소(O_2) 및 이온화 산소(O_2) 등으로 구분할 수 있다. 이 중에서 가장 반응성이 세고 존재하는 시간이 짧은 산소인 자유라디칼(일명 활성화 산소)이 인간의 산화작용, 즉 노화와 이에 따른 질병의 원인으로 작용한다는 사실이 알려졌다. 인간의 노화를 유발하는 활성화 산소에 대한 관심은 활성화 산소의 반응을 제어할 수 있는 다양한 방안에 대한 연구로 이어지고 있다.

노화가 단지 활성화 산소인 자유라디칼 산소에 의해서만 일어나는 현상으로 규명하기에는 좀 더 많은 과학적 증거의 확보와 실험이 필요하다. 21세기 첨단 생명과학의 다양한 연구를 통하여 얻은 인간 유전자 지도의 완성과 유전자 응용을 통한 인간 생명에 관한 중요한 연구 성과들이 잇따르면서 생로병사에 관한 의문들이 하나 둘씩 풀리고 있다. 더불어 활성화 산소에 대한 해석이 좀 더 알려지리라 기대한다.

2) 인간은 어째서 호흡하는 것일까

인간이 활동하기 위해서는 에너지가 필요하다. 이 에너지라고 하는 것은, 움직이거나 달리거나 할 때뿐만이 아니라, 우리들의 생체를 유지해 가기 위해서 자고 있을 때조차 늘 사용되고 있다. 즉 이 에너지를 만들어 내는 일 없이 살아갈 수는 없는 것이다. 에너지라고 하면, 이미 영양이 풍부한 식물을 연상하는 경향이 많지만, 이것은 물체가 연소할 때와 비유해서 생각하면 연료에 해당하는 것이다. 연료만 있어도 물체는 탈 수 없다. 산소와 온도가 필요한 것이다. 인체에 있어서도 마찬가지로, 몸속에 축적되어 있는 당질이나 지질 혹은 단백질이라고 하는 연료를 태워서 에너지화하기 위해서는 산소가 필요하게 된다. 이 생체유지에 있어서 필요 불가결한 산소를 받아들이는 행위가 호흡이라고 불리는 것의 정체이다.

호흡은 공기 중에서 산소를 받아들여 체내의 에너지원과 산화환원 작용을 일으키고, 그 결과, 생성된 이산화탄소를 체외로 배출하는 작업이다. 심한 운동을 할 때에는 호흡이 거칠어지고, 조용히 누워 있을 때 등에는 호흡이 부드러워지는 것도 몸이 필요로 하는 있는 에너지량에 균형이 맞는 정도의 산소를 확보하려고 하는 결과임에 틀림없다.

호흡은 일반적으로 공기 중의 산소를 폐 속으로 받아들이는 외호흡(폐호흡)과 세포가 대사를 하는 내호흡(조직호흡)으로 나누어진다. 보통 우리들이 호흡이라고 부르는 것은 이 외호흡으로, 성인의 호흡수는 안정 시에 1분간 약 16번으로 되어 있다. 1번에 500㎖의 산소가 흡수되고 있는 것이다. 콧구멍으로 들어간 공기는 비공, 인후, 후두, 기관, 기관지라고 하는 각 기관을 거쳐서 폐에 도달한다. 그래서 폐 조직의 맨 끝인 폐포로 들어가야 비로소 산소를 받아들이기 위한 가스 교환이 이루어지는 것이다.

이 폐포라고 하는 것은 들어온 먼지 등의 이물을 자력으로 체외로 배출할 수 없기 때문에, 그곳에 이르기까지의 각 기관에는 공기에 적도의 온도와 습기를 부여함과 동시에 이물을 섬모의 작용으로 인해 가래 등의 형태로 밖으로 토해 낸다고 하는 중요한 역할이 주어지고 있다. 또한 폐 자신은 스스로의 힘으로 공기를 내보내고 들이고 있는 것이 아니라, 평활근선유나 탄성선유를 가지고 있는, 그 아래의 횡견막이나 가슴부의 호흡근 작용으로 인해서 늘어났다 줄어들었다 함으로써 공기를 내보내며 들이고 있는 것이다.

3) 인간의 노화도 지배

생명공학의 르네상스를 맞고 있는 현대과학으로도 산소가 인체 내에서 어떤 반응 경로를 통하여 노화에 직·간접적으로 영향을 미치고 있는지에 대해 완전한 해석을 내리기란 결코 쉬운 일이 아니라고 본다.

현대의 첨단 산업과학의 환경 속에서 인간의 생명 연장에 대한 관심과 질적 향상에 대한 열정은, 우리가 매일 흡입하는 엄청난 양의 산소에 대한 관심과 직결된다. 맑은 공기, 즉 순수한 산소의 확보는 현대인에게 생명 연장의 관심만큼 중요한 이슈가 되어 있다. 지구를 보전하는 일에 좋은 환경과 공기를 보존하는 일이 선행되어야 하는 이유가 바로 여기에 있다.

4) 생명의 조건, 산소 O_2

대기 중에 21%의 산소가 있기에 인간은 생명을 유지할 수 있다. 하지만 현대인들은 저산소 공간이라는 위험에 노출되어 있는데……. 우리 눈에 보이지 않기에 소중함을 잊고 있는 산소!

저산소 상태가 우리에게 어떠한 영향을 미치는지, 산소가 인간에게 얼마나 중요한 것인지 다시 한번 생각해 본다.

▸ 긴급점검! 우리 주변의 저산소 공간

일반적으로 대기 속의 산소 농도는 21%. 연구진의 측정결과에 따르면,

출퇴근 시간 지하철의 산소 농도는 19.4%, 찜질방 내부는 18.5%, 밀폐된 자동차 내부는 18%였다. 모두 저산소증의 증세가 나타날 수 있고, 심각한 경우엔 사망에 이를 수 있을 정도로 낮은 농도다. 밀폐된 방의 산소농도는 시간당 0.1%가 감소하는 반면 이산화탄소의 농도는 10배 이상 증가해 5,000ppm까지 올라갔다. 환경기준으로 이산화탄소의 농도가 1,000ppm이면 환기를 시켜 줘야 하는데, 5,000ppm이라는 것은 한마디로 탄소가스통 안에서 자고 있다는 말이다. 문제는 이러한 저산소 공간이 우리 주변에 수없이 많고, 언제든 출입할 수 있다는 것이다.

▶ 만병의 근원, 산소 부족

산소 부족은 두통이나 무기력증과 같은 증상부터 천식, 뇌졸중, 심장병, 동맥경화와 같은 심각한 질병까지 야기할 수 있다.

1931년 노벨 의학상을 수상한 독일의 오토 바르부르크는 암의 발생이 산소 부족에서 온다고 하는 '산소 부족설'을 주장했다. 암은 산소가 부족한 세포에 증식한다는 것이다. Hederson과 Haggard의 연구에 따르면 산소 농도가 19.5%일 때부터 집중력 저하, 구토, 두통과 같은 저산소증의 증세가 나타난다고 한다. 연구진의 측정결과, 지하철 내부의 산소농도는 19.4%, 지하철 터널 내 산소농도는 19.9%였다. 지하철 역무원을 대상으로 실시한 설문조사에서는 절반 이상의 역무원들이 무기력증과 두통이라는 저산소증의 초기증세를 호소하고 있었고, 85%의 역무원들이 그 원인으로 유해환경과 산소 부족을 꼽았다.

▶ 1%의 차이가 주는 영향

연구진이 측정한 바에 따르면 강원도 산간지역의 산소 농도는 21%, 서울시의 산소농도는 20.5%였다. 두 지역의 농도 차이는 겨우 0.5%. 하지만 두 곳에서 느끼는 쾌적감은 엄청난 차이가 난다. 0.5%라는 차이도 몸으로 느낄 수 있는데, 외부에 비해 2% 산소를 적게 마신 피험자는 자신의 이름도 쓰지 못하는 반면 농도 30%의 산소를 마신 피험자는 뇌 활동이 증가해 지각능력과 언어 과제 수행능력이 향상되었다고 한다. 산소 농도의 차이가 인간의 능력에까지 영향을 미치는 것이다.

▶ 산소로 병을 고친다.

연구진이 만난 환자들. 그들은 나름대로의 방법으로 병을 이겨내고 있었다. 산속에서 잠을 자는 암환자들, 한겨울 산에서 침낭을 덮고 자는 환자, 영하 18도의 날씨에도 창문을 열고 자는 부부. 그들은 모두 각기 다른 방법을 이용하고 있었지만 궁극적으로는 신선한 산소를 마시며 병을 치료하고 있었다. 한 한방병원에서는 산소치료법을 도입한 결과, 말기 암환자들의 생존 기간이 두 배로 연장되었다. 산소가 과연 어떤 효과를 가지고 있기에 암을 치료하는지 알아본다!

5) 산소의 힘

한때 모 화장품회사의 '산소 같은 여자'라는 광고카피가 인기를 모은 적이 있다. 눈에 보이지 않지만 사람의 생존에 빼놓을 수 없는 산소를 여성의 아름다움에 원용한 이 광고로 인해 화장품회사는 톡톡히 재미를 본 것으로 알려지고 있다. 요즘 들어 건강에 대한 관심과 더불어 산소에 대한 일반인들의 관심이 부쩍 높아지는 추세다. 특히 차량 매연과 공해로 대기오염이 심한 도심과 환기가 잘 안 되는 밀폐된 자동차 내부나 사무실, 지하철 등 저(低)산소 공간에 손쉽게 노출되는 도시인들이 느끼는 가벼운 두통이나 어지러움은 산소 농도 부족에서 비롯된다는 것이 전문가들의 진단이다. 전문가들은 한 걸음 더 나아가 산소 부족에 장기간 노출될 경우 천식, 뇌졸중, 심장병, 동맥경화 같은 심각한 질병까지 낳을 수 있다고 경고할 만큼 산소는 일상생활에서 건강에 빼놓을 수 없는 필수 요소지만 일반인들의 인식은 낮은 편이다. 그럼 일상생활에 필요한 산소농도는 어느 정도가 되어야 적당할까. 일반적으로 대기 속의 산소농도는 21% 수준으로 사람들이 쾌적한 일상생활을 해나가는 데 아무런 문제가 없다.

▶ 저산소 노출

두통 등이 생긴다. 하지만 우리 생활주변의 지하시설(20.4%), 도심안방 및 사무실(20.5%~20.7%), 출퇴근시간 지하철 19.4%(서울기준), 밀폐된 자동차 내부(18%), 찜질방 내부(18.5%) 등은 상황이 열악하다. 지하시설과 대기 중의 산소농도 차이는 1%도 안 되는 0.6%에 불과, 일반인들이 얼핏 보기엔 대수롭지 않게 여길 수 있는 수치지만 인체가 느끼는 쾌적감의 차이는 엄청나다. 산소농도가 0.5%에서 1% 차이가 난다는 것은 거꾸로 이산화탄소의 농도가 수천ppm씩 증가한다는 것을 의미하기 때문에 무력감과 두통, 두뇌활동 둔화 현상이 나타난다. 일상생활에서 산소농도가 낮은 저산소에 노출되는 것을 막기 위해선 어떻게 하는 것이 바람직할까. 우선 일상생활에서 아파트와 주택의 경우 자주 환기를 시켜 주고 저녁에 잘 때도 문을 꽉 닫아 놓기보다 창문을 조금 열어 실내 산소농도가 낮아지는 것을 방지하는 노력이 필요하다. 또 차량운전을 할 때도 자주 창문을 열어 환기를 시켜 준다든지 창문을 조금 열어 운행하는 습관을 들이도록 하는 것이 좋다.

그리고 주말이나 휴일을 이용, 숲이 많은 공원이나 수목원, 나무가 빼곡한 자연휴양림을 찾아 청정지역의 나무들이 배출하는 산소를 마음껏 들이켜는 것을 빼놓을 수 없다.

숲이나 산은 나무들의 활발한 광합성 작용으로 도심에서보다 산소농도가 1% 이상 높아 산소효과를 그대로 맛보게 해 주는 산소공장이다.

▶ 대도시에 산소방 등장

산소에 대한 일반인들의 인식이 높아지면서 시중에는 산소캔과 같은 산소주입 상품이 팔리고 있다.

농구경기를 보다 보면 간혹 선수들이 코로 무엇인가를 흡입하는 장면을 보게 되는데 그것이 산소캔이다. 산소농도가 25% 정도인 산소캔은 실내공기가 탁한 곳에서 경기를 하는 운동선수나 저산소 공간에서 일하는 사람들이 흡입할 경우 지친 심신의 회복에 도움을 주는 것으로 알려지고 있다. 대도시를 중심으로 등장하고 있는 산소방은 고농도 산소환경을 체험할 수 있는 휴식공간이다. 산소방은 산소발생기에서 생산한 21~23% 농도의 산소를 공급, 이용객들이 수면을 취하는 가운데 자연스럽게 산소를 흡입하며 몸속에 쌓인 피로를 더불어 풀 수 있다고 한다. 나우태 대구 나성하와이 사장은 "대기환경이 나쁜 생활환경에서 살아가고 있는 도시인들의 보다 쾌적한 환경에서 쉬고자 하는 욕구에 산소방이 제격인 것 같다"라고 말했다. 그러나 고농도 산소를 지나치게 자주 장기간 흡입할 경우 전문가와 상담한 뒤 자신의 몸에 맞게 흡입하는 것이 바람직하다.

<출처: 매일신문 2004. 08. 24>

6) '산소'도 맞춤시대 오나

"모든 병은 '산소결핍증'에서 비롯된다." 이는 일본의 의학자 노구치 히데요 박사가 주장한 말로, 최근 들어 산소의 중요성에 대한 인식이 높아지면서 설득력을 얻고 있다. 최근 몇 년 새 산소발생기에 대한 특허 출원이 크게 증가하고 있기 때문이다. 2004년 06월 17일 특허청에 따르면 산소발생기 관련 특허출원은 1984년부터 2003년까지 20년간 총 253건이 접수, 이 중 2000년부터 2003년까지 4년간 특허출원이 207건으로 총 출원의 81%를 보였다. 내국인 출원이 약 97%인 246건을 차지했다. 출원인별로 보면, 기업 출원이 189건으로 74.7%를 차지하고 있으나, 최근 들어선 개인 출원비율이 높아지고 있는 추세다. 이는 일반인의 산소발생기에 대한 인식 제고와 함께 벤처·중소기업의 시장 참여가 늘고 있기 때문으로 특허청은 풀이하고 있다. 산소는 상온·상압에서 무색·무미·무취의 기체로, 공기 속에 20.9% 포함돼 있으나, 산소의 농도가 19~20%면 가슴에 답답한 느낌이 들고 심하면 두통·식욕부진·구토 등의 증세를 동반하는 것으로 알려져 있다.

여기에 4% 이하면 4분 내에 사망에 이르게 되는 반면 30%까지는 산소의 농도 증가에 비례해 운동능력은 향상되는 것으로 보고돼 있다. 따라서 산소 발생기는 응급환자의 치료용이나 폐기물 처리 등에서 주로 사용되기 시작, 최근 들어 산소에 대한 일반인의 관심이 증가하면서 산소방(房)·산소카페·산소휴게실·산소바(bar) 등 산소를 테마로 한 업소들이 급격히 증가하고 있다. 이 같은 추세는 가정용 산소발생기의 수요를 급격히 팽창시키고 있다.

산소발생기 관련 업계는 산소발생기 국내시장 규모가 2001년 100억 원 미만에서 2003년 1,000억 원으로 급성장, 2004년에는 3,000억원에 이르러 급성장하였다고 뉴시스(2004. 6.17)은 보도한바 있으나 앞으로는 수조원대를 형성할 것으로 추정하고 있다.

<출처: 뉴시스 2004. 06. 17>

7) 오염된 공기 장기간 호흡 때 동맥경화

매연을 포함한 오염된 공기를 장기간 호흡하면 동맥경화에 걸릴 수 있다는 연구결과가 나왔다. 미국의 의학전문 통신인 헬스데이 뉴스는 LA에 거주하는 남녀 800명에 대한 실험결과를 인용해, 오염된 공기를 많이 호흡할수록 뇌에 혈액을 공급하는 경동맥 내막이 더 두꺼워진다고 보도했다. 헬스데이 뉴스는 또 여성이 남성보다 동맥경화에 걸릴 가능성이 높고, 특히 비흡연자와 콜레스테롤 강화제 복용자들도 동맥경화에 취약한 것으로 밝혀졌다고 전했다.

<출처: MBN뉴스>

8) 몸속 에너지 생성과정에 대하여

인체 내에는 6가지의 유리기(oxygen free radicals)가 생성된다. 산소(oxygen)는 인체에 필수적인 물질이지만, 또한 세포의 파괴와 노화를 일으키는 물질이기도 하다. 유리기(oxygen free radicals)의 생성은 인체 내에서 항상 일어나는 자연적인 현상으로, 음식물로부터 에너지(ATP)를 얻는 생물학적인 산화(biological oxidation)와 호흡하는 과정에서 생겨난다. 유리기는 인체의 정교한 항산화 체계(antioxidant system)에 의해 방어되며, 항산화 체계가 해독하고 중화할 수 있는 한계 이상으로 유리기가 생성될 때(oxidative stress), 세포와 조직의 손상이 초래된다. 그러나 유리기(oxygen free radicals)가 항상 나쁜 역할을 하는 것만은 아니다. 인체의 면역체계는 세균이나 바이러스를 제거하는 수단으로 유리기(슈페록사이드나 하이드로겐 페록사이드)를 이용하며(phagocytosis), 이 과정에 또한 다량의 유리기로 인해 조직이 손상될 수 있다. 유리기가 인체에서 항산화 체계와 균형을 이루는 한, 유리기의 부정적인 효과는 억제될 수 있지만, 내적 혹은 외적인 요인에 유리기가 지나치게 많이 생성될 때 이런 균형이 깨어진다. 유리기의 생성을 증가시키는 내적인 요인은 만성적인 염증과 혈당이 높은 경우(당뇨병), 그리고 외적인 요인으로는 부적절한 음식물과 흡연 같은 환경적 요인들이다. 인체에 해가 되는 대부분의 유리기는 환경이나 흡연과 같은 외부적 요인으로부터 발생된다고 추정하고 있으며, 자연적으로 몸속에서 생겨나는 경우는 음식물로부터 에너지를 얻는 대사과정(biological oxidation)과 면역세포로부터 생성되는 경우이다.

에너지는 세포 내의 미토콘드리아에서 생성된다. 미토콘드리아에서 글루코오스(glucose)가 산소와 결합하여 에너지(ATP)와 물이 생성되는 과정에서 제일 먼저 생성되는 활성산소(reactive oxygen species)는 슈페록사이드(superoxide anion)이다. 슈페록사이드는 산화과정에서 가장 흔히 발생되는 유리기로 인체 내의 효소인 SOD(superoxide dimustase)에 의해 산소와 하이드로겐 페록사이드(H_2O_2)로 변화된다. 하이드로겐 페록사이드는 화학적으로 유리기는 아니지만, 슈페록사이드가 하이드로겐 페록사이드와 결합할 경우, 활성이 아주 강한 하이드록실(hydroxyl) 유리기를 생성시키므로, 인체 내의 효소인 카타라제(catalase)와 글루타티온 페록시다제(glutathione peroxidase)에 의해 물로 변화된다. 그러나 인체 내의 효소만이 유리기를 조절하는 데 충분한 것은 아니다. 유리기를 보다 효과적으로 제거하기 위해서는, 항산화 효소와 함께 항산화제가 필요하다. 항산화 효소는 유리기를 분해하는 반면, 항산화제는 유리기에 전자를 제공하여 중화시키는 물질이다. 항산화제는 비타민 C, E와 같이 음식물을 통해 섭취되는 것과 알파리포익산(Alpha lipoic acid: 인체의 산화를 억제 하는 항산화제), 코엔자임큐텐(CoenzymeQ10: 미토콘드리아의 세포막에 존재하여 ATP가 잘 생성되도록 돕는 역할을 하는 조효소), 글루타티온(glutathione: 생체내에서 추출된 최초의 결정성 펩티드로서 동식물 및 미생물중에 존재하는 주요 저분자 유기 황화물의 한 종류인 티올화합물)같이 몸속에서 만들어지는 것이 있다.

9) 산소 공급량이 건강을 좌우한다

대기오염으로 인한 사망 및 발병 확률이 높아지고 있다.

최근 세계보건기구(WHO)는 대기오염 사망자가 전체 사망의 5%에 달한다며 대기의 청정 수준에 대한 문제를 강도 높게 제기했다.

한국은 세계적으로 대기 오염이 심각한 나라로 손꼽힌다. 2002년 세계경제포럼 자료에 의하면 우리나라는 미국, 일본에 비해 대기 수준이 현저히 낮아 세계 122개국 중 72위라는 저조한 대기 질 지수(Air Quality index)를 나타냈다. 특히 미세먼지의 농도가 런던, 파리 등과 비교해 1.7~3.5배 높다. 이산화질소는 런던의 2배 수준이다.

이에 따라 수도권을 포함해 대도시 거주자와 근무자가 느끼는 두통, 호흡곤란, 감기 등 공기 오염에 대한 자각 증상이 날로 심해지고 있다. 대부분의 간헐적 고통, 질병은 산소결핍에서 발생한다는 의학적 보고가 있다.

그래서 당신은 만약 길거리에서 깡통에 든 산소를 판다면 사겠는가? 옛날에는 산속의 신선한 공기를 봉지에 담아 판다고 하면 '봉이 김선달이 대동강 물을 팔아먹었던 것'과 다를 바 없다고 생각했을 것이다. 하지만 요즘은 그렇게 황당한 일이라고만 생각하지는 않게 되었다. 돈을 주고서라도 신선한 공기를 마시고 싶을 만큼 우리는 오염된 공기 속에서 살고 있다는 뜻이니 서글픈 일이다.

산소는 지구상에 존재하는 원소 중 가장 많은 원소(58%)이다. 보이지는 않지만 하루 종일 바로 우리의 눈앞에 있는 공기 중에는 산소가 21%나 들어 있다. 매일 마시는 물속에도, 우리가 서 있는 땅의 암석 속에도, 우리의 몸속에도 산소는 존재한다. 매일 먹는 음식물 등 생명체라면 산소로 구성되지 않은 것이 없다.

최근에는 신선한 공기에 대한 욕구가 커지면서, 살아 있는 동안만큼은 공짜로 숨 쉬고 마시는 산소를 돈을 내고 마시고 사용해야 하는 아이러니컬한 '산소 체험'이 확산되고 있다.

서울 압구정동 한강 시민공원 내에 위치한 'ON River Station'은 한강 위에서 24시간 자유세상으로 가는 강의 정거장이란 독특한 의미를 가진 편안한 휴식과 문화가 있는 재즈 카페이다. 오엔은 고객들을 위해 공기를 쾌적하게 하고자 산소 체험실을 운영하고 있다. 체험실 앞에서 자외선 살균으로 소독한 헤드셋을 이용하여 고객이 원할 때는 언제나 산소를 흡입할 수 있도록 하고 있다. 뿐만 아니라 통유리로 된 VIP룸에 설치된 산소청정기에서는 버블 휴미디 파이어에 아로마 향을 한 방울 섞어 솔잎 향기와 함께 쾌적한 환경을 유지하고 있다.

서울의 대표적인 명산인 도봉산 아래에서 20년 전통을 자랑하는 도봉산 갈비집. 갈비의 특성상 고기 굽는 연기와 냄새가 진동할 수밖에 없다. 산소 생성기를 설치하고 나선 주변의 죽어 있던 화초들이 살아날 뿐 아니라 냄새와 연기가 말끔히 사라졌고, 산소 물을 무료로 증정, 고객들의 발길이 끊이지 않고 있다. 뿐만 아니라 모텔, 스포츠센터, 어린이집, 학교, 사우나실 등등의 업체에서도 산소 마케팅에 열을 올리고 있다. 이와 함께 부족한 산소량을 채워 주면서 생활의 활력을 제공하는 산소 관련 상품이 날개 돋친 듯이 팔리고 있다.

대표적인 상품으로는 산소캔이다. 순도 90% 이상의 산소를 압축해서 주입하여 사용하는 캔형 제품과 물에 파우더(백색분말 형태)를 넣으면 산소가 발생하는 제품 등이 있다.

호흡하고 마시는 산소뿐만 아니라 먹는 산소도 판매되고 있다. 정제 형태로 되어 있는 이 제품은 88종의 미네랄 이온 성분으로 체액이 약 알칼리온으로 변화되어 체내 산소량이 상승되는 효과가 있다고 한다.

업계 최초로 산소청정기를 개발한 JM 글로벌의 한 관계자는 "충분한 산소가 인체에 공급되면 피로회복 및 숙취 해소, 대뇌 활동 촉진을 통한 기억력 및 사고력 증진 등에 효과가 있는 것으로 학계에 보고되었다"면서 "특히 산소는 면역체계의 기능 강화에 결정적인 역할을 해서 환자나 임산부, 노약자 등의 건강 증진에 도움이 된다"라고 말했다.

산소는 우리 생활과는 아주 밀접한 관계가 있다. 에어컨이 돌아가는 실내나, 창문을 꽉 닫은 상태로 질주하는 승용차 안에서 두통, 하품, 구역질 등을 한 번쯤은 경험했을 것이다. 산소결핍 증상이 나타나는 산소 농도는 건강 상태에 따라 다르지만 혈액 속에 산소 포화가 85%로 떨어지면(정상 시에는 90~95%) 계산 착오가 생기고 꼼꼼한 작업이 어려워진다.

체중조절을 위해 운동을 할 때도 급하고 심하게 운동해 지방을 태울 산소가 공급되지 않으면 비만 예방에 효과가 없고 오히려 필요한 영양분을 빼앗겨 건강을 해친다. 또 배 속의 태아가 활발하게 발육하는 임신 4~6개월 시기에는 영양분과 함께 산소를 풍부하게 공급해야 머리 좋은 아이가 태어날 가능성이 높다. 산소가 부족한 우리 몸은 건강의 파괴를 말한다. 알맞은 양과 신선한 산소는 우리 몸에 꼭 필요하며 생명을 이어 가는 데 없어서는 안 되는 것이다.

10) 내 몸의 산소 부족 말끔 해소법

이제는 공기도 사서 마셔야 할까? 최근 들어 산소를 파는 상품이 봇물을 이루고 있다. 산소카페가 등장했는가 하면 산소PC방, 산소사우나, 산소캔, 심지어 알약 산소까지 그 종류도 다양하다. 이들 제품이 표방하는 것은 한결같다. 심각한 대기오염으로 공기 중의 산소 농도가 낮아지고 있어 현대인의 건강과 지적 능력이 크게 저하되고 있다고 주장하고 신선한 산소를 돈을 주고서라도 사서 마실 것을 권한다. 정말 그럴까? 생명의 절대조건 산소에 얽힌 비밀을 포천중문의과대학교 차바이오메디컬센터 김상만 교수에 의해 풀어보자.

▶ 산소의 정체를 바로 알자!

'산소' 하면 가장 먼저 떠오르는 생각은 무엇인가? 혹 '산소 같은 여자' 광고 카피는 아니겠지요? 너무나 소중하지만 종종 그 고마움을 잊고 사는 것 중 하나가 산소가 아닐까 싶다. 인간이 이 지구에 터를 닦고 뿌리를 내릴 수 있었던 것도 산소가 있었기 때문이다. 인간이 달이나 화성 같은 다른 행성에서 살 수 없는 이유 중 하나도 산소가 없기 때문이다.

그래서 산소는 생명의 절대조건이다. 실제로 우리 몸에 산소가 공급되지 않으면 생명을 유지하기 어렵다. 그 마의 시간대는 채 5분도 안 된다. 3분 내지 5분만 산소 공급이 중단돼도 사망에 이른다.

그렇다면 산소는 우리 몸에 왜 필요할까? 왜 단 5분만 공급되지 않아도 목숨을 위태롭게 할까? 이 물음에 대해 포천중문의대 김상만 교수는 "우선 산소가 우리 몸에서 어떤 역할을 하는지 그 기전을 아는 것이 중요하다"고 말한다.

▶ 산소는 에너지원

눈에 보이지는 않지만 너무도 소중한 산소는 공기 중에 들어 있는 물질이다. 우리가 숨 쉬는 공기 중에는 여러 가지 물질이 들어 있다. 질소가 78% 정도로 가장 많고 산소는 21% 정도인 것으로 알려져 있다. 그 외에도 아르곤, 이산화탄소, 헬륨, 네온 등의 기체가 들어 있다고 한다. 사람은 호흡을 통해 공기 중의 산소를 인체의 구석구석 세포까지 중단 없이 보내지 않으면 살 수가 없다. 산소는 생명 에너지를 만들어 내는 원료가 되기 때문이다. 김상만 교수에 의하면 "산소는 우리 몸에서 에너지원을 만들 때 일종의 불을 지피는 요소"라고 말한다. 그의 말을 좀 더 들어보자. "우리 몸이 필요로 하는 생명에너지를 만들기 위해서 우리는 음식물을 섭취합니다. 이렇게 섭취한 음식물이 에너지로 바뀌려면 반드시 산소가 필요합니다. 음식물로 생긴 영양분은 산소에 의해 연소되면서 에너지를 내고 그 에너지로 우리는 인생을 힘차게 살 수 있기 때문입니다." 따라서 산소는 삶의 존립근거가 된다. 건강하게 살기 위해 필수적인 요소다. 특히 우리의 뇌는 산소를 가장 많이 필요로 하는 곳이다. 우리 몸에 산소가 공급되지 않으면 5분 이내에 사망하는 것도 가장 먼저 뇌세포가 파괴되기 때문이다.

▶ 적혈구를 건강하게

우리가 마신 산소가 우리 몸속에 제대로 공급되려면 반드시 전제되어야 할 조건이란 과연 무엇일까? 이에 대한 전문 학자의 답변은 "정상적인 기능을 가진 적혈구가 있어야 한다"고 말한다. 즉 헤모글로빈이 충분한 적혈구가 있어야 한다는 것이다. 산소를 우리 몸 조직에 공급해 주는 것은 적혈구에 들어 있는 헤모글로빈이기 때문이다.

그런데 만약 어떤 스트레스나 약물 혹은 여러 가지 독소에 의해 산소운반을 잘하지 못하는 메트헤모글로빈이 많아지면 우리 몸에 정상적인 산소공급을 하지 못하게 된다. "이렇게 되면 그 여파는 실로 크다. 그로 인해 피로물질이 축적되면서 두통이나 만성피로가 오고 손발 저림, 근육 경련 등 갖가지 좋지 못한 증상들이 나타나기 때문이다. 심지어 독일의 바르부르크 박사는 산소가 부족하면 암이 발생하게 된다는 학설로 노벨의학상을 수상하기도 했다." 따라서 산소는 무조건 많이 공급해 준다고 해서 능사가 아니다. 그보다는 산소 공급이 원활히 되도록 내 몸속 환경을 만들어 주는 것이 더 중요하다.

11) 산소 공급 원활히! 비결 3가지

산소공급 방법은 아래와 같다.

▶ **산소를 많이 쓰도록 내 몸을 만들어주라**

신체 각 부분을 골고루 움직여 주는 것이 좋다. 가만히 앉아 있는 사람, 사무만 보는 사람의 얼굴을 보라. 몸을 보라. 이런 사람들은 피가 잘 돌지 않기 때문에 산소 공급도 제대로 되지 않는다. 그 결과 얼굴색이 창백하다. 손, 발, 몸이 차갑다. 그래서 온갖 질병에 걸리게 된다. 내 몸 구석구석에 산소를 제대로 공급하려면 반드시 유산소운동을 해야 한다. 이때 추천하고 싶은 운동은 걷기, 조깅, 등산 등이다. 특히 요가나 근육 스트레칭도 꾸준히 해 주면 내 몸 구석구석에 신선한 산소를 충분히 공급할 수 있다.

▶ 호흡은 복식호흡을

내 몸속에 충분한 양의 산소를 공급하기 위해서는 반드시 깊은 호흡을 해야 한다. 숨을 내쉬는 시간이 길수록 들어오는 산소의 양이 많아지기 때문이다. 또 숨을 들이켜는 시간이 길수록 많은 산소가 몸속 깊이 들어가기 때문이다. 이런 호흡이 바로 복식호흡이다. 평소 복식호흡을 하게 되면 충분한 산소를 폐에서 혈류로 바꿀 수가 있다.

하는 요령은 쉽게 생각하자. 복식호흡은 숨을 들이마실 때 배가 나오는 호흡법이다. 초보자도 쉽게 따라할 수 있는 요령을 간단히 소개하면 다음과 같다.

- 코를 통해 천천히 가능한 한 깊게 숨을 들이마시면서 배를 최대한 내민다.
- 이때 어깨와 가슴이 움직이지 않도록 주의한다.
- 숨을 최대한 들이마신 상태에서 5초 정도 멈춘다.
- 숨을 내쉬면서 배를 완전히 수축시킨다.
- 이때는 코와 입을 통해 천천히 배가 쏙 들어갈 정도로 숨을 내쉰다.

사실 이 호흡을 하루 종일 하기는 불가능하다. 대부분의 사람들이 흉식호흡에 길들여져 있기 때문이다. 그렇더라도 하루에 단 몇 번만이라도 신경 써서 복식호흡을 해 보자. 내 몸에 부족한 산소 공급에 있어 호흡법만큼 중요한 것이 없기 때문이다.

▶ 산소를 잘 운반하는 적혈구를 만들어야 한다

내 몸 구석구석에 산소 공급을 원활히 하기 위해서는 반드시 적혈구의 기능이 정상이어야 한다. 실질적으로 산소를 세포 하나하나에 공급해 주는 일은 적혈구 속의 헤모글로빈 몫이기 때문이다. 그러자면 다음 몇 가지 사항을 지키는 것이 중요하다. 요약하면 다음과 같다.

• 가능한 한 알칼리성 식품을 먹어야 한다.

녹황색 야채를 많이 먹는 것이 좋다. 우리 몸의 산도(pH)가 산성화가 되면 혈관이 수축되기 때문이다. 그렇게 되면 혈액 공급이 잘 안 되고, 그 결과 산소 공급도 원활해지지 않게 된다.

• 채식 위주의 식사가 좋다.
• 근육 피로는 그때그때 바로 풀어준다.

낙산이라는 피로물질이 축적되면 산소 공급을 방해하기 때문이다.

• 약물 남용은 금물!
• 조미료나 방부제 등 식품 첨가물은 삼간다.

이들을 중화시키기 위해서는 다량의 산소가 필요하기 때문이다.

• 과식은 삼간다.

과식은 내장을 혹사시키고 장기에 무리를 주어 유독성 노폐물을 체내에 생성시킨다. 이렇게 형성된 노폐물들을 배설시키기 위해서는 다량의 산소가 필요해 산소 결핍을 유발할 수 있다.

전문가와 학자들은 "만약 내 몸에 산소가 부족하지 않을까 걱정된다면 비싼 돈 들여 파는 산소를 사서 마시기보다는 산소가 원활히 이용될 수 있도록 내 몸속 환경을 개선해 주는 것이 더 중요하다"고 밝히고 "그러기 위해서는 절도 있게 생활하고 부지런하게 사는 것이 큰 도움이 된다"고 말한다. 특히 사무실이나 가정 등 밀폐된 공간은 자주 환기를 시켜 신선한 공기를 공급받을 수 있도록 환경을 바꿔줄 것을 당부한다.

▶ 잠을 잘 때 입을 벌리고 잔다면

잠을 잘 때나 길을 걸을 때 입을 벌리고 자거나 길을 걷는 사람들이 많다. 결론적으로 말하자면 이것은 좋지 않은 습관이고 버릇이다. "잠을 잘때 입을 벌리고 자는 것은 구조적으로 비강 쪽에 문제가 있어서 그렇다"고하며 예를 들어 알레르기성 비염이나 비후성 비염 등을 앓고 있는 경우가 많다고 한다. 이럴 경우 산소 공급이 원활하지 않아 입을 벌리고 자거나 입을 벌리고 걷게 되는데 이때는 가능하면 치료를 해 주는 것이 좋다. 비염이지만 콧물이 나오지 않으니까 비염이 아닌 줄 알지만 비염임에는 틀림이 없다. 이때는 콧물이 뒤로 넘어간다. 이런 사람인 경우 한 가지 특징이 있다. 아침에 일어나면 가래가 생긴다. 그러나 그것은 엄밀히 말하자면 가래가 아니라 콧물이 뒤로 넘어간 경우이다.

이렇듯 입을 벌리고 자게 되면 산소는 어느 정도 공급받을 수 있지만 배에 가스가 차고 더부룩해지며 소화가 잘되지 않을 수도 있다고 한다.

또 하나! 우리의 코는 세균을 거르는 방어의 기능이 있다. 그런데 입으로 숨을 쉬면 세균 방어력이 없어지게 된다. 그 결과 감기에 자주 걸리고 각종 질병에도 쉽게 노출된다고 한다. 따라서 호흡은 가능한 한 코로 하는 호흡을 하는 것이 좋다.

12) 산소가 필요한 세상

산소의 필요성은 누구나 다 알고 있지만 산소결핍의 심각성에 대해서는 잘 모르는 사람들이 많다. 울창한 숲 속이나 탁 트인 해변에서 매일매일을 살고 있지 않다면 우린 아마도 대부분 산소결핍에 노출되어 있고, 그 결핍 상태에 적응되어 가고 있는지도 모른다.

▶ 생명의 절대 조건! 산소(O_2)

우리는 대기 중에 21%의 산소가 있기에 생명을 유지할 수 있다.
산소가 없다면 단 몇 분도 살 수 없을 것이다. 산소는 신진대사를 촉진하는 것은 물론 뇌를 정상적으로 작동시켜 건강한 생활을 가능하게 하는 생명의 원천적 요소이다. 우리 눈에 보이지 않기에 소중함을 잊고 있는 산소! 산소 결핍 상태가 우리에게 어떠한 영향을 미치는지, 또한 산소가 인간에게 얼마나 중요한 것인지를 생각해 본다면 산소의 필요성을 실감할 것이다.

▶ 산소를 생각하는 시대

고생대에는 대기 중 산소농도가 약 35%에 달했으나 심각한 환경오염과 공해로 현대인들은 산소 부족의 시대를 살아가고 있다. 이제 건강을 위해 마시는 공기도 선택해야 하는 시대이다.

13) 우리 주변의 저산소 공간

일반적으로 대기 속의 산소 농도는 21%, 제작진의 측정결과에 따르면, 출퇴근 시간 지하철의 산소 농도는 19.4% 찜질방 내부는 18.5%, 밀폐된 자동차 내부는 18%였다. 모두 저산소증의 증세가 나타날 수 있고, 심각한 경우엔 사망에 이를 수 있을 정도로 낮은 농도다. 밀폐된 방의 산소농도는 시간당 0.1%가 감소하는 반면 이산화탄소의 농도는 10배 이상 증가해 5,000ppm까지 올라갔다. 환경기준으로 이산화탄소의 농도가 1,000ppm이면 환기를 시켜 줘야 하는데, 5,000ppm이라는 것은 한마디로 탄소가스통 안에서 자고 있다는 말이다. 문제는 이러한 저산소공간이 우리 주변에 수없이 많고, 언제든 출입할 수 있다는 것이다.

<출처: KBS환경스폐셜 「생명의 조건, 산소O2」>

14) 저산소 공간에서 우리는 '산소결핍상태'가 나타나게 된다

환경오염의 결과로 우리들의 공간은 점점 밀폐화돼 가고 있으며, 밀폐된 공간에서 우리는 저산소 공간이라는 위험에 노출되어 있다. 저산소 공간에서 우리는 '산소 결핍 상태'가 나타나게 되고, 우리들의 건강은 위협받고 있다.

산소 결핍이란 생체조직이 충분한 산소를 취하지 못하는 상태이다. 산소 결핍상태가 되면 가장 타격을 받는 곳이 뇌이다. 뇌는 다른 근육에 비해 막대한 산소를 소비하고 있으며 만약 출산 시에 난산으로 신생아가 산소 결핍에 빠지면 뇌성마비가 되거나 정신과적 장애를 가져오기 쉽다. 산소는 면역체계의 기능강화에 결정적인 역할을 한다. 다시 말해 각종 인체 유해 균인 여러 가지 바이러스 등을 산소로 인해 차단할 수 있다.

15) 스트레스 해소 및 기전

▶ 스트레스 해소

오늘날처럼 갈등과 경쟁이 치열한 산업 사회에서는 사회가 구조적으로나 기능적으로 복잡하게 변화하므로 이에 적응해야 하는 현대인들의 대부분은 많은 신체적, 심리적 부담감을 느끼고 있으며 이러한 부담감을 스트레스라 고 한다. 적절한 스트레스는 삶의 원동력이 되며 효율성과 생산성을 높여 주지만 지나친 스트레스는 질병을 일으키거나 사망에 이르게 하므로 스트 레스는 중요한 건강위험 인자이다.

▶ 스트레스의 기전

사람은 생체항상성을 변화시키는 광범위한 자극과 조건에 노출되고 있는 데 예를 들어서 상처, 수술, 더위, 추위, 감염, 강한 감정적 장애 등의 해로 운 자극이 스트레스의 조건이 된다. 이러한 스트레스의 조건을 스트레스원 (stressor)이라고 한다.

사람이 내, 외적 환경의 자극에 의해 신체적, 심리적 스트레스를 받게 되 면 인체는 스트레스에 적응하기 위해 부신피질이 커지면서 전신적인 증상 들이 나타나는데 이를 전신적인 순응증(General Adaptation Syndrome)이라고 한다.

　사람이 스트레스를 받게 되면 시상하부에서 부신피질자극호르몬 유리호르몬(CRH: cortico-tropin releasing hormone)과 청반 노에피네프린(LC-NE: locos ceruleus norepinephrine)이 분비되어 교감신경계를 활성화시키고 부교감신경계의 작용을 억제하게 된다. 따라서 혈압, 심박동 수, 호흡수가 증가하고, 기관지가 확장되며, 피부에 소름이 끼치면서 털이 일어나고 땀이 나게 된다. 이외의 증상으로 두통, 목과 허리의 통증, 피로, 변비, 설사, 성기능장애, 소화불량, 식욕의 변화 등의 신체증상과 흥분, 좌절감, 무력감, 수면장애, 공포감, 우울감, 조바심 등의 정서적 반응이 나타날 수 있다. 이러한 호르몬과 신경전달물질의 생성과 신진대사율 증가로 인해 많은 양의 산소가 소모되어 스트레스가 심할 경우 체내의 산소가 부족해지게 된다. 그러나 신체가 적절히 이완되면 신진대사율이 감소되어 산소 소모량이 감소되고, 교감신경계 활동이 저하되어 심박동 수와 호흡수가 감소되고 혈압이 하강한다. 따라서 적절한 방법으로 신체를 이완시킨다면 스트레스로 인한 증상들을 감소시킬 수 있으며 긴장감, 압박감, 불안, 우울 등 부정적인 감정을 감소시킬 수 있다. 또한 충분한 산소를 공급하여 스트레스로 인해 부족해지는 산소를 보충해 주어야 한다.

16) 인간이 산소로만 호흡하면 죽는다

고농도의 산소를 장시간 흡입할 경우 산소독성, 호흡의 억제와 정지, 흡수성 무기폐, 산소중독, 사지의 저림, 입술의 떨림, 시각 및 청각의 이상, 후수정체 섬유증식증 등의 부작용이 발생할 수 있다. 부작용을 없게 하려면 산소를 흡입할 때 산소농도, 산소압력, 흡입시간을 주의하면 된다. 보통 50% 농도 이상의 산소는 48시간 이하로, 100% 농도의 산소는 12시간 이하로 사용하는 것이 관례로 되어 있다.

50% 이하의 산소는 수 주 동안 흡입해도 부작용이 일어날 가능성은 적다. 100% 산소를 계속적으로 들이마실 경우 10시간 이내에 폐활량이 감소하고, 24시간 이상 흡입할 경우 여러 가지 생리적 변화와 부작용이 나타나게 된다. 그러나 같은 농도의 산소라 해도 산소의 압력에 따라 차이가 많이 난다. 예를 들어 100% 순수한 산소일지라도 대기압의 1/3로 낮추어 흡입시키면 폐에 손상이 오지 않는다고 한다.

2. 산소결핍

1) 산소결핍에 대한 생체의 반응

산소 부족 상태의 생체 세포 안에서는 유산의 생성량이 증대하므로 혈액은 산성으로 변한다.

이에 따라 호흡중추 등이 자극되어 호흡심도, 호흡수, 심장 박동 수의 증가가 일어나게 된다. 이러한 상태에서는 공기를 상대적으로 많이 호흡하여 산소 부족량을 보충하고, 산소함유량이 저하된 혈액을 보다 다량으로 순환시키며, 뇌의 혈관을 확장하여 대량의 혈액을 받아들이기 위한 여러 가지 보상기구나 기능이 동원된다. 그러나 이와 같은 생리적인 적응의 한계는 산소농도 16% 정도까지로, 이보다 낮은 농도에서는 생체적 보상이 불가능하며, 산소 결핍증상이 나타난다. 인체 중에서 산소 부족에 대하여 가장 민감한 반응을 나타내는 부분은 최대의 산소 소비기관인 뇌이며, 특히 대뇌의 피질이다. 산소 결핍증의 증상은 대뇌피질의 기능저하를 비롯하여, 궁극적으로는 뇌세포 손상에 의한 기능 상실을 거쳐 죽음에 이르게 된다.

2) 급성 산소결핍

▶ 산소결핍

공기 속의 산소량이 환기 불량한 장소에서 산소를 흡수하는 물질이나 다른 가스에 의하여 치환(置煥)됨으로써 통상의 21%보다 낮아진 상태. 환기 불량한 장소나 대기오염이 심한 장소에서의 산소결핍 상태는 물질의 연소, 동식물의 호흡, 유기물의 산화·분해, 황화철을 함유하는 철의 존재, 공기에 접촉된 일이 없는 물, 예컨대 암장수(岩奬水: 마그마수)의 존재 등에 의하여 발생한다. 야채나 곡물의 저장고는 식물의 호흡에 의하여, 하수도의 맨홀이나 오래된 우물 또는 갱도 등에서도 유기물의 산화·분해나 곰팡이의 발생에 의하여 산소결핍이 일어난다. 또한 지하실 등에서는 이산화탄소 등이 발생하는 가스 때문에 산소농도가 상대적으로 감소한다. 어느 경우이든, 인간은 산소 농도가 14%(용적비) 이하가 되면 호흡횟수가 증가하고, 10%에서는 호흡곤란, 7～5%에서는 질식사하게 된다.

산업안전보건법 시행규칙에 따르면 산소결핍으로 인한 위험방지를 위해 공기 속의 산소농도가 18% 미만인 상태를 산소결핍이라고 정의하고, 산소결핍 위험작업장에서의 환기와 공기호흡기 등의 사용을 의무화하고 있다.

지하공사 등을 실시할 경우, 산소의 함유량이 적은 상태로 땅속에서 나오는 공기, 18% 이하의 산소가 함유되어 있는 공기를 일반적으로 산소결핍공기라고 하는데, 보통의 공기에는 약 21%의 산소가 함유되어 있다. 산소의 함유량이 16% 이하가 되면 불이 꺼지고, 4% 이하가 되면 사람은 4분 내에 사망하게 된다.

산소요법은 신체조직의 산소결핍을 산소흡입에 의해 치료하는 방법, 즉 저산소증을 치료할 목적으로 공기 속에 포함되어 있는 산소 농도 21%보다 높은 농도의 산소를 흡입시키는 요법이다.

폐포 내 산소분압의 증가로 저산소혈증(hypoxemia)을 개선시키고 폐포 내 산소분압을 유지하는 데 필요한 호흡자급량(work of breathing)을 감소시킨다. 동맥혈 산소분압을 유지하는 데 필요한 심근 작업량(myocardial work)을 줄인다.

산소요법은 저혈압으로 인한 저산소증(hypoxia)과 급성 저산소증으로 나타나는 고혈압의 치료에 이용된다. 또한 저산소증으로 나타나는 빈맥이나 산소 부족에 대한 결정적인 증거인 청색증이 나타날 때도 이용한다.

- 안면 텐트(face tent)

원래 불안정한 환자를 위해 마스크 대신에 사용하는 방법이다. 그러나 오늘날 현대인들의 생활공간에 산소발생기를 통해 필요한 만큼 산소를 내뿜어 최적의 산소량을 유지시켜 줌으로써 피로회복, 스트레스 해소, 각종 질병 예방 등 건강생활에 도움을 주는 방법이다.

- 비강캐뉼라(nasal canula)

쉽게 장치할 수 있으며 말하거나 먹는 것에 영향을 주지 않아서 가장 흔하게 사용하는 방법. 지름 0.6~1.3㎝의 구부러진 비강 내 프롱(prong)과 얼굴 주위로 연결되는 고무 또는 플라스틱 관으로 되어 있다.

- 산소마스크(oxygen mask)

산소 공급을 위해 환자의 입과 코를 덮는 마스크로, 유연한 고무나 플라스틱으로 얼굴 모양에 맞게 되어 있다.

- 비강 카테터(nasal catheter)

고무나 플라스틱으로 된 길이 약 39㎝ 정도의 튜브로, 산소를 공급할 수 있도록 튜브의 끝에 구멍이 나 있다.

산소가 반드시 필요한 생물을 산소성 생물(酸素性 生物)이라고 한다. 유기호흡(酸素呼吸)은 무기호흡보다 진화한 호흡방식으로 열량 면에서도 훨씬 효율적이다. 매우 몸이 작은 동물은 몸의 표면을 통하여 산소를 흡수하는 피부호흡을 한다. 그러나 사람을 포함한 대부분의 산소성 생물은 산소섭취를 위해 특유의 호흡기관을 갖는다. 이러한 호흡기관은 산소의 확산을 촉진시키기 위해 확대된 표면을 가지는 것이 보통이다.

호흡이란 공기 중에서 신체에 필요한 산소를 흡입하여 영양분을 이용하고, 그 결과 나오는 탄산가스를 몸 밖으로 배출하는 과정을 말한다.

사람의 코나 입, 피부를 통하여 호흡하는 산소는 기관(氣管)과 기관지(氣管支)를 통하여 폐로 들어간다. 폐로 들어온 산소는 폐의 모세혈관 막을 통하여 혈중에 공급되고, 혈중의 탄산가스는 혈중에서 폐포로 나온 후 기관지를 통하여 밖으로 배출되는데 이를 폐의 공기순환기능이라고 한다. 만약 공기순환기능에 장애가 오면 호흡기 질환을 비롯한 각종 질병이 발생할 수 있다.

체내에 충분한 산소공급이 이루어지지 않을 경우 신체의 신진대사에 막대한 지장을 초래하여 호흡곤란으로 인한 신체 기능에 이상이 발생하거나 각종 질병에 노출된다.

예컨대 동맥혈 중에 산소가 부족하거나 탄산가스의 양이 증가하는 상태가 오랫동안 계속되는 것을 만성호흡부전증이라고 한다. 이처럼 만성호흡부전증(慢性呼吸不全症)을 일으키는 대표적인 원인질환으로는 폐기종, 만성기관지염 등 만성폐쇄성 폐질환, 폐결핵후유증, 폐섬유증 등이 있는 바, 이 중에서도 만성 폐쇄성 폐질환이 만성호흡 부전증을 일으키는 가장 주요한 원인이 된다.

만성폐쇄성 폐질환은 크게 만성기관지염과 폐기종으로 나누어 볼 수 있다.

만성기관지염은 기도에 염증이 생기거나 좁아져 호흡곤란을 일으키는 병으로 회복이 어렵다. 만성기관지염은 지나친 흡연이나 대기 중 오염물질, 실내 화학물질에 그 원인이 있다.

또한 폐기종은 기관지나 폐포벽이 파손된 상태를 말하며 대부분 만성기관지염과 동반된다. 폐기종은 기관지가 부분적으로 폐쇄됨으로써 호흡운동이 둔해져 폐포벽이 확장되거나 과잉 팽창되어 폐의 용적이 증가하게 된다.

폐기종은 일반적으로 천식, 백일해, 폐결핵 등의 2차적인 질병으로 오며 흡연이나 선천적인 신진대사의 장애로 인해 생길 수 있다. 운동 후 호흡곤란이 첫 증상이며, 만성적인 기침이 있고 체중감소 및 전신쇠약 등을 초래한다.

습기와 곰팡이 등과 같은 이유로 인해서 지하에서의 산소 농도가 더욱더 부족하다고 한다.

- 탄광지하작업장에서 산소농도측정치가 18.5% 나오던데 일반 대기 21%와 차이나는 이유는?

지하실, 탱크, 선창, 암거, 하수도, 기초갱, 기타 외기로부터 격리되거나 통풍이 나쁜 장소에서는 산소결핍이 생길 위험이 있으며 이런 장소가 산소결핍이 되는 것은 다음과 같다.

① 공기 중 산소의 소비
② 산소 함유량이 적은 공기의 분출
③ 공기 이외의 기체(메탄, 질소, 이산화탄소, 프레온의 누출 등)에 의한 치환이 원인이 된다.

실제의 사고에서는 이들의 원인이 서로 관련되어 일어나는 경우가 많다. 그중에서 ③의 분출 시에는 비록 통풍이 좋은 옥외에서도 조건에 따라 산소결핍을 일으킬 수 있다. 평지의 작업환경에서 나타나는 산소 결핍은 대부분 급격한 저산소 환경의 노출에 의하여 예기치 못한 재해를 발생시킨다. 산소결핍증상이 나타나는 산소 농도는 건강상태나 개인차에 따라 다르게 나타난다. 일반적으로 16% 정도에서 자각 증상이 나타나고, 저농도가 될수록 증상이 무거워진다. 또 10% 이하에서는 치명적인 위험을 수반한다. 가장 큰 문제는 작업 장소에 별도의 표지가 없을 경우, 이 증상이 산소 결핍에 의한 것임을 알 수 없다는 것이다.

다음의 표는 Henderson과 Haggard가 산소농도와 증상의 관계를 4단계로 분류한 것에, 공기 중 및 동맥혈 중의 산소 분압 값을 추가한 것이다.

※ Henderson과 Haggard의 농도 분류

산소농도 18% ⓐ 안전한계이므로 연속 환기 필요

산소농도 16% ⓑ 호흡과 맥박의 증가, 두통, 구토

산소농도 12% ⓒ 현기증, 구토, 근력저하, 추락

산소농도 10% ⓓ 안면창백, 구토, 의식불명

산소농도 8% ⓔ 실신혼절 7～8분 내 사망

산소농도 6% ⓕ 순간적 혼절, 호흡정지, 경련, 6분 내 사망

산소농도의 저하에 따른 산소결핍의 증상

단계	공기		동맥혈		증상
	산소농도(%)	산소분압 (Hg)	산소포화도 (%)	산소분압 (mmHg)	
1	12～16	90～120	85～89	45～60	맥박증가, 호흡수 증가, 정신집중력의 저하, 계산착오 세심한 근육작업의 약화, 두통, 귀 울림, 메스꺼움
2	9～14	68～105	74～85	40～45	판단력 저하, 발양상태, 불안정한 정신상태, 상처의 통증이 없어짐, 명청상태, 귀 울림, 메스꺼움, 기억상실, 전신발진, 체온상승, 안면창백, 의식몽롱
3	6～10	45～70	33～74	20～40	의식상실, 혼돈, 중추신경장해, 헐떡거림, 안면창백, 전신근육의 경련
4	6 이하	45 이하	33 이하	20 이하	실신이나 혼수 및 호흡속도 저하? 호흡정지? 심장정지

연속 작업이 어렵고 통풍이 안 되면 심각한 현상이 생기고 그런 농도상태 (18%)에서 오래 근무하게 되면 발암의 원인이 되는 것으로 학계보고가 되고 있다. 이러한 증상은 힘든 노동 중이나 피로할 경우 또는 숙취 상태의 경우 더 심해진다. 또 빈혈이나 순환기 장애를 가지고 있는 사람은 2단계 정도에 서도 사망할 수 있다. 작업환경에 따라서는 그다지 저농도의 산소가 아니라 도, 근력저하에 의해 몸을 지지할 수 없다거나, 어지러움 등에 의한 추락, 전 락, 익사 등의 사고가 발생한다. 또한 대외, 기능의 저하에 의한 착각, 오조 작, 헛디딤 등의 다른 사고를 유발할 가능성이 매우 높다. 또 한 가지 증상 이 구토증인데, 구토 시 흉부가 하늘을 향한 상태이면, 구토물이 기관지 내 로 흡입하여 질식사하는 경우나, 엎드린 자세로 물이 고여 있는 곳에 쓰러져 폐 내에 물을 흡입하여 익사한 것과 같은 결과가 되는 사례도 있다.

3) 무산소 1회 호흡의 위험성

산소 결핍 재해 중에서 환기 불량이 폐쇄적 공간이 아니더라도, 무산소 공기의 1회 호흡이 파국을 초래하는 경우가 적지 않다. 예컨대, 가연성 가 스를 질소로 불어낸 후, 탱크 내부를 점검하다가 불어넣은 질소에 휩쓸려 추락하는 사고가 발생한다.

무산소 공기에 순간적으로 노출될 때 숨을 쉬면, 호흡중추를 극단적으로 자극하여 흉곽이 확장되면서 무산소 공기를 토출하는 동작이 불가능하게 된다. 이때 폐 안에 남아 있던 산소는 더욱 희석되어 산소분압의 저하를 초래, 폐 모세혈관의 혈중 산소분압이 상승하지 않은 상태에서 그대로 뇌에 운반된다. 산소를 대량 소비하는 뇌에 있어 그 순간 활동을 지지하는 산소분압이 급격히 떨어지기 때문에 즉각적인 기능정지상태가 된다.

이 같은 반응은 무산소 공기를 흡입한 후, 적어도 2초 이내에 일어난다. 무산소 공기를 흡인한 경우 폐포 및 폐정맥의 산소 분압변화는 앞 페이지 표의 2단계와 같이 나타난다. 즉 무산소 공기의 1회 호흡으로 폐정맥혈의 산소분압은 40mmHg 정도로 저하되고, 이 혈류는 1초 이내에 뇌로 도달한다. 뇌의 활동을 유지하기 위한 산소 분압인 60mmHg을 밑도는 상황에 처하게 된다. 반면 숨을 참는 경우 미리 폐에 총량 6리터의 공기를 저장하고 있으므로 혈중산소 분압 전하가 급격히 일어나지 않는다.

4) 소생의 한계화 후유증

중증의 산소결핍에서는 뇌세포가 재생물 가능한 상태로 파괴되어 목숨을 잃게 된다. 이때 그 파괴가 대뇌 피질에 나타나기 시작한 단계에서 응급처치에 의한 생명유지가 성공하더라도 즉각적인 의식 회복이 곤란하게 된다. 뇌세포 파괴의 정도가 심하지 않은 경우에도 때때로 후유증을 유발한다.

5) 산소분압과 기압의 관계

산소분압(mmHg)은 기압과 산소농도(%)의 곱으로 나타내는데, 동일한 산소 농도에서 산소의 분압은 기압에 비례하게 된다. 갈바니전지 방식의 산소 농도계에 나타나는 지시치는 산소가 폐에서 체내에 들어가는 것과 같이 산소분압에 비례한다.

따라서 1기압하에서 산소 농도로 눈금을 매긴 계측기를 사용할 때 같은 농도라도 기압에 따라 다른 지시치를 나타낸다.

6) 산소 결핍증 발생의 원인

산소는 무색, 무취의 가스로 인간의 감각으로는 산소 결핍 현상을 판단할 수 없기 때문에 산소 결핍증으로 인한 재해를 초래하게 된다. 이와 같은 산소 결핍증에 의한 질식 사고를 막기 위해서는 가스의 측정 및 경보, 환기, 안전위생 교육 등 많은 대책이 확립되어야 하며 산소 결핍 현상을 유발하는 각종 가스의 성질과 산소 결핍증의 발생 원인을 정확하게 이해하는 것이 중요하다.

공기 중의 산소 비율은 아래의 표와 같이 약 21%로 나타나지만 맨홀, 발효 탱크, 곡물 사일로, 우물, 터널 등 환기가 나쁜 장소에서는 미생물의 호흡이나 토양 중에 포함된 철의 산화현상, 그리고 동식물의 호흡이나 유기물의 부패 등에 의해서도 산소 농도가 저하된다. 금속의 산화에 의한 산소 결핍 현상은 선박, 탱크, 보일러 등의 밀폐된 철 구조물에서도 빈번하게 발생한다.

공기의 조성

가스명	용적(%)	가스의 성질
질소	78.09	불연성
산소	20.95	조연성
아르곤	0.93	불연성
이산화탄소	0.03	불연성

또한, 일반적인 공업 제품이나 농산물 등에 있어서도 품질 향상, 유통비용 저하, 부식 방지 등을 위하여 불연성 가스의 이용이 높아지고 있어, 취급을 소홀히 할 경우에는 산소 결핍의 위험이 따르게 된다.

지하의 토목공사에서 압기 공법을 이용할 경우, 배출된 압축공기 중의 산소가 흙에 함유된 철에 의하여 소비되어 산소 결핍 공기가 만들어지는데, 이 공기가 조건에 따라서는 예상치 못한 장소로 유입되어 재해를 일으키는 일이 있다.

산소 결핍 공기로 인한 재해는 대부분 환기가 나쁜 장소에서 형성되므로, 이러한 장소에서 작업을 수행할 때에는 계속적인 주의를 기울여야 한다. 또한, 드문 일이지만, 통풍이 좋은 옥외에서도 밸브나 배관에서 돌발적인 대량의 가스가 분출되거나 에어라인 마스크의 장착 상태가 불량하여 불연성 가스가 송급되는 등의 원인으로도 산소 결핍증이 발생한다.

7) 산소 결핍의 원인

▶ 산소결핍(저산소증)이란 생체조직이 충분한 산소를 취할 수 없는 상태이다. 원인은?

① 호흡하는 공기 속의 산소농도가 낮을 경우(예를 들면 산소가 부족한 지역),
② 폐포(肺胞)에서 혈액으로 산소가 제대로 공급되지 않을 경우,
③ 산소를 운반하는 헤모글로빈이 적을 경우,
④ 조직으로 가는 혈류가 좋지 않을 경우,
⑤ 산소가 있더라도 조직이 그것을 이용하지 못할 경우 등이다.

산소요법은 이 가운데 ①～④까지의 상태에 유효하다. 고농도의 산소를 흡입시키면 혈액의 산소분압이 높아지고, 또 혈중에 용해하는 산소나 헤모글로빈과 결합하는 산소도 증가하므로 그만큼 조직은 산소의 공급을 받을 수 있게 된다. 산소요법에는 마스크를 쓰고 산소를 흡입하는 방법과 일정 공간에 산소를 내보내 산소농도를 조절해 주는 방법이 있으며, 구체적으로는 다음과 같은 것이 있다.

이런 상태로 산소결핍상태가 되면 가장 타격을 받는 곳이 뇌이다. 뇌는 다른 근육에 비해 막대한 산소를 소비하고 있으며 만약 출산 시에 난산으로 신생아가 산소결핍에 빠지면 뇌성마비가 되거나 정신과적 장애를 가져오기 쉬울 정도로 뇌와 산소는 떼려야 뗄 수 없는 관계이다. 또한 대부분의 간헐적 고통, 질병 등도 세포단위에서 산소결핍으로 인해 발생한다는

의학적 보고가 있다. 산소는 면역체계의 기능강화의 결정적인 역할을 한다. 다시 말해 각종 인체 유해균인 여러 가지 바이러스 등을 산소로 인해 차단할 수 있다는 것이다.

- 모든 질병의 원인은 산소결핍증에서 비롯된다. <일본의 의학박사 野口英世>
- 대부분의 간혈적 고통, 질병 등은 세포단위에서 산소의 결핍으로 발생한다는 의학적 보고가 있다.<ARTHUR C. GUYTON(THE TEXTBOOK OF MEDICAL PHYSIOLOGY. WB SANUNDERS CO. 1976>

8) 산소 결핍은 모든 질병의 원인

지구상의 모든 생물은 산소 없이 살 수 없다. 산소가 부족하거나 오염된 산소를 마시면 인체는 심각한 상태에 빠지게 된다. 갑자기 찾아오는 심장병이나 제1의 사망원인으로 꼽히는 암은 산소결핍에 의해 발생하는 경우가 많다고 한다.

직접원인은 아니라도 산소가 질병의 원인으로서 작용한다는 것은 틀림없는 사실이다. 모든 것이 현대화, 산업화되는 요즘 자동차의 배기가스와 아파트와 공장, 사무실에서 내뿜는 유해가스는 우리에게서 엄청난 산소를 뺏어간다.

더욱 심각한 원인은 무분별한 건설로 산림이 훼손되고 있다는 것이다. 거기에 우리가 주거하는 집이나 회사는 구조적으로 공기의 순환을 원활하게 하지 못해 냉난방에 의한 공기오염을 가속화하고 있다. 그 결과 신체의 세포는 실내의 산소 공급량 감소에 따른 산소 결핍증에 시달리는 것이다.

특히, 과식은 내장을 혹사시키고 온갖 화학재료로 만든 패스트푸드는 장기에 무리를 주어 유독성 노폐물을 체내에 생성시킨다. 이렇게 형성된 노폐물들을 배설시키기 위해서는 다량의 산소가 필요하다.

매일 먹는 음식에 들어 있는 합성착색료와 인공조미료, 합성감미료 등을 중화시키기 위해서도 역시 다량의 산소가 필요해 간장, 내장 위 등에 차례로 부담이 가해진다. 이 상태가 지속되거나 잦으면 변비를 유발할 수 있다. 그 밖에도 편리한 생활로 체력의 저하와 운동부족으로 호흡활동의 둔화는 우리 몸에 산소 부족 현상을 초래한다. 과연 인체에서 산소가 부족하면 어떤 증상이 나타나는 것일까?

인체의 각 기관과 산소의 관계를 살펴보면 다음과 같다.

▶ 인체의 사령탑 뇌 전체 산소의 20% 소비

뇌는 인체를 지배하는 중추 센터. 약 145억 개라고 일컬어지는 뇌 세포가 정상적으로 활동하기 위해서는 다량의 산소가 항상 필요하다. 뇌는 그 산소 보급을 위해서 뇌에 순환하는 혈액은 막대한 양으로, 1일 약 2,000리터, 즉 드럼통 10개에 해당한다.

이것은 인체의 총 혈액양의 400배 가까운 수치로, 만약 산소가 부족할 경우에는, 즉시 뇌의 기능에 중대한 장애를 일으킨다. 또 그 공급이 끊어질 경우, 뇌의 활동은 곧바로 정지하여 그대로 30초 계속되면 뇌 세포는 파괴되기 시작해 2~3분에 재생불능의 세포 파괴가 일어난다. 식물인간이 되는 것이다. 더 심각한 경우 뇌사에 이른다.

▸ 1회 호흡량 성인 남성 500㎖, 여성 450㎖ 필요

신체 안의 모든 세포에는 기능을 완수하기 위한 에너지가 필요하다. 세포 소기관(포도당이나 지방산을 산화해 에너지화하는 곳)으로 우리가 먹은 음식과 산소의 결합에 의해 에너지를 발생시켜, 모든 육체가 기능을 영위하는 데 필요한 근육을 사용할 수 있다.

신체가 산소를 에너지원으로서 연소시키면 노폐물로서 탄산가스가 발생해, 탄산가스가 쌓이면 뇌나 심장 또는 중요한 장기의 움직임이 나빠진다. 그 때문에 폐는 산소를 연속적으로 결합해, 심장이나 다른 기관으로 탄산가스를 배설해, 혈액의 산성화를 막고 있다. 이것을 가스 교환이라고 한다. 가스교환에 의해 피로가 잡혀 활력을 저축할 수 있다. 더욱 정상적인 어른의 1회의 호흡량은 남성은 500㎖, 한편 여성은 450㎖이다.

▸ 심장의 에너지원 산소

인간은 산소를 신체의 구석구석의 세포까지 휴식 없이 계속 보내지 않으면 살아갈 수 없다. 그 기능을 하는 것이 심장과 폐이고, 폐에는 좌우로 약 7억 개의 허파꽈리가 있다. 허파꽈리로부터 혈액에 받아들여진 산소는, 심장의 펌프 작용으로 체내에 보내진다.

심장은 살아 있는 동안 박동을 계속한다. 매분 70회로서 1일 약 10만 회, 80년간으로 환산하면 약 30억 회, 자고 있는 동안에도 전신에 혈액을 계속 보낸다. 그리고 놀랄 만한 사실은 그 에너지원이 관상 동맥으로부터 나오는 산소가 유일하다는 것이다.

▶ 산소가 늘면 혈액량 증가

혈액의 점도는 물의 약 5배에 달하고 체혈액의 총 중량은 체중의 1/13이다. 그중 직경이 7.7미크론인 원반형의 적혈구는 1평방 센티미터 내에 13,000개가 들어갈 수 있는 크기이며 1입방 밀리미터의 혈액 중에 포함된 적혈구의 수는 남자 약 500만 개, 여자 약 450만 개로 추산된다.

산소가 증가하면 혈액량이 늘어나 다량의 혈액이 혈관을 타고 흐르게 되며, 그때 혈관의 내벽에 붙어 있던 콜레스테롤 등의 불순물들이 씻겨 내려가게 된다. 따라서 혈액 자체가 정화됨은 물론 가뿐한 몸으로 다시 태어나는 상쾌한 기쁨도 맛보게 된다.

▶ 피부는 산소를 흡입하는 제2의 통로

피부도 땀구멍을 통해 호흡하여 피부조직 내에서 당류를 연소하여 이산화탄소와 물로 분해시키는 반응과 함께 외기와 호흡한다. 피부 호흡을 통해 피부열 발산, 유독물질(피부독소) 배설, 수분증발 등 매우 중요한 역할을 담당하고 있기 때문이다.

피부 호흡은 폐호흡의 1% 정도의 적은 양이지만 피부 호흡을 차단하면 40분 이내에 사망할 만큼 중요하기 때문에 신체의 절반 이상 화상을 입으면 위독한 상태에 빠지게 되는 것은 호흡작용과 더불어 체온조절작용이 없어지게 되기 때문이다.

저녁시간은 피부를 회복시키는 데 가장 중요한 시간이다. 세포가 재생되는 동안에 피부는 충분한 영양소, 특히 산소를 필요로 한다. 잠자는 동안에도 신선한 산소를 충분히 호흡하는 것은 아주 중요한 일이다.

위에서 살펴본 것처럼 산소는 인체의 각 기관에서 가장 중요한 에너지원이자 핵심 역할을 하고 있다. 그 밖에 산소가 인체활동에 미치는 효과 또한 크다. 특히, 알코올을 분해하는 데 많은 산소가 필요하기 때문에 숙취해소제로 산소를 활용하거나 뇌활동을 정상화시키는 데 효과적이다.

고지대에 올라가거나 과음을 할 때 의식이 몽롱해지는 것은 혈액 중의 산소농도가 저하되기 때문이다. 그리고 유해가스를 흡입했을 때, 담배연기로 가슴이 답답해질 때도 산소는 효과적이다. 산소는 인체의 질환에도 좋은 작용을 한다.

고혈압이나 당뇨병, 암 등에 산소가 지속적으로 작용해 혈당을 내려놓고 헤모글로빈의 움직임을 활발하게 해 신진대사를 원활하게 만든다. 산소가 부족하면 암이 발생하게 된다는 학설로 노벨의학상을 수상한 독일의 바르부르크 박사는 "인체의 세포는 유산소 생활을 하고 있는데 산소가 부족하면 생명을 이어 가려고 하는 생체 내의 세포는 변화를 일으키고 해당 작용을 비롯해 무산소 생활로 변화한다. 이때 변화된 세포의 핵은 암세포의 핵과 일치한다"고 강조했다.

산소의 중요성은 더욱 커지고 있지만 우리 몸에 필요한 산소는 갈수록 부족해지고 있는 현실이다. 특히, 환경오염과 대기오염은 산소 부족 현상을 가속화시키고 있으며 호흡기 질환자들을 양산하고 있다.

9) 산소가 없다면 단 몇 분도 살 수 없다

산소는 신진대사를 촉진하는 것은 물론 뇌를 정상적으로 작동시켜 건강

한 생활을 가능하게 하는 생명의 원천적 요소이다. '물'을 마시지 않으면 1
주일 이내 사망한다.

'산소'를 마시지 않으면 3분 이내 사망(산소농도 4% 이하이면 4분 이내
즉사)한다.

3. 산소의 생성

1) 식물의 작용

식물은 대부분 낮에 산소를 내뿜고 밤에 이산화탄소를 내뿜는다. 그러나
사는 환경 조건에 따라 낮에 산소를 내뿜는 탄소동화 작용을 하기가 적당
하지 않은 곳에 사는 식물들이 있다.

구분해 보자면 C3식물, C4식물, CAM식물이 있다.

C3식물은 일반적인 식물들이 여기에 속하고 C4식물은 C3식물보다 더
건조하고 온도가 높으며 질소원이 부족한 곳에서도 유관 속초를 가지고 광
합성을 낮에 하는 식물들이다. CAM식물은 건조한 사막과 같은 지역에 사
는 식물들로 낮에 기공을 연다면 수분 손실률이 크므로 밤에 기공을 열어
이산화탄소를 고정한다. 그러므로 이산화탄소를 내뱉는 시간과 양이 다르
다. Daum 사전에 나온 내용은 다음과 같다.

• C3식물

C3대사과정으로만 탄소를 고정하는 식물이다. C3식물들은 빛이 너무 강

하지 않고 온난하며, 이산화 탄소농도가 약 200ppm 이상(ppm: parts per million)이고 지표수(ground water)가 충분한 곳에서 잘 사는 경향을 나타낸다. C3식물들은 고생대에서 중생대 사이에 출현하였으며 중생대 후기에 일부가 C4식물로 분화했다. 현재에도 지구상의 식물 생체량의 약 95%를 차지하고 있다.

- C4식물

탄소 고정 시 CO_2의 최초 고정 산물이 4탄당(C4)인 데서 이름이 유래되었다. 대부분의 열대 혹은 아열대성 식물이 이 무리에 속한다.

그럼 C3식물 C4식물의 차이점은 C4식물은 잎의 엽맥 주변에 유관속초를 갖고 있고, 그 주변을 빼곡히 엽육 세포가 감싸고 있는 점이다. 그러므로 두 가지 형태의 식물이 각기 다른 환경에서 잘 견디어 광합성을 한다.

- CAM식물

CAM형 광합성은 사막이나 수분이 부족한 곳, 밤낮의 온도 차가 큰 환경에 적응한 식물이라고 생각된다. C3, C4식물은 낮에 기공을 열어 CO_2를 얻지만 CAM식물이 있는 환경(준건조 내지 사막지역)에서는 많은 양의 수분을 동시에 잃어버린다. 따라서 뜨거운 낮에 기공을 닫고 시원한 밤에 기공을 열어 CO_2를 고정함으로써 수분의 손실을 최소한으로 억제할 수가 있다. CAM형 광합성은 식물의 수분손실을 억제할 수 있지만 CO_2를 임시 저장할 수 있는 유기산의 양이 한정되어 있기 때문에 낮에 합성할 수 있는 당분의 양이 정해져 있다. 따라서 CO_2를 낮 동안 지속적으로 받아들일 수 있는 C3, C4식물보다 생장이 느리다.

2) 산소와 공기의 차이

산소는 O_2로 공기 중에는 산소가 약 21%를 차지하고 있고 질소가 거의 78%이고 나머지 1%는 기타 여러 가지 기체이다.

공기란 여러 가지 기체들이 모여 있는 집합을 공기라 칭하는 것이다. 공기 속에는 산소 외에도 이산화탄소, 질소, 산소 등등 많은 기체가 있다.

(건조한)공기에는 질소(Nitrogen) 78.08%, 산소(Oxygen) 20.94%, 아르곤(Argon) 0.94%, 이산화탄소(Carbon Dioxide) 0.3%, 탄산가스 0.03%, 네온(Neon) 0.0012%, 헬륨(Helium) 0.0004%, 메탄 0.0002%, 크립톤 0.0001%, 수소(Hydrogen) 0.00005%, 아산화질소 0.00005%, 크세논 0.000008% 등이 있다.

질소 - 산소 - 아르곤 - 이산화탄소 - 네온 - 헬륨 - 크립톤 - 수소 - 크세논 순서로 공기에 포함된 기체들의 1%라고 할 수 있겠다.

3) 이산화탄소와 일산화탄소의 차이점과 공통점

다른 물질로 일산화탄소는 흔히 연탄에서 나오는 가스라고 말한다. 많이 마셨을 경우 죽음으로 몰고 가는 위험한 가스다. 그 반면 이산화탄소도 사람의 몸에 좋지는 않지만 사람이 뱉어내는 기체이기도 하다. 일산화탄소란 탄소 분자 하나에 산소분자 하나가 결합되어 있는 물질이다. 그런데 탄소는 산소 2개와 결합하여야 안정한 물질이 되기 때문에 산소 하나를 만나면 금방 이산화탄소로 변한다. 즉 이산화탄소는 탄소분자 하나에 산소분자 2개와 결합한 것이다. 그렇기 때문에 불이 난 곳에는 일산화탄소가 많아 산소를 하나씩 더 결합하기 때문에 산소가 부족해서 질식하게 된다. 이산화 탄소는 더 이상 산소가 필요 없기 때문에 안정화된 물질로 같은 물질은 아니지만 비슷한 물질이고 성질은 다르다.

이산화탄소 - 탄소나 그 화합물이 완전 연소하거나, 생물이 호흡 또는 발효(醱酵)할 때 생기는 기체. 대기의 약 0.03%를 차지한다. 이산화탄소는 무색, 무취의 기체로 압력을 가하면 쉽게 액화된다. 이를 더 압축하면 고체 상태인 드라이아이스를 만들 수 있는데, 상온, 상압에 드라이아이스를 놓아두면 승화되어 기체로 날아간다. 이산화탄소는 물에 약간 녹아 탄산이 되어 약한 산성용액을 만든다. 기체의 용해도는 압력을 높이고 온도를 낮출수록 올라가기 때문에 탄산음료를 만들 때는 낮은 온도와 높은 압력을 주어 이산화탄소를 녹인다. 탄산음료를 마셨을 때 따가운 느낌이 나는 것은, 물속에 탄산의 형태로 녹아 있는 이산화탄소가, 낮은 압력과 높은 온도의 환경 때문에 용해도가 떨어져 기화되어 날아가면서 입속을 자극하기 때문이다.

일산화탄소 - 탄소 또는 그 화합물이 산소의 공급이 충분하지 못한 곳에서 연소하거나, 이산화탄소(탄산가스)가 높은 온도에서 탄소에 의해 환원될 때 생기는 기체이다. 산화탄소라고도 한다. 연소 시 산소가 부족하거나 연소온도가 낮으면 완전연소가 일어나지 못하여 불완전 연소생성물인 일산화탄소(CO)가 생성된다. 일산화탄소는 연탄의 연소 가스나 자동차의 배기가스 중에 많이 포함되어 있으며 큰 산불이 일어날 때도 주위에 산소가 부족하여 많은 양의 일산화탄소가 발생되기도 하고 담배를 피울 때 담배연기 속에 함유되어 배출하기도 한다.

석탄 · 석유 등을 대량으로 소비하는 공장지대에서는 상당한 양(5ppm 정도)에 달하는 수도 있다. 냄새가 없고 눈에 보이지 않는 독성이 있는 가스로 일산화탄소 중독으로 사망에 이를 수도 있다.

4) 호흡가스의 체내이동과 혈액에 의한 산소의 운반과정

세포에서 방출된 이산화탄소의 대부분은 일단 적혈구 내로 들어가서 복잡한 화학반응이 이루어져 수소이온과 탄산수소(중탄산)이온 형태로 혈장에 운반되어 용해되며, 이산화탄소 분압이 낮은 폐로 운반된다. 이 두 이온은 다시 적혈구 내로 투과되어 들어가서 이산화탄소로 환원되어 폐포에서 몸 밖으로 방출된다.

기관 호흡을 하는 사람은 산소가 기관의 말단에서 곧바로 조직세포 안으로 흡입되고 이산화탄소는 직접 기관을 거쳐 몸 밖으로 방출된다.

헤모글로빈이 산소와 결합되거나 해리되는 것은 주위의 산소압과 이산화탄소압, 온도 등의 영향을 받는 바 상관관계를 그래프로 그리면 이를 헤모글로빈의 해리곡선이라고 한다.

폐포 내 공기의 산소압이 100mmHg이고, 이산화탄소압이 40mmHg일 경우 폐포의 모세혈관을 통과하는 혈액 내의 헤모글로빈은 약 95%가 산화헤모글로빈이다. 그 때문에 다량의 산소가 헤모글로빈과 함께 조직세포 쪽으로 운반된다. 조직 내 산소압은 매우 낮은 데 비해, 이산화탄소압이 높기 때문에 조직으로 흘러온 동맥혈 중의 산화헤모글로빈은 산소를 방출하여 조직 세포에 공급한다.

동맥혈액의 탄산가스는 탄산가스 분압 40mmHg, 즉 10mmHg만큼의 분압 차에 의해 조직에서 확산되어 혈액 속으로 돌아오면 탄산가스 자체로 물에 용해되어 탄산을 만든다. 탄산이 포화상태가 되면 탄산은 수소 이온과 중탄산 이온으로 해리된다. 중탄산 이온 상태로 총 탄산가스 운반의 약 65%가 운반된다. 그리고 적혈구 헤모글로빈과 결합하여 약 25%가 운반된다.

4. [산소의 치유] 산소, 제대로 마시자!

1) 호흡이란?

공기 중에는 약 20% 정도의 산소가 포함되어 있다. 코로 공기를 흡입해 공기 중에 함유된 산소를 폐를 통해 몸속으로 빨아들인다. 공기와 혈액이 마주치는 폐. 폐 안에는 허파 꽈리라고 불리는 폐포들이 있다. 3억 개의 폐포를 다 펼쳐 놓으면 무려 70㎡, 이곳에서 하루 1만ℓ에 달하는 공기가 교환된다. 폐포가 얇고 넓을수록 더 많은 양의 공기와 혈액이 접촉하면서 가스 교환을 효과적으로 할 수 있기 때문에 꽈리 모양을 해서 면적을 최대한 넓히고 있다. 폐포와 모세혈관 사이에 확산 현상에 의해서 산소와 이산화탄소의 교환이 일어난다. 숨을 들이마실 때(흡기) 폐포에서 모세혈관으로 산소가 이동하고, 숨을 내쉴 때(호기) 모세혈관에서는 폐포로 이산화탄소가 이동한다. 그리고 산소를 받은 혈액은 이를 체내 조직의 구석구석에까지 보내 세포가 직접 산소를 빨아들이게 된다.

2) 산소가 우리 몸에 미치는 영향

산소 소비량은 뇌-폐-심장-간장-신장-췌장 순으로 많다. 뇌가 성인 체중에서 차지하는 비율은 불과 2%이지만 산소 소비량은 전체의 25~30%이다. 뇌세포가 활동하는 데 특히 많은 산소가 필요하기 때문이다. 하루 동안 뇌에 순환하는 혈액은 약 2,000ℓ다. 드럼통으로 10통분에 해당하는 양이다. 이렇게 많은 양의 혈액을 통해 끊임없이 뇌에 산소를 공급하고 있는 것이다. 뇌뿐만이 아니다. 폐와 심장은 인간의 몸에 산소를 공급하는 가장 중요한 기관이다. 폐에는 좌우 약 7억 개의 폐포가 있다. 이 폐포가 산소를 받아들여 혈관에 보낸다. 그러면 심장은 펌프작용을 해 산소를 체내 곳곳에 보낸다. 심장은 살아 있는 동안 계속 박동하여 매분 70회씩 1일 약 10만 회 움직인다. 일생을 80세로 잡으면 약 30억 회가 된다. 심장이 이토록 쉼 없이 움직일 수 있는 유일한 에너지원은 바로 관동맥으로부터 주어지는 산소 때문이다.

3) 산소 건강 자가 진단 3W

▶ WHO : (누가) 산소가 부족하다!

• 수험생

수험생들은 주로 환기가 잘 되지 않는 실내에서 온종일 공부로 인한 스트레스에 시달린다. 그 때문에 머리가 무겁고 집중력이 떨어지게 마련이다. 이런 현상이 나타나는 가장 큰 원인은 혈액 속에 산소가 부족하기 때문이다. 밀폐된 공간에서 공부하는 수험생들은 집중해서 뇌를 많이 사용하기 때문에 보통 사람들보다 산소를 많이 필요로 한다. 그러나 흡입되는 산소량에 비해 소모되는 양이 훨씬 많기 때문에 산소가 절대적으로 부족한 상황. 따라서 수험생들에게 산소를 충분히 공급해 주면 대뇌활동이 촉진고 기억력과 사고력도 크게 증진된다.

• 운동선수

사람은 누구나 격심한 운동을 하면 심장 박동 수가 증가하므로 숨이 차고 호흡이 가빠진다. 이것은 운동선수도 마찬가지다. 산소가 부족할 때 나타나는 전형적인 증상. 사람의 심장은 안정 상태에서 1분에 평균 5리터의 혈액을 내보낸다. 그러나 격심한 운동을 하면 심장에서 내보내는 혈액량은 안정 상태보다 최고 5배까지 증가. 이것은 운동 시에는 산소 소모량이 최고 5배까지 증가한다는 얘기이다. 즉 인체가 필요로 하는 산소를 충분히 공급받느냐 그렇지 못하느냐에 따라 금방 지치는 사람과 활력 넘치는 사람으로 나뉘는 것. 운동 후에 신선한 산소를 충분히 흡입하면 피로가 빠르게 회복된다.

- 운전자

장시간 운전을 하는 운전자들은 대부분 차창을 닫고 운전을 하는 경우가 많다. 차창을 꽉 닫은 채 여름에는 더운 날씨 때문에 에어컨을 켜고 겨울에는 히터를 켜기 때문에 차내의 공기는 산소 농도가 실외보다 현저히 낮다. 그러므로 이런 상태에서 장시간 운전을 하면 졸음과 피로를 쉽게 느끼게 되고 사고가 발생할 가능성도 높아지게 되는 것.

▶ WHEN: 나는 (언제) 산소가 부족하다!

- 대기오염과 밀폐된 곳에서 장시간 거주
- 특수한 작업장, 고산지대 등의 환경적 요인
- 스트레스에 따른 심호흡 장애
- 질병이나 흡연에 의한 폐활량 감소
- 문을 닫은 채 선풍기를 켜놓고 잠을 자다 봉변을 당하는 것도 산소 부족 탓
- 운동을 했을 때는 일시적으로 산소가 부족
- 비행기를 탔을 때

▶ WHAT: 산소가 부족하면 (무슨 일이) 일어난다!

- 뇌 – 뇌졸중
- 암 발생률 증가
- 눈 – 안구건조와 각막부종
- 코 – 수면무호흡증

- 귀 – 이명
- 심장 – 심혈관계 질환
- 태아 – 저체중과 정신지체
- 피부 – 노화와 트러블

4) 슈퍼처방전

▶ 흉식호흡, 복식호흡

  숨을 쉬는 방법에는 크게 흉식호흡과 복식호흡이 있다. 몸 안에 산소를 많이 들이기 위해서는 복식호흡을 해야 한다. 보통 사람들의 흉식호흡으로 숨을 쉬고 있다. 흉식호흡은 숨을 들이켤 때 가슴이 부풀어 오르고 내쉴 때 가슴이 들어가는 것을 말한다. 복식호흡은 말 그대로 배를 이용해 숨을 쉬는 방법이다. 폐는 근육이 없기 때문에 공기를 빨아들이거나 내보내는 운동을 못 하고, 폐를 둘러싼 횡격막과 늑골의 상하운동으로 이루어진다. 흉식호흡은 복식호흡에 비해 횡격막에 크게 의존하지 않는다. 그러나 복식호흡을 하면 횡격막을 최대한 이용하게 된다. 횡격막을 얼마나 크게 움직이는지가 중요하다. 숨을 깊게 들이마시고 편안하게 내쉴수록 횡격막은 더 많이 확장하게 된다.

▶ 복식호흡 방법

• 몸에 힘을 빼고 편안한 자세를 취한다.
• 양쪽 손을 살짝 배에 놓고 닿을 듯 말 듯 놓는다.
• 숨을 들이쉬면서 배를 크게 부풀려본다.

▶ 손가락 사이가 약간 멀어지면 성공

• 내쉬면서 배를 안으로 넣는다.
• 5초 동안 들이마시고, 참고, 다섯을 세면서 내쉰다.
• 한 번에 5초 정도, 점차 시간을 늘려서 반복한다.

제3장

산소와 건강

1. 산소가 인체에 미치는 영향

1) 생명의 중요한 요소

지구상의 생명에 가장 중요한 요소는 산소이다. 산소가 없이는 인간이 존재할 수 없다. 인간은 물이 없이도 7일을 살 수 있고, 음식이 없이도 한 달을 견딜 수 있다. 하지만 산소가 없이는 단 한순간이라도 생명을 유지할 수가 없다. 산소 외에는 우리 몸을 구성하고 있는 어떠한 원소라도 산소처럼 우리 몸의 기능을 제대로 유지할 수 있는 것은 없다.

사람의 몸속의 생체 에너지는 90%가 산소에 의해 만들어지기 때문에 산소는 인체 내에서 매 초마다 공급되고 교환되어야 하는 요소이다. 사실, 우리 몸의 모든 기능은 산소에 의해서 통제되고 있다. 우리의 뇌는 산소 공급의 영향으로 1분에 10억 비트의 정보를 처리하고 있다. 우리 몸에서 배설물과 독소들은 산소의 영향으로 제거할 수 있는 것이다. 뿐만 아니라 가장 기본적인 생각하는 능력과 감정과 행동 등이 산소와 관련된 생체 에너지를 만드는 과정과 밀접하게 관련되어 있다.

생명의 생성과 유지 과정에서 가장 기본적인 4가지 요소들은 단백질, 탄수화물, 물, 그리고 에너지이다. 이러한 요소들을 형성하는 데 공통적으로 들어가는 원소 역시 산소이다.

질소＋탄소＋수소＋**산소**＝단백질

탄소＋수소＋**산소**＝탄수화물

수소＋**산소**＝물

산소＋탄수화물＝에너지

위에서 보는 바와 같이 인간의 몸은 많은 양의 산소라는 원소로 구성되어 있음을 알 수 있다. 특히 인체의 약 75%가 물로 채워져 있고 물 그 자체를 보면 33% 정도가 산소이다.

오늘날 대기 중의 산소의 평균농도는 19～21%로서 수만 년 전의 대기 속 산소 농도인 38%와 비교해 볼 때 현저히 낮은 분포를 보인다. 오늘날 우리가 마시는 산소의 농도는 초기 지구의 대기 중에 있는 산소의 농도보다 절반이나 감소한 것이다. 반면, 건강한 인체의 산소 농도는 공기 중 산소 농도의 3배인데, 이는, 인체가 지금보다 산소가 더 많은 곳에서 성장하고 활동하도록 최초에 설계되었음을 의미하는 것이다. 문제는 대기 속 산소 농도가 세월이 가면서 점점 더 낮아지고 있으며, 특히 공해가 심한 대도시의 경우에는 12～15%까지 떨어져 있다는 것이다. 공기 속의 산소 농도가 7% 이하로 떨어지면 사람은 생명을 유지할 수 없게 된다. 대기 중의 산소 농도 감소와 함께 인체 내의 산소 농도를 떨어뜨리는 큰 요인은 잘못된 식생활과 스트레스로 본다. 산소 함량이 낮고 방부제 등의 유해 물질이 들어 있는 인스턴트 음식들을 섭취할 경우, 독성을 분해하는 과정에서 인체는 많은 양의 비축된 산소를 낭비하게 된다. 일반적으로 육류의 산소 함유량은 곡류나 채소의 1/4~1/3 수준으로 낮으며, 소화과정에서 훨씬 많은 산소를 소모시킨다고 한다. 설탕, 흰 밀가루, 알코올과 카페인 음료도 체내의 산소를 소모시키는 주범이다. 더욱 심각한 것은 계속되는 스트레스에 의해 발생하는 독성물질인데, 인체는 이러한 독성 물질을 분해하기 위하여 신진대사의 속도를 늦추면서 많은 양의 산소를 소모하게 되고, 신진대사가 느려지면 호흡에 의한 산소의 흡수율이 낮아지면서 체내의 산소 부족의 악순환이 시작되기 때문에 몸속에는 분해되지 못한 독소가 누적되게 되는 것이다. 더구나 흡연자의 경우 이러한 문제가 몇 배로 심각해지는 것은 자명한 일이다.

의사들과 과학자들의 수많은 연구 결과에서 입증된 것처럼 공해와 스트레스, 음주, 흡연, 그리고 육류 위주의 식생활 패턴을 가지기 쉬운 현대인들은 절대적인 산소 부족 현상을 겪게 되고, 그로 인해 체내에 누적된 독소들이 유발시키는 만성피로, 성인병, 그리고 암과 같은 여러 가지 난치병에 시달리고 있는 것이다.

2) 신체의 산소호흡

우리는 매일 1만 8,925리터의 공기를 호흡한다. 이 호흡작용은 두 가지 기능을 한다.

첫째는 식품을 연소시켜 에너지를 방출하는 데 필요한 산소를 신체에 공급하고,

둘째는 생명활동의 폐기물인 탄산가스를 배출한다.

신선한 공기의 20%가량을 차지하고 있는 산소는 숨을 들이마실 때 폐 속으로 들어오고 숨을 내쉴 때 불필요한 탄산가스가 배출된다. 숨을 들이마시면 공기는 이 공기 주머니 속으로 들어가고 공기 중 5분의 1을 차지하는 산소는 모세혈관 속의 피 속으로 들어가 일부는 혈액 속에 용해되지만 대부분은 헤모글로빈과 화학적으로 결합되어 혈액과 함께 신체 조직으로 이동한다.

모세혈관 내의 혈액은 신체의 각 부분으로 이동해 산소를 각 부분의 세포마다 공급한다. 동시에 혈액은 세포가 만들어 낸 탄산가스를 흡수하여 폐포로 돌려보내서 방출하게 한다. 그렇다면 매일 하는 이런 일련의 호흡 과정에서 어느 정도를 마셔야 좋은 걸까. 대기 중 산소의 농도가 21~23%일 때 사람들이 가장 쾌적함을 느낀다고 한다. 서울지역에 산소 농도는 20.8% 정도로 숲 속이나 탁 트인 바닷가의 21.9%의 산소 농도와 1% 차이만을 보이지만 우리가 느끼는 쾌적함은 전혀 다른 것을 알 수 있다. 불과 1%의 농도 차이가 엄청난 쾌적함과 청량함을 가져다주는 것이다.

▶ 1회 호흡량

신체 안의 모든 세포에는 기능을 완수하기 위한 에너지가 필요하다. 세포 소기관(포도당이나 지방산을 산화해 에너지화하는 곳)으로 우리가 먹은 음식과 산소의 결합에 의해 에너지를 발생시켜 모든 육체가 기능을 영위하

는 데 필요한 근육을 사용할 수 있다. 신체가 산소를 에너지원으로서 연소시키면 노폐물로서 탄산가스가 발생해 탄산가스가 쌓이면 뇌나 심장 또는 중요한 장기의 움직임이 나빠진다. 그 때문에 폐는 산소를 연속적으로 결합해 심장이나 다른 기관으로 탄산가스를 배설해 혈액의 산성화를 막고 있다. 이것을 가스 교환이라고 한다. 가스교환에 의해 피로가 잡혀 활력을 저축할 수 있다.

3) 산소 결핍증

한국이나 일본에서 제1의 사망원인은 암이다. 그만큼 많은 사람들의 관심이 주로 암에 집중되어 있다. 그러나 다른 한편에서 심장병이 암 발생을 상회하는 수준으로 격증하고 있음 또한 결코 소홀히 보아 넘길 수 없는 일이다.

우리의 심장은 자신도 모르는 사이에 서서히 쇠약해져 가고 있는 것이다. 의학박사 노구치 히데요(野口英世)는 자신의 저서에서 "모든 질병의 원인은 산소 결핍증에서부터 비롯된다"라고 역설하고 있다. 즉 암이나 심장병이 세포의 산소 결핍증세에 의해 발생한다는 주장이다. 노벨상 의학부문 수상자인 의학박사 오토 하인리히 바르부르크(Otto Heinrich Warburg) 역시, "암은 산소 결핍증에 의하여 발생한다"라고 발표한 바 있다.

산소 결핍에 의한 대사(代謝)장애는 현대 의학에선 이미 상식이 된 학설이다. 체내의 어떤 세포도 산소를 흡수하지 않고는 생존이 불가능하다. 문명병이라고 일컬어지는 심장병은 남녀노소를 불문하고 불시에 엄습한다. 특히 이로 인한 사망자 중 뇌졸중이나 심근경색을 일으켜 사망한 사람은

2.5인당 1인에 달하는 실정이다.

최근 뉴스에 보도되는 실업가나 정치가의 자살, 수험생, 과학기술원생의
자살 등등……. 그 모든 것의 근원을 따져보면 모두 과로나 신경 혹사에서
오는 노이로제증상(우울증), 즉 산소 결핍증에 기인한 불행한 사건들이다.
문명이 발달됨에 따라 자연도 사람도 오염되어 아무도 모르는 사이에 우리
는 산소 결핍증 체질로 변해 가는 것이다. 그러나 약한 심장도 심근 조직
에 다량의 산소를 공급해 생기를 불어넣어 줌으로써 서서히 강한 심장으로
개선되고 회복될 수 있다. 그러므로 평소에 꾸준히 신선한 산소를 호흡하
여 병을 이기는 체질로 체질개선을 하는 것이 가장 중요한 건강 포인트라
고 생각된다.

4) 암과 산소

대표적으로 암 발생설로 산소 부족설을 주장한 사람은 독일의 생화학자
이면서 노벨의학상을 수상한 바르부르크 박사(Emil Gabriel Warburg,
1846~1931)로서 그는 암세포의 발생은 산소 부족에서 온다고 다음과 같
이 단정 지었다.

"암 세포의 발생은 확실히 산소 부족 때문이다. 인체의 세포는 유산소
생활을 하고 있는데 산소가 부족하면 생명을 이어 가려고 하는 생체 내의
세포는 변화를 일으키고 해당 작용을 비롯하여 무산소 생활로 변화하게 된
다. 이때 변화된 세포의 핵은 암세포의 핵과 일치한다."

일반적으로 체내의 산소 부족이 암을 발생시킨다는 것이 학계의 정설이

다. 실질적으로 체내의 모든 기관이 정상적으로 기능을 발휘해 건강한 상태에 있을 때에는, 정상세포의 유전자는 손상을 입지 않을 뿐만 아니라 손상을 입더라도 인체의 자가 치유 능력으로 곧바로 정상으로 복원된다. 그러나 발암물질들이 외부로부터 지나치게 많이 들어오거나 체내에서 지나치게 많이 생성되면, 인체는 이들을 분해하고 해독하는 능력에 한계가 있어 유전자에 상처를 입게 된다. 이렇게 유전자가 상처를 입으면 암이 발생한다.

그런데 문제는 외부로부터의 발암인자보다는 음식물의 소화과정 중 체내에서 만들어지는 발암물질이다. 체내에 산소가 충분히 공급되고 있으면 신진대사가 원활하게 이루어지고 노폐물을 적기에 분해하고 배설시키지만 산소가 부족하면 이러한 신진대사에 이상이 생기게 된다. 체내 산소가 부족한 원인은 산소가 적게 유입되어 몸속에 산소가 적거나 혹은 인체의 각 기관에서 산소를 잘 이용하지 못하는 경우이다. 하지만 어떠한 경우든지 체내의 산소 부족은 암은 물론 모든 질병의 원인이 된다고 보는 것이 산소 부족설의 요지이다. 또한 병을 이기려면 등산을 하라. 독일엔 암환자뿐 아니라 심장병환자도 산소치료를 시행한다. 백혈구 적혈구 스트레스 지수를 관찰한 후 전후수치가 큰 차이 나 암 발생을 낮추고 전이 재발을 막는 효과를 가져올 수 있다며 등산 프로그램을 적극 추천하고 있다.

5) 뇌와 산소

뇌는 약 145억 개나 되는 뇌세포로 구성되어 있으며 인체를 지배하는 중추이다. 이런 뇌가 정상적으로 활동하기 위해서는 다량의 산소가 필요하다.

뇌가 소비하는 산소의 양은 운동 시나 두뇌 사용 시 평상시보다 증가하기는 하나 활동 시와 정지 시에 소비량의 차이가 크게 나는 근육과는 달리 항상 다량의 산소를 필요로 하며, 그런 산소 보급을 위해 뇌에 순환하는 혈액도 막대한 양으로 하루에 약 2,000리터, 즉 200리터 드럼통 10개분에 달하고 있다. 이것은 인체 총 혈액량의 400배에 가까운 수치로서 산소 부족 시에는 곧바로 뇌기능에 중대한 장해를 일으킨다. 만약 산소 공급이 두절될 시, 뇌의 활동은 바로 중지되고(생리학적으로 5분 이내), 정지된 상태에서 단 30초만 경과하면 뇌세포 파괴가 시작되어 2~3분 이내에 재생 불능의 세포 파괴가 일어난다. 소위 식물인간은 뇌세포 파괴가 대뇌피질에 국한될 경우를 일컫는데 뇌세포 파괴의 진행이 재촉진되어 대뇌수질에 달하면 뇌사(腦死)가 되는 것이다.

6) 폐와 산소

생물의 에너지 생성방법 중 하나가 호흡이다. 에너지 생성에 필요한 산소를 들이마시고, 반응 결과물인 탄산가스를 내보내는 기관이 폐이다.

정상인의 1회 호흡량은 안정 시 450㎖~500㎖(정상인의 표준 1회 호흡량은 남자 500㎖, 여자 400㎖)이다. 그중 산소의 공급량은 20% 정도이다. 폐 내부에는 항상 3,000㎖ 정도의 공기가 들어차 있다. 이는 호흡 정도에 관계없이 일정량을(기능적 잔기량＝3,000㎖) 유지하며 주위 환경의 급격한 변화로부터 신체를 지켜주는 일종의 안전장치의 역할을 한다.

심장의 펌프 작용과 압력으로 뿜어 오르는 혈액은 2~3분에 1회씩 폐포 주위의 모세혈관을 드나들며 전 신체를 순환한다. 1회전을 마치고 검푸르게 지친 혈액은 다시 폐 속으로 들어가 신선한 산소가 가득 찬 공기와 접촉한다. 이때 혈액은 운반해 온 탄산가스 노폐물을 배출시키고 대신 신선한 산소를 재충전하여 선홍빛 생생한 혈액으로 재탄생되는 과정을 거친다. 체내의 모든 세포가 제 기능을 발휘하기 위해서는 에너지가 필요하다.

세포소기관(포도당이나 지방을 산화하여 에너지화하는 곳)에서 우리가 섭취한 식물과 산소가 결합하여 에너지가 생성되고 이 에너지가 근육의 에너지원으로 사용됨으로써 비로소 신체가 제 기능을 발휘하게 되는 것이다. 신체가 산소를 에너지원으로 연소시키면 노폐물이 생기게 된다. 이때 발생하는 탄산가스가 뇌, 심장, 중요 장기의 활동에 나쁜 영향을 끼치는 것이다. 신체가 이런 악영향에서 벗어나기 위해서는 가스 교환 작용을 해야 한다. 폐가 연속적으로 산소를 공급하고 심장이나 다른 기관이 탄산가스를 배출하여 혈액의 산성화를 방지하는 작용을 '가스 교환 작용'이라 한다. 이렇게 해서 피로는 가시고 활력이 되살아난다.

7) 세포와 산소

60조에 이르는 신체의 모든 세포조직에 쉴 없이 산소가 공급되지 않으면 인간은 생존할 수 없다. 그 역할을 담당하는 것이 심장과 폐이다.

폐는 좌, 우 대칭형인 두 개의 허파와 약 7억 개의 폐포로 구성되어 있다. 폐포 주변의 혈관 속에 불어넣어진 산소는 심장이 펌프 작용을 할 때마다 혈액에 실려 체내로 보내진다.

심장 박동은 분당 70회로, 1일 평균 약 10만 회, 이를 80년으로 환산하면 약 30억 회이다. 심장은 살아 있는 한 박동을 멈추지 않는다. 수면 시에도 전신에 혈액을 공급하는 일은 계속된다. 그러나 그 에너지원은 오직 관동맥에서 흡수하는 산소뿐이다. 그러므로 얼마만큼 효율적으로 혈액을 순환시키느냐 하는 것이 심폐기능의 사활을 결정하는 중요한 문제인 것이다. 그럼에도 불구하고 대개의 현대인들은 운동 부족과 나쁜 식습관 때문에 혈액이 탁해지며 산성화되고 콜레스테롤과 노폐물마저 혈관에 부착되어 혈액 순환 장애에 시달리게 된다. 나쁜 피는 갖가지 성인병의 근원이다. 그러나 신선한 산소를 체내에 공급하면 쇠약해진 심폐기능에 활력을 불어넣어 건강을 회복할 수 있다.

8) 혈액과 산소

혈관을 철도 레일에 비유한다면 혈액은 화차에 해당된다. 수송되는 물질은 산소, 영양분, 호르몬, 면역체, 중간 대사물, 노폐물 등이며 점도는 물의 약 5배에 달한다. 혈액은 온 몸 구석구석을 돌면서 각각의 세포에 필요한 산소, 영양분, 호르몬, 면역체의 생산물, 중간대사 산물 등을 공급하고 노폐물이 몸 밖으로 나갈 수 있도록 배설기관으로 이동시킨다. 체혈액의 총중량은 체중의 1/13이다. 그중 직경이 7.7미크론인 원반형의 적혈구는 1평방센티미터 내에 13,000개가 들어갈 수 있는 크기이면 1입방 밀리리터의 혈액 중에 포함된 적혈구의 수는 남자 약 500만 개, 여자 약 450만 개로 추산된다. 적혈구는 새로 조혈된 후 100~120일이 지나게 되면 그 기능을 다하고 스크랩(찌꺼기) 상태로 변해 장기로 배출되지만 우리 몸에 영양소와 산소를 날라주고 불필요한 쓰레기를 거둬가는 그야말로 생명의 보급원이다. 사람 몸 가운데 뇌 무게는 몸무게의 2%지만 몸 전체에 필요한 산소와 혈액의 20%를 소비하는 이 뇌에 3분 이상 산소가 공급 안 되면 우리 생명은 지속될 수 없다. 그러므로 적혈구야말로 인체 생명활동에 가장 중요한 위치를 차지한다. 백혈구는 1입방 밀리리터의 혈액 중에 약 60,000여 개가 있으며, 수명은 10일간 정도로 같은 사람의 백혈구일지라도 조건에 따라 그 상태가 여러 가지로 달라진다. 예를 들어 오후가 되면 많이 생겨나고 근육노동 후나 식사 후에도 증가한다. 세균에 감염되어도 늘어나고 임신, 분만 시에도 늘어난다. 이렇게 백혈구는 신체 상태에 따라 그 수를 증감하면서 세균을 박멸함으로써 신체를 보호하는 보디가드 역할을 한다. 백혈구는 병균 등 나쁜 유해물질 침입 시 이들과 전투를 벌여 집어삼키는 역할을 담당한다. 양한 형태의 백혈구[t임파구, 킬러세포, 대식세포 등이 있다]는 이 백혈구 활동 왕성 시 어떤 병마도 근접이 안 된다. 그 활동이 미약 시 병마가 세력을 잡는다.

백혈구도 산소와 영양분이 보급되어야 활동하는 세포이므로 피가 맑고 잘 순환되어야 그 식균 생활 또한 왕성하게 될 것이 당연하다. 이와 같이 혈액 중의 산소가 증가한다는 것은 그 산소를 운반하는 적혈구(헤모글로빈)가 늘어난다는 것을 의미한다. 산소가 증가하면 혈액량이 늘어나 다량의 혈액이 혈관을 타고 흐르게 되며, 그때 혈관의 내벽에 붙어 있던 콜레스테롤 등의 불순물들이 씻겨 내려가게 된다. 따라서 혈액 자체가 정화됨은 물론 가뿐한 몸으로 다시 태어나는 상쾌한 기쁨도 맛보게 된다.

9) 알코올과 산소

이 두 가지 테마는 실로 상호 밀접한 관계가 있다. 도쿄 신주쿠 후생연금회관에서 개최되었던 "일본 교통과학협의회 제1회 총회"에서 도쿄자혜의대 신경정신과의 永富公太郎, 根橋裕 두 의사는 '숙취상태와 산소공급'에 대해서 다음과 같은 흥미 있는 발표를 하였다. 결론부터 말하자면 음주에 의해 저하된 기능은 산소공급으로 회복될 수 있다는 것이다. 말하자면 산소로 술을 깨게 하는 것이다. 술을 마시면 체내 알코올이 분해되어 '아세트알데히드' 등으로 변한다. 이것이 재분해되면 탄산가스와 물로 분해된다. 이렇게 알코올이 분해될 때에는 산소를 필요로 하며 이를 화학 전문용어로 "1분자의 알코올을 탄산가스와 물로 완전히 분해시키는 데는 3분자의 산소가 필요하다"라고 표현한다. 즉 술을 마시면 마실수록 산소가 소비된다는 뜻임으로 숙취상태라 하는 것은 일종의 산소 부족상태라고도 말할 수 있는 것이다. 그러므로 이런 분해에 필요한 양만큼의 산소가 공급되지 않는다면 '아세트알데히드' 또한 분해되지 않은 채 체내에 남아 있게 된다. 바로 이것이 숙취 시에 발생하는 두통과 토사(소위, 오바이트)의 원인이다. 永富 박사는 우선 대학생 20명을 대상으로 실험을 했다. 30분간 위스키 180cc를 마시게 하고 혈액 중 산소의 용해도를 측정한 결과 위스키를 마신 후의 수치가 마시기 전의 수치에 비해 전원 저하된 것으로 나타났다.

그런 후에 곧바로 20분간 산소를 공급하게 하고 다시 수치를 재어 본 결과, 산소의 용해도는 음주 직후 측정한 수치보다 훨씬 높게 나타났다. 따라서 숙취상태＝저산소증이란 가설이 입증된 것이다. 이번에는 회사원 20명을 대상으로 역시 위스키 180cc를 마시게 하고 전과 동일한 조건하에서 혈중 알코올 농도와 산소 용해도를 측정하였다. 실험 결과는 역시 마찬가지로 음주 후에는 알코올 농도가 상승했다가 산호 공급 후에는 다시 저하하는 결과를 나타냈다. 뇌파에 관한 실험 역시 알코올과 산소의 관계에 대해 의미 있는 결과를 나타내 보여 주었다. 뇌파 측정 실험은 뇌파 중 어떤 파장이 어느 주파수대에 가장 밀집되어 분포되어 있는가를 조사하여 상관관계를 알아보는 방식으로 이루어졌다. 조사 결과 안정 상태에선 11~13사이클대의 α파(알파파)가 가장 많이 나타났으나 음주 후에는 8.5~11사이클대의 α파 1파가 많이 나타났다. 뇌파의 분포가 낮은 주파수대로 이동하는 현상을 뇌파의 '제파화'라 하며 뇌의 활동이 저하되었다는 것을 의미한다. 음주 후 빠르게는 90분경부터 제파화가 나타나기 시작한다. 하지만 이 역시 산소공급 후에는 α파 1파가 감소하고 α파가 증가하기 시작했다. 즉 정상적인 두뇌 상태로 돌아간다는 뜻으로서 반응이 빠른 사람은 공급 1~2분 이내에 이런 정상화가 시작되었다.

다음에는 음주 시 작업 능력의 저하에 관한 검사를 '뉴 브리던 테스트' 방식으로 15명의 작업 인원을 대상으로 측정해 보았다. 그 결과 술을 마시면 15인 중 12인은 일시적으로 작업량이 증가했으나 시간이 흐름에 따라 맥이 빠지고 말수가 적어지는 사람이 늘어났고 나머지 3인은 처음부터 작업량도 떨어지고 맥이 풀려 버렸다. 이들에게 음주 30분 후에 산소를 공급시켰더니 평상시보다 작업능률이 더욱 올라갔다. 따라서 산소와 알코올의 관계를 정리하면 다음과 같은 결론을 도출할 수 있다.

A. 숙취 상태는 저산소 상태이다.

B. 음주 후 혈중 알코올 농도의 증가도 산소공급으로 저하시킬 수 있다.

C. 알코올은 뇌의 활동을 둔화시키나 산소공급으로 정상화시킬 수 있다.

"이렇게 알코올과 산소는 밀접한 관계가 있기 때문에 숙취로 둔화된 능력을 즉시 회복시키려면 산소공급이 가장 좋다는 결론을 내릴 수 있는 것이다. 예를 들어, 현재 교통법규로는 알코올 농도 측정치가 0.05㎖ 미만이면 위반 대상에서 제외된다. 하지만 음주자와 모두의 안전을 위해 그런 사람들을 그냥 돌려보내지 말고 산소를 공급시켜 완전히 술이 깬 상태로 회복시킨 다음 돌려보내는 것은 어떻겠는가?

또한 버스회사나 택시회사에서도 산소마스크를 준비하여 취기가 깨지 않은 상태에서 출근한 운전기사들에게 산소를 공급시켜 상쾌한 기분으로 근무에 임하게 한다면, 또한 사고가 훨씬 줄어들 것이 아닌가? 공기가 탁하고 산소가 희박한 지하 룸살롱이나 술집에서 손님을 위해 산소를 공급한다면 손님이 평소의 주량 이상으로 과음한다 해도 만취하거나 의식을 잃는 일이 없을 것이다"고 일본 아사히신문에 기사화한 바 있다.

10) 흡연과 산소

담배의 유해성 연구가 활발히 진행됨에 따라 흡연이 운동 능력을 저하시킨다는 사실도 널리 알려졌다. 현대 스포츠맨에게 있어서는 금연은 상식이라 해도 과언이 아닐 것이다. 예를 들어 등반대가 등정 예정일 1주 전부터는 술, 담배를 금하는 것이 그 일례이다. 그러면 왜 담배가 스포츠맨에게는 백해무익한 것일까?

담배 연기 중에는 약 4,000종이나 되는 유해 물질이 함유되어 있다. 대표적인 것을 열거하자면 니코틴, 타르, 일산화탄소, 시안화수소(청산가리 가스) 그리고 자극성의 입자상 물질, 즉 연기 등이 그것이다. 담배 속에 포함되어 있는 일산화탄소는 자동차의 배기가스와 같은 농도로서 환경기준을 훨씬 초과한 수치이다.

이 일산화탄소가 체내의 산소 순환을 방해한다. 일산화탄소는 산소보다 200배 이상 강한 힘으로 헤모글로빈과 결합하는 성질을 가지고 있다. 따라서 일산화탄소가 섞인 공기가 폐부에 많이 들어차게 되면 헤모글로빈과 산소와의 결합이 방해를 받고, 그 대신 헤모글로빈이 먼저 일산화탄소와 결합하게 되므로 결국 그만큼 헤모글로빈의 산소 운반 능력이 저하되는 것이다. 뿐만 아니라 각 세포조직이 산소와 결합된 헤모글로빈으로부터 필요한 산소를 떼어내는 작용에서도 일산화탄소와 결합된 헤모글로빈이 이 작용을 방해하는 것이다.

일산화탄소는 심근이나 골격근의 '미오글로빈'(헤모글로빈과 유사한 단백질로 산소를 받아들여 근조직 중에 저장하는 역할을 한다)과도 결합하여 마찬가지로 근육 내부의 호흡을 방해한다. 이와 같이 애연가는 담배와 함께 공급하는 일산화탄소로 인해 이중 삼중으로 산소의 공급을 방해받고 있다.

예를 들어 하루에 한 갑의 담배를 피우는 애연가의 경우는 비흡연 시에도 혈액 중 일산화탄소와 결합된 헤모글로빈의 비율이 전체 헤모글로빈에 대해 3∼6%로 상승한다.

흡연 직후에는 이 수치가 10%를 넘을 때도 있다. 이에 반해 담배를 피우지 않는 사람의 경우는 2~3%에 불과하다. 담배는 여러분의 산소를 죽이고 있는 것이다. 담배의 피해는 이것에 국한되지 않는다. 연기 중의 니코틴은 심장 박동 수를 증가시켜 심근의 산소 요구량을 증가시킴과 아울러 혈관을 수축시킨다. 혈관이 수축되면 당연히 혈액의 흐름이 나쁘게 되고 필요한 산소도 원활히 운반되지 않게 된다. 담배에는 이상과 같은 유해 물질 외에도 여러 가지 자극성 물질이 포함되어 있다. 이 모든 자극성 물질이 체내에 들어오게 되면 신체는 자체 방어를 위해 반사적으로 기관지를 협착시키게 되므로 산소가 폐까지 충분히 공급되지 못하는 것이다. 그러므로 애연가는 만성적인 산소 부족 상태에서 헤어나지 못하는 것이다.

11) 혈압과 산소

우리들은 평상시 무의식중에 호흡을 하고 있다. 건강한 사람의 안정 시의 호흡수는 1분에 12~13회 정도이며 리듬도 일정하다. 그러나 고혈압 환자의 1/3은 신경질적이며, 호흡이 빠르고, 게다가 리듬도 불규칙해.일정하지 않는 것이 특징이다.

혈압과 호흡에 대해서 연구해 보면, 산소를 들이마시는 것에 의해 혈압이 안정됨을 알 수 있다. 그 메커니즘은 과학적으로도 충분히 해명되지 않고 있지만 산소를 마심으로써 다음과 같은 추측이 가능하다고 하다.

① 혈압을 조절하는 중추 신경계에 좋은 영향을 준다.
② 자율 신경의 활발한 움직임으로 혈관이 확장된다.

③ 혈액 속의 산소를 옮기는 헤모글로빈의 움직임을 보다 활발하게 한다. 헤모글로빈의 산소 결합과 분리는 혈액에 의하여 좌우된다. 혈액의 pH의 값이 내리면, 헤모글로빈이 산소를 쉽게 분리하고 산소 공급량이 높아진다. 이것은 또, 혈관의 확장을 재촉하여 전신의 장기와 조직이 산소를 취하고 생동력을 갖게 된다는 의미이기 때문에, 혈압에도 좋은 영향을 미친다.

12) 당뇨병과 산소

당뇨병의 치료요법은 크게 식이요법, 운동요법, 약물요법 이 세 가지로 나눌 수 있다. 이 중 운동요법은 에어로빅스(aerobics, 유산소운동)를 말한다. 대화를 나눌 수 있을 정도의 가벼운 운동을 일정시간 계속하면, 혈액 중의 당과 중성지방의 수치가 내려가게 된다. 한편 100m 달리기 등과 같은 단시간의 격렬한 운동은 산소의 공급이 없어도 이루어지는 운동으로서 언에어로빅스(anaerobics, 무산소성 운동) 또는 아네로빅스라고 불리며 이런 운동은 혈당 수치를 오히려 올려놓는다. 언에어로빅스의 경우는 근육 중에 있는 글리코겐이 주요한 에너지원으로 소비된다. 이에 비해 에어로빅스의 경우는 혈액 중의 당과 중성지방 등이 산소의 공급을 받아 에너지원으로 작용하는 역할을 하므로 혈당 수치가 내려가게 된다. 보통 우리 몸에서 당분이 소비되는 경우에는 그에 알맞은 인슐린을 필요로 한다. 반면, 산소를 받아들이는 유산소운동(에어로빅스)의 경우에는 인슐린을 거의 필요로 하지 않고 당분을 소비한다. 아마 인슐린이 세포에 쉽게 투입되어 혈액의 움직임이 활발해지거나, 인슐린의 효과가 좋아 산소의 활성이 높아지기 때문에, 혈액 중의 당과 중성 지방의 수치가 내려가는 것으로 보고 있다.

13) 심폐기능과 산소

우리는 산소를 몸 안 구석 세포까지 끊임없이 보내지 않으면 살 수 없다. 이러한 움직임을 일으키는 것이 심장과 폐이고, 폐에는 좌우로 약 7억의 폐포가 있어서 혈액에 산소를 공급하게 되고, 심장은 펌프작용으로 살아 있는 동안, 우리가 자고 있는 동안에도 우리 몸 구석구석까지 혈액을 공급하는 역할을 한다.

심장은 살아 있는 동안 박동을 계속하여, 매분 70회, 1일 약 10만 회의 박동을 하며, 인간의 수명을 80년으로 가정하고 환산하면 약 30억 회로서, 우리가 자고 있는 동안에도 우리 몸 구석구석까지 혈액공급이 계속될 수 있도록 한다. 그런데 놀랄 만한 것은 심장의 에너지원으로 주어지는 것은 관상동맥으로부터 공급되는 산소뿐이라는 것이다. 그렇기 때문에 관상동맥을 통하여 얼마나 효율적으로 혈액을 보내주느냐 하는 것은 심폐기능의 사활이 걸린 문제인 셈이다. 그런데 대부분 현대인의 혈액은 스트레스, 수면부족, 운동부족과 유해 음식으로 인하여 산성화되고, 콜레스테롤이 혈관에 부착되어 혈액의 흐름을 방해하여, 모든 성인병의 근원이 되고 있는 상태에 있다. 이 모든 것은 신선한 산소의 공급을 통하여 쇠약해진 기능을 효과적으로 회복시켜 줄 수도 있다.

14) 장 기능과 산소

우리 몸의 내부기관 중 중요 기관 중의 하나가 바로 소화기관이다. 소화기관은 통상 입, 식도, 위, 십이지장, 작은창자, 대장 등으로 불린다. 소화기관은 섭취한 음식물을 잘 소화되도록 잘게 부수고 산화시키는 작용을 한다. 그러므로 소화기관 내에는 음식물의 소화 작용을 돕기 위해 많은 미생물들이 배양되어 있는 것이 사실이다. 이러한 미생물을 배양하고 음식물을 효과적으로 소화하기 위해서 필요한 것이 산소다. 산소는 소화기관의 활동을 돕고 신진대사를 원활히 하기 위하여 혈관을 통해서 혈액과 함께 공급받으며 일부는 음용하는 물을 통해서 공급받는다. 그러므로 풍부한 산소를 마시며 적당량의 물을 음용하는 것은 소화기관의 소화 작용을 돕기 때문에 만성변비의 치료개선 효과가 있으며 몸의 균형적인 건강을 유지시키는 작용을 하게 된다.

15) 배기가스와 산소

자동차의 배기가스를 흡입하게 되면 의식이 흐려지게 되는데 이는 일산화탄소에 의한 일시적인 중독에 기인한 것으로서, 심할 때에는 간질과 같은 증상을 나타내는 사람도 있다. 이것은 일본의 교통대책 의학협회 설립 위원회의 박사들(도쿄자혜의대 신경정신과)과 동의대 외과 마취과의 실험으로 밝혀졌다. 또한 배기가스에 의한 중독은 산소를 마심으로써 회복될 수 있다는 것도 밝혀져 순수한 산소를 마시는 것이 유독 가스에 의한 치료책으로 여겨질 수 있게 되었다. 이들은 높은 산에 오르거나, 술을 마셨을 때 혈중 산소 농도가 저하되어 의식이 희미해진다는 원리를 배기가스에 의한 영향에도 적용하여 가설을 세우고 실험을 하였다.

　18~22세의 남학생을 대상으로 실내공기, 배기가스, 순수한 산소 이렇게 세 종류의 공기를 마시게 하여 뇌파를 측정하였다. 배기가스를 마신 사람들은 술에 취했을 때의 파형과 비슷한 의식 상실 상태의 뇌파에 가까워지는 것으로 확인되었다. 이들에게 산소를 5~10분간 흡입시키고, 다시 뇌파를 측정하여 신체가 정상화되고 작업능력 또한 향상됨을 알았다. 즉 보통, 혈액 중의 헤모글로빈이 일단, 일산화탄소와 결합하면, 이것을 갈라놓기 위해서는 산소와 결합한 헤모글로빈을 갈라놓는 경우에 비하여, 250배의 에너지가 필요하게 된다. 그러므로 화재와 가스누수 등의 사고로 고농도의 일산화탄소를 마셨을 때 생명이 구제되기 어려운 것도 이런 이유 때문이다.

16) 건망증 해소

　산소의 힘은 맑고 개운한 기분 속에서 활발히 움직이는 생각으로 문제들을 해결하는 가장 근본적인 방법을 개선 건망증을 해소해 준다.

17) 부상의 회복속도 증가

　산소의 신진대사 촉진효과는 몸을 가장 이상적인 상태로, 즉 각종 몸 부상의 회복속도를 높일 수가 있다. 실례로 야구의 이승엽, 축구의 베컴 같은 유명한 선수들의 부상 치료를 위해 산소 챔버가 쓰여 빠른 현역복귀를 시켰다는 사례다.

18) 스포츠와 산소

우리 몸은 스포츠 활동 시에 산소 섭취량을 통상 호흡의 5～10배 이상 요구한다. 통상보다도 다량의 에너지를 필요로 하는 스포츠 시에는, 그것에 상응한 산소량을 필요로 하게 되는 것이다. 우리 몸 안의 글리코겐은 운동할 때에 유산으로 변화하므로, 혈액 중의 유산의 농도는 증가한다. 이런 유산의 축적에 의하여 우리 몸은 피로를 느끼게 된다.

만약 이와 같은 때에 우리가 충분한 산소를 호흡할 수 있다면, 폐의 가스 교환에 의하여 몸의 피로가 없어지고, 활력이 축적된다.

항상 우리 주위에는 우리의 건강을 위협하는 존재들이 가까이에 도사리고 있다. 건강이란 단지 훌륭한 약을 한 번 먹는 것으로 지켜지는 것은 아니다. 건강을 위협하는 조건들을 개선하고 줄여가는 최선책이 무엇인지 끊임없이 연구하고 노력해야 할 것이다.

2. 산소의 유용성

1) 산소가 인체에 어떤 점이 좋은가

① 인간의 두뇌에 필요한 산소를 공급하여 집중력, 사고력, 기억력을 향상시킨다.
② 인체에 부족한 산소를 보충하여 소화 기능 및 신진대사를 증진시킨다.
③ 젊고 탄력 있는 건강한 피부를 유지시킨다.
④ 세균과 바이러스에 대한 신체 저항력을 높여 준다.
⑤ 비타민, 미네랄 등의 영양소 흡수를 도와준다.
⑥ 과음으로 인한 아세트알데히드의 분해가 촉진된다.
⑦ 운동 시 근육의 유산을 분해하여 지구력을 향상시킨다.
⑧ 흡연으로 인한 산소 부족 해소를 돕는다.
⑨ 임산부의 건강한 출산 지원 및 태아의 지능 발달에 도움을 준다.

2) 산소결핍에 따른 증상

불충분한 산소공급은 장시간의 근무나 공부, 스포츠, 차량운전 등으로 피로나 운동부족, 부적절한 식단, 니코틴, 알코올 남용과 스트레스에 의해 세포노화 과정을 일으키게 되며, 신진대사의 혼란을 초래할 수 있다.

태고적에 지구의 공기 중에 산소는 36%였다고 한다. 그동안에 여러 이유로 해서 현재 우리가 마시는 공기 중에는 약 20.9%를 차지하고 있지 않고 있다고 한다. 최근 들어서는 문명의 발달로 대기오염이나, 오존층 파괴 등으로 인해 대기 중의 산소 비율이 점차로 감소하고 있으며, 특히 산소의 공급원인 삼림이 크게 훼손되고 있기 때문이다.

예를 들어 '지구의 허파'라 할 수 있는 아마존 일대의 밀림뿐 아니라, 세계 각 지역 개발에 의한 자연 파괴로 산소를 배출하고 있는 녹지대는 점점 줄어들고 있는 것도 큰 문제로 대두되고 있는 사항이다. 그래서인지 일부 대도시의 공기 중에는 산소가 부족하고, 심지어 일부 공업지역에는 9%의 산소밖에 없는 곳도 있다고 한다.

그런데 우리가 살아가는 데 필요한 산소량은 성인의 경우 하루 평균 $200 \sim 550 \ell$ 를 소비하게 되며, 특히 그중에서도 호흡한 산소의 35% 정도는 뇌세포에서 소비되는데, 이렇게 많은 양을 소비시키는 뇌세포에 산소량이 부족하게 되면, 두뇌의 활동에 상당한 타격을 주고, 그 결과로 피로, 노이로제, 의욕감퇴와 병에 대한 면역결핍의 증가가 나타난다.

그 밖에 산소의 결핍으로 인해서 신경계통에 영향을 미치는 경우에는 근육활동도 원활히 할 수 없게 만들며, 동맥경화로 인한 노년기의 혈관수축 현상이나 심장병도 유발하게 되며, 암도 세포의 산소결핍이 주요인으로 모든 병의 원인은 산소의 결핍에 있다고 한다.

이는 심각한 상황이 아닐 수 없으며, 의학계에 발표에 의하면, "산소결핍은 단순한 피로감뿐만 아니라, 크게는 생명에 위험을 주는 심각한 질병의 원인이기도 하다"고 한다. 그래서 인구의 약 1/3가량이 신체 조직상 산소결핍으로 고통받고 있다. 그 한 예로 서울대 보건대학원 '백도명' 교수가 서울 ○○구의 주민 1,000명을 대상으로 3년간 폐활량을 측정한 결과로는 대기오염이 심한 지역의 사람이 그렇지 않은 지역의 사람보다 평균 3배나 줄어든 사실을 밝혀냈으며, 또 향후 대기 오염 정도가 현재의 진행 상태로 진행되어 더욱더 악화된다면 '심장병'환자들의 사망률이 "일반인에 비해 최대 4배 이상 증가한다"는 학설도 나오고 있다. 세계적 과학전문지인 「사이언스(Science)」지에 의하면, 20여 개국에서 발표된 1,000여 건의 대기 연구 보고서를 분석한 결과 "대기오염으로 인한 사망자가 교통사고 사망자보다 더 많다고" 하며, "머지않은 장래인 2020년까지 그 수가 무려 800만 명에 이르게 될 것이라"고 전한 바 있다. 이는 "매년 70만 명이 대기오염과 무관하지 않은 죽음을 맞고 있다"는 '세계보건기구(WHO)'의 추산치와 비슷한 결론이기도 하다.

더구나 우리나라에서도 겨울철에만 발생하는 '천식'환자가 여름철에 발생하고 있는 것은 어제오늘이 아니며, 이는 대기 속에 천식을 유발시키는 오존농도가 여름철이면 높아지기 때문이다.

① 운동에 의한 산소의 공급

어떤 스포츠를 하느냐에 따라 다르겠지만, 가벼운 운동의 경우에도 일상적인 생활 때보다 5~6배, 격렬한 스포츠(마라톤, 농구, 축구, 에어로빅, 테니스, 격투기)의 경우에는 10배 이상의 산소가 필요하게 된다. 이때 신체의 각 기관이나 세포의 구석구석까지 충분한 산소를 공급하게 되면, 피로회복 및 스트레스 해소가 빨라지게 되고 신체의 활력과 컨디션을 최상으로 유지할 수 있게 되지만, 인위적으로 산소를 공급하여 주게 된다면 훨씬 빠른 회복을 가져오게 된다.

② 흡연에 의한 폐 기능의 문제점

'장기흡연자'의 경우에는 흡연으로 인해 자신이 자각하지 못하는 정도로 서서히 기도가 막히는 현상이 일어난다고 보고 있으며, 이것이 수년간 진행하게 되면, '만성폐쇄성 폐질환자'가 되기 쉽다. 이런 현상이 나타나게 되면 지속적인 '저산증'이 오게 되는데, 이런 경우에는 심장이나 뇌, 신경 등이 손상을 입게 되며, 극심한 경우에는 인위적으로 장기적인 산소를 공급하여 주어야 하는 지경에 이를 수도 있다.

③ 음주에 의한 신경장애

술을 많이 마시면 말과 동작이 느려지게 되는데, 이는 알코올이 중추신경을 마비시키기 때문이다. 알코올 성분은 체내에 들어오면 이를 분해시키기 위해 2배 이상 속도로 혈액 중의 산소를 연소시키게 된다. 이로 인해 체내에 알코올의 양이 증가하게 되면, 그만큼 두뇌에 보내지는 산소의 양은 적어지게 되며, 따라서 신경계통에 이상이 오게 되는 것으로 이는 결국 산소의 결핍에 따른 것이다. 그러므로 음주 후 신선한 공기나 산소 흡입은 숙취를 해소시키고 뇌세포 활동을 증대시켜 줄 수 있다.

④ 운전에 의한 반사 신경 둔화

도시의 매연 속에 장시간 차량 운전은 쉽게 피로를 가져오게 된다. 오염된 공기 흡입과 긴장의 연속으로 뇌세포가 쉽게 피로하게 되며, 뇌세포의 피로는 반사 신경의 둔화를 가져올 뿐 아니라 졸음현상을 가져오게 되는데, 이는 많은 두뇌 활동으로 보다 많은 산소가 필요하게 되는데, 산소공급을 장해하는 매연(이산화탄소, 일산화탄소, 그 밖에 유황계 화합물 등)에 의해

산소가 원활히 공급하지 못하면 피로현상이 오며, 이를 해소코자 두뇌 활동을 멈추어서 쉬게 하려고 하는 현상으로 반사 신경이 둔화되고 졸음이 오게 되는 것이다. 이때는 창밖의 맑은 공기나 산소를 흡입함으로써 피로가 회복되어 두뇌활동이 활발해질 수 있다.

⑤ 코골이의 문제점은 산소 결핍

미국의 「소아과협회지」에서 발표한 내용을 보게 되면, "철분 결핍이 있는 청소년들이 그렇지 않은 청소년보다 평균 이하의 수학 점수를 얻을 확률이 두 배나 높다"고 발표했고, '코골이'도 학업 성적에 나쁜 영향을 미치는 것으로 드러났다. 이는 '철분결핍'과 '코골이'가 산소 부족 현상으로 해석되는데, 철분은 폐를 통해 들어온 공기 중에 산소를 뇌로 운반하는 '헤모글로빈'의 주성분이고, 코골이는 수면 도중에 신체구조나, 무언가에 의해 호흡을 방해받게 되어, 산소 공급이 차단되므로 이를 해소코자 나타나는 무의식적인 몸부림이라 할 수가 있다.

⑥ 주의력과 기억력은 두뇌에 산소공급이 관건

특히 우리 몸에서 산소의 1/3 이상을 소모하게 되는 부분이 두뇌인데, 산소가 부족한 환경에서 생산되는 '글리코스'나 '글리코겐'만으로는 충분한 에너지를 공급받을 수 없으므로 충분한 산소공급이 되어야만 원활한 두뇌활동을 할 수 있을 뿐 아니라 주의력, 기억력을 증진시킬 수가 있다.

순수 산소를 마시기 전과 마신 후에 주의력과 기억력을 테스트한 결과

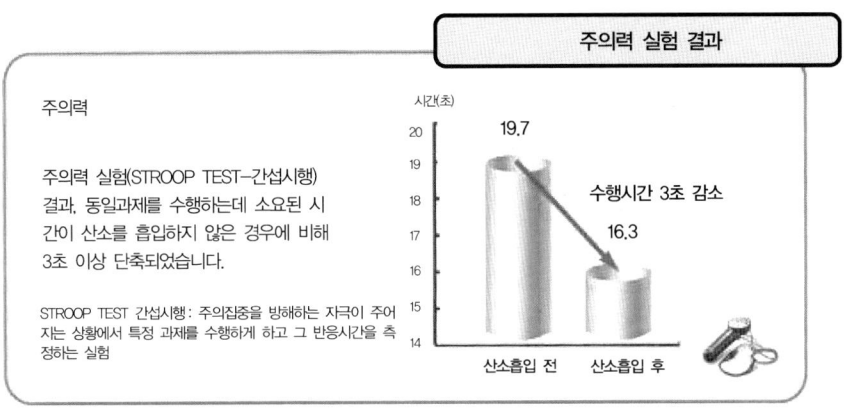

주의력 실험 결과

주의력

주의력 실험(STROOP TEST-간섭시행) 결과, 동일과제를 수행하는데 소요된 시간이 산소를 흡입하지 않은 경우에 비해 3초 이상 단축되었습니다.

STROOP TEST 간섭시행: 주의집중을 방해하는 자극이 주어지는 상황에서 특정 과제를 수행하게 하고 그 반응시간을 측정하는 실험

시간(초)

19.7
16.3
수행시간 3초 감소

산소흡입 전   산소흡입 후

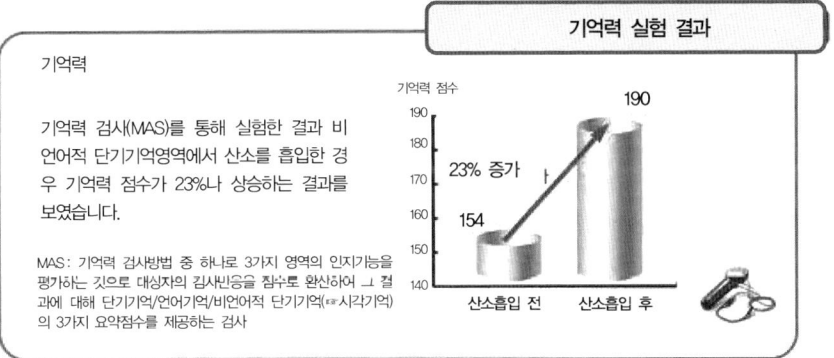

기억력 실험 결과

기억력

기억력 검사(MAS)를 통해 실험한 결과 비언어적 단기기억영역에서 산소를 흡입한 경우 기억력 점수가 23%나 상승하는 결과를 보였습니다.

MAS: 기억력 검사방법 중 하나로 3가지 영역의 인지기능을 평가하는 깃으로 대상자의 검사반응을 점수로 환산하여 그 결과에 대해 단기기억/언어기억/비언어적 단기기억(☞시각기억)의 3가지 요약점수를 제공하는 검사

기억력 점수

154
190
23% 증가

산소흡입 전   산소흡입 후

〈출처: 경상대학교 신경정신과〉

⑦ 명석한 아이를 낳으려면

임산부에 있어서, 태아의 뇌는 임신 4～6개월 사이에 주로 발달하게 되는데, 이 시기에 대뇌반구의 바깥쪽 1.5～4.5㎜의 대뇌피질 부분이 매우 빠른 속도로 성장하게 된다.

이런 대뇌피질은 사고(지성), 감성(정서), 운동중추를 관장하는 아주 중요

한 부분인데, 이 시기에 "영양분과 산소를 풍부하게 공급받게 되면, 머리 좋은 아이가 태어날 가능성이 높다"는 것이다. 그동안에 유전요인과 환경요인, 그리고 이 두 요인의 복합으로 거론되어 온 건 사실이지만, 유전요인에 의한 영향은 10% 미만이며, 환경요인에 의한 치명적 태아의 뇌손상은 방사능, 공해, 환경호르몬 등이 주요인으로 추정되고 있다. 그 밖에 임신 2~3개월에도 태아의 입천장이 붙는 시기이므로, 이 시기 또한 구순, 구개열 형성에 결정적 단계이기도 한다. 그래서 임신 초기 산모의 음주나 흡연! 그리고 남편의 집 안 내의 흡연으로 인해 산모에 영향을 끼친다면, '언청이' 출산의 위험을 높이는 결과를 초래할 수가 있는 것이다.

3) 다이버도 산소를 마시는 게 좋다

산소! 이제 알고 마셔야 한다.

▶ 두뇌 활동증진 및 피로회복

장시간의 두뇌활동과 스트레스에 노출되어 있는 학생과 직장인에게 부족한 산소를 공급함으로써 피로회복은 물론 두뇌활동에도 도움을 준다.

▶ 숙취해소

체내 수분부족 및 알코올 분해과정 중에 생성된 아세트알데히드의 축적으로 생기는 숙취 산소를 마심으로써 알코올 분해과정이 촉진되어 숙취해소 시간을 단축시킨다.

▶ 환자호흡보조

천식, 기관지염, 폐기종 만성호흡기 질환자 등 일상생활에서 추가적인 산소를 필요로 하는 환자들의 호흡을 도와준다. 비염, 축농증, 수면무호흡증 등의 이비인후과 환자들에게 부족한 산소를 공급함으로써 일상생활 유지를 돕고 집중력 향상에 도움을 준다.

▶ 태아두뇌발달

두뇌 발달 시기에 있는 임신 4~6개월의 임산부에게 충분한 산소를 공급함으로써 태아의 두뇌 발달에 도움을 준다.

▶ 운동효과증진

운동 시 충분한 산소의 흡입은 유산소운동을 도움으로써 운동효과를 증진시켜 다이어트에 효과가 있다.

▶ 인체 신진대사 활발

신체에 충분한 산소를 공급함으로써 인체의 원활한 대사과정을 돕고 면역기능을 향상시켜 더욱 건강한 신체상태를 유지할 수 있다.

그렇다면 다이버가 잠수 후에 왜 순수 산소를 마시는 것이 좋은가는 위의 글에서도 여러 번 말하였듯이, 깊은 수심으로 잠수를 할수록 체내의 용존 질소의 부분압이 낮아져서, 이를 평형 이루기 위해 체내의 조직으로 질소가 용존되었는데, 또다시 출수에 의해 기압이 낮아지면, 용존 질소는 과포화되게 되며, 이를 배출시키게 된다. 이때 순수 산소를 마시게 되면, 상대적으로 질소분압 차이는 더 크게 되어, 보다 빠른 질소배출을 유도할 수 있게 되는 것이다. 더구나 잠수병 징후와 같은 비상시에는 잠수 후에 최대한 빠른 시간에 40여 분 정도 산소공급을 하여 준다면, 위급상황을 넘길 수 있을 뿐만 아니라 빠른 회복이 되기 때문에 보다 안전을 위한 잠수를 즐기기 위해서는 만일을 대비한 비상용 100% 산소공급시스템이 갖춰진 곳에서 다이빙해야겠다.

4) 인체

사람이 공기를 호흡하는 것은 공기의 78%를 차지하는 질소를 원해서가 아니라 질소보다는 적게 들어 있지만 화학적으로 활성이 높은 산소 때문이다. 산소를 이용해 음식으로 섭취한 탄수화물을 연소시켜 생명 활동에 필요한 에너지를 얻기 위해서이다. 즉 산소는 우리가 살아가는 데 없어서는 안 될 필수적인 요소이다. 하지만 산소는 단순히 에너지 생산원으로서의 역할뿐 아니라 인체의 활동에 많은 영향을 미치게 된다.

5) '혈액에 산소량 많아야 건강미인'

▶ 英연구팀, 피부와 혈액 내 산소 함량 분석

같은 사람이라도 흐르는 혈액에 포함된 산소량에 따라 아파 보이기도, 건강해 보이기도 한다.

영국 세인트앤드루스대 연구팀은 "건강하게 보이려면 혈액에 산소를 많이 포함하고 있어야 한다는 사실을 알아냈다"고 2009년 3월 31일 밝혔다. 연구팀은 붉은색 피부로 매력을 과시하는 원숭이에서 착안해 혈류량과 혈액 내 산소량에 따른 피부색 변화를 측정했다.

피부색은 혈류량과 혈액에 포함된 산소량이 적으면 창백하게, 둘 다 많을 경우 건강하게 보이는 것으로 나타났다.

연구진은 "피부가 붉지만 건강해 보이지 않은 사람의 경우 혈액이 포함한 산소량이 적은 것으로 조사됐다"며 "담배를 끊거나 운동을 해 산소량과 혈류량을 늘리는 게 매력적으로 보이는 데 도움이 될 것"이라 말했다. 이번 연구 결과는 미국공공과학도서관(PLoS) 2009년 04월 1일자 인터넷판에 실렸다.

6) 피부 세포의 대사활동

나이가 들어감에 따라 체내에서 산소를 운반하는 혈관이 손상하기 쉬우므로 혈관을 통해 운반되는 산소의 양은 30대 여성은 25%, 50대 여성은

50% 이상이 줄어들어 피부노화의 중요한 원인이 되고 있다. 이러한 산소 결핍은 피부호흡과 신진대사 과정을 더디게 하여 궁극적으로 피부표면의 신진대사기능을 망가뜨리고 피부노화를 촉진시키는 피부의 적이 되고 있다. 신선한 산소를 보급하는 것은 우리 몸 구석구석의 세포에 대사활동을 활발하게 하여 체내의 가스 일산화탄소, 기타 불순물(특히 변비에 좋은) 배설을 촉진하고 모든 기능의 조절을 하는 것이다. 이 때문에 산소의 공급은 자연스럽게 피부의 혈액순환을 원활하게 하여 건강하고 탄력 있는 피부가 만들어진다.

저녁시간은 피부를 회복시키는 데 가장 중요한 시간이다. 세포가 재생되는 동안에 피부는 충분한 영양소, 특히 산소를 필요로 한다. 잠자는 동안에도 신선한 산소를 충분히 호흡하는 것은 아주 중요한 일이다. 공군 비행 조종사들은 직업상 자주 산소를 흡입하기에 대부분 맑은 피부를 갖고 있다. 최근 피부에 산소를 공급해 피부를 젊고 건강하게 가꾸는 안면산소요법이 뜨고 있다고 한다. 산소요법은 세포호흡을 강화시켜 주고 체내의 에너지를 활력 있게 만들어 줄 뿐 아니라 모세혈관을 활동 있게 하여 준다. 그러므로 고기압 고농도의 산소이용이 활발할 것으로 보인다.

3. 산소요법

산소는 생명 유지에 가장 중요한 것 중의 하나이다. 이는 영양공급보다 앞서 있다. 너무 흔하고 보이지도 않기 때문에 산소의 중요성을 잊고 살고 있지만 음식은 먹지 않아도 수일을 살 수 있지만 1분만 산소가 부족해도 200만 개의 뇌세포가 영원히 불능상태가 되며, 3분만 중단되면 사망에 이른다.

생명이 위태로운 환자에게 가장 먼저 하는 일은 산소를 공급하는 일이다. 산소 호흡기를 제거하면 즉시 사망하는 것을 보면 산소와 생명은 직결되어 있는 것이다.

산소는 호흡을 통해서 약 70%가 공급되고 물과 음식물을 통해서 30%, 그리고 피부를 통해서도 약간씩 공급되나 공기와 물의 오염, 화학섬유의 옷을 입게 됨으로써 만성적인 산소결핍으로 각종 질병이 생기게 된다.

암은 체내에서 산소가 부족하거나 적절히 이용하지 못한 결과 발생하는 질병이다. 물론 암뿐만 아니라 만성 퇴행성(고혈압, 당뇨, 뇌졸중, 간경화, 관절염 등) 질환 대부분이 이에 해당된다.

물고기가 물이 없으면 살 수 없듯이 우리 몸을 이루고 있는 세포는 산소가 없으면 살 수 없다. 암은 산소가 부족하기 때문에 생겼으므로 고농도 산소를 공급하면 암세포는 살 수 없게 된다. 암세포는 이산화탄소와 활성산소로 인해 생성되기 때문에 고농도산소를 주입하여 이산화탄소를 배출시키면 암세포는 죽게 된다. 암, 당뇨, 고혈압, 뇌졸중(중풍)과 같은 만성질환의 원인은 혈액의 혼탁이다. 산소를 다량 공급하게 되면 활성산소가 중화되고 독소가 배출되어 혈액이 맑아지기 때문에 산소를 공급하는 즉시부터 혈액은 맑아지기 시작하여 질병은 호전되어 간다.

암, 고혈압, 당뇨의 치료하는 데 있어 가장 우선해야 할 것은 산소요법이라고 할 것이다. 말기 암환자가 항암제의 부작용으로 아무것도 먹지 못하며 극심한 통증으로 죽는 날만 기다리며 누워만 있던 환자가 고농도 산소액을 섞은 물 몇 컵을 마시고 난 몇 분 후에 일어나서 걷는 경우도 있는 것을 보면 괄목한 만한 효과가 있는 것은 확실하다.

1) 암의 근본원인은 산소 부족(anoxia)

질병에는 근본 원인과 이차적인 원인이 있다.

예를 들면, 전염병의 근본 원인은 원인균이다. 하지만 이차적인 원인은 전염병균을 사람에게로 옮기는 불결한 위생, 쥐, 바퀴벌레, 벼룩 등이다. 여기서 근본 원인이란 질병의 모든 사례에서 발견되는 것을 말한다.

여러 질병 중에서도 암은 특히 무수한 이차적인 원인을 갖는다. 하지만 암에도 가장 주요한 원인이 존재한다. 간단히 말해서 암의 주원인은 인체 정상 세포에서의 산소의 부족으로 생성되는 당분의 발효에 의해 생성된다는 사실이다.

인체의 모든 정상 세포들은 산소 호흡에 의하여 에너지를 얻지만 암 세포는 에너지의 대부분을 발효(산소 부족 시 발생하는 포도당 분해 작용)에 의하여 생성한다. 그러므로 충분한 산소를 공급하면 당분의 분해가 이루어지지 않으므로 결국 암은 살 수 없게 된다.

충분한 산소의 공급이 이루어지지 않는 이유는 공기와 물의 오염, 숲과 자연의 파괴, 실내생활과 각종 환경호르몬의 발생 등과 동맥경화, 혈관노화 등으로 혈관이 좁아지기 때문이다. 이로 인하여 세포 내부와 주위에 축적된 발암물질과 독소가 세포의 산소호흡 기전에 손상을 주어 발생하는 적혈구 세포의 응집현상은 혈류의 속도를 저하시키고 모세혈관으로의 소통을 방해하며 이는 또한 산소 결핍을 가중시키는 이유의 하나이다. 또한 필수 지방산 등과 같은 세포막을 구성하는 필수적인 성분의 결핍도 산소 교환을 제한한다.

바르부르크 박사(독일생화학자 - 노벨상 수상)가 연구를 통해 얻은 결과는 산소 호흡에 의해서 에너지를 생산하는 호흡 효소들이 산소량이 감소함에 따라 죽게 되어 세포는 더 이상 산소호흡을 할 수 없게 되고 살아남기 위해서는 당분의 발효를 통해 에너지를 생산하도록 바뀌고 이 중 일부는 암 세포로 변이된다는 것이다.

세포 내 산소 레벨에 35%의 감소가 일어나면 이러한 현상이 일어난다. 암 세포는 에너지를 발효함에 따라 과도한 젖산을 생성한다. 인체에 독소로 작용하는 젖산은 주변의 정상 세포로 가는 산소의 운반을 방해한다.

발효가 비록 당장은 세포를 살아남게는 만들어 주지만 이러한 세포들은 인체 내에서 더 이상 제 기능을 수행할 수 없게 되고 인체의 다른 부위와의 소통 또한 잃어버리게 된다. 그리하여 이 세포들은 끊임없는 성장과 분열만을 반복하는 암으로 발전하게 된다.

2) 암 치료와 산소

현대의학의 암 치료는 수술, 화학요법, 방사선치료 등 3가지 방법이 주류를 이루고 있다. 그러나 병원의 치료를 받은 암환자 중 약 80%는 치료되지 못하고 엄청난 고통 속에서 결국 사망하고 있다.

암 발생 근본원인이 산소의 부족이라고 밝혀진 이상 암 치료에 있어 가장 중요한 것은 충분한 산소를 공급하는 일이 우선되어야 한다. 어떤 이유에선지 우리나라에서는 산소치료이론을 무시하고 있지만 미국, 독일과 같은 의료선진국에서는 오래전부터 산소요법과 병행하여 높은 치료효과를 보고 있다.

생명을 유지하고 질병을 치료하는 데 있어 산소가 가장 중요하다는 것은 두말할 필요조차 없는 것이다. 지금까지는 고농도의 산소를 마시고자 하여도 대형병원의 응급실에나 가야 가능했지만 지금은 누구나 휴대용 액체(용해)산소(100,000ppm)를 구입하여 마실 수 있게 되었다. 음료용 고농도 산소 농축액은 아무리 많이 먹어도 어떠한 부작용이 있을 수 없으며 암환자의 경우 가능한 많이 먹을수록 암을 치료하는 데 더욱 큰 도움이 된다.

많은 실험과 연구를 통하여 고농도의 산소를 주입하면 모든 장기의 기능이 증대되고 혈류량이 증가하며 면역세포가 수십 배 생산되어 암세포를 괴멸시키는 것으로 확인되었다.

어떤 이유로 두통이 있거나 머리가 어지러울 때 진통제를 먹지 말고 액체 용해산소를 마시면 즉시 두통이 사라지고 머리가 맑아지는 것을 느낄 수 있다.

3) 산소 치료에 대한 학자들의 논문

▶ 바르부르크(Otto Heinrich Warburg) 박사 – 독일 세계적 암 연구학자,
노벨상 수상

암세포의 발생은 산소 부족에 있으며 세포가 유산소 생활을 하지 못하고 무산소 생활로 바뀌는 과정에서 암세포가 생성된다.

1931년 바르부르크 박사는 세포 내 산소호흡의 결핍으로 인해 암이 유발된다는 사실을 밝혀냄으로써 노벨상을 수상하였다. 하지만 그의 업적은 기존의학 체계에 의해 받아들여지지 못하였고 환자들에게 실질적인 도움이 되지도 못하였다. 이는 기득권층인 제약사와 의사들의 횡포에 의한 환자의 희생이었다.

그는 암의 주원인과 예방이라고 명명된 논문에서 "암의 원인은 더 이상 미스터리가 아니다. 세포 내 산소 요구량의 60% 이상이 부족해지면 암이 생기기 때문에 고농도의 산소를 공급하는 것만으로도 대다수의 암환자를 치료할 수 있다"고 발표하였다.

▶ 셀리에(Hans Selye) 교수 – 캐나다 몬트리올 의학부 교수,
스트레스 학설로 유명

혈관을 가볍게 묶어 생체 장기에 들어오는 혈액의 양을 줄이면, 그 장기에 병적인 변화가 일어난다. 즉 혈액의 유입량을 줄이면 산소의 운반체인 '헤모글로빈'의 공급량이 줄어든다. 그래서 산소 부족이 일어나게 되어 암

세포가 생성된다.

▶ 노구치 히데요(野口英世) 박사 – 일본 태생, 세계적 병리학자,
만병일원론(萬病一原論)

"만병은 한 가지 원인에서 발생한다. 그것은 '산소 부족(hypoxia)'이다."

4) 면역력 약화로 암세포 발생

인체에 산소가 부족하게 되면 다량의 락트린산이 쌓이며 인체의 면역력이 극도로 저하되어 암세포가 생성되며 쉬지 않고 자라게 된다. 이때 암세포는 산소 부족으로 생성되는 프룩토오스, 만노오스, 갈락토오스, 펜토오스를 이용하여 끊임없는 증식을 계속한다.

현대인과 같이 산소의 부족이 계속되면 저항력과 면역력이 떨어지고 에너지의 부족으로 모든 신진대사가 원만하게 이루어지지 않아 건강과 생명을 유지하기 어렵게 된다.

이 학설을 바탕으로 산소결핍증의 치료목적으로 탄생한 고압 산소 요법은 공기 중에 함유된 산소농도(평균 21%)보다 높은 압력을 증가시켜 고농도의 산소를 일정 시간 흡입시켜 몸의 자연치유력을 증가시키는 방법으로, 임의의 산소 부족 형태를 조정하여 산소가 조직에 효과적으로 확산되는 시간상의 간격을 늘려 조직의 대사 요구량을 확보해 주고, 유기체 내 일정한 산소의 예비(reserve)를 만들어 내어 뇌출혈, 혈관수축의 국소빈혈, 만성피

로, 두뇌집중력 향상, 면역기능, 손상된 폐의 회복 등에 상당한 효과가 있
는 검증된 치료효과를 나타낸다. 고압산소 요법은 100년 이상 사용되어 온
치료법으로, 전 세계에서 많이 이용되고 있다. 고압산소 요법이란 2.5∼6기
압(해수면에서의 산소 압력은 1기압)의 고압 상태에서 100%의 산소를 일
정시간 간헐적으로 공급해 주는 방법을 말하는 것으로, 고압 산소는 특수
마스크나 고압 챔버를 통해 제공된다.

5) 만성두통 일시에 사라져

고압산소 요법은 새로운 혈관의 생성을 돕고 손상된 조직을 재생시켜 준
다. 근래 도시생활을 하는 도시인, 바쁜 업무와 각종 스트레스에 시달리는
현대인, 오염된 공기와 과로로 인하여 만성 두통에 시달리는 경우가 많은
데 깊은 산속에 들어가면 완화되는 것은 바로 신선한 산소가 있기 때문이
다. 또한 공기 좋은 산이나 바닷가에서 술을 먹어본 사람이라면 술을 많이
먹어도 잘 취하지 않고 다음 날도 머리가 개운하다는 것을 느껴 보았을 것
이다. 모두 산소의 영향이다.

우리 인체는 나이를 먹으면서 폐의 기능이 점점 떨어진다. 따라서 폐에
서의 산소 흡수 능력도 저하된다. 또한 혈액의 혼탁과 동맥경화, 혈관노화,
운동부족 등에 의한 산소 부족증으로 암을 비롯한 많은 질병에 노출되며
노화가 더 빨리 촉진된다.

모세혈관의 직경은 약 8∼20㎛인데, 이는 적혈구 하나가 겨우 지나갈
수 있을 정도로 매우 좁다. 나이가 들어 혈관노화, 동맥경화, 혈전, 색전,

지질, 노폐물 등에 의해 혈관이 좁아지면, 적혈구가 쉽게 혈관을 통과할 수 없게 된다.

이로 인해 세포나 조직에 공급되는 산소가 부족하게 되어 저산소 상태에 빠지게 된다. 저산소 상태, 즉 산소 부족으로 유발되는 모든 질환에 충분한 산소를 공급해 주는 고압산소요법이 탁월한 효과를 발휘한다.

그러나 고압산소요법은 대형병원에나 가야 가능하기 때문에 보통은 사용이 불가하므로 휴대용 액체용해산소를 먹는 것이 최선의 방법이다.

6) 산소, 얼마나 필요한가?

공기 중에는 평균 약 21%의 산소가 있지만 산림이 우거진 숲 속에서는 23% 정도로 높으며 실내는 19% 정도이고 지하철이나 지하공간은 이보다도 더욱 낮다. 수천 년 전 지구의 산소는 약 38% 정도였으나 산림파괴와 공기오염으로 지금은 매우 낮아져 각종 질병이 생겨난 것이다. 21%와 19%의 차이가 별것 아닐 것으로 생각할 수 있지만 평생 쉬지 않고 호흡하고 있는 것을 감안하면 엄청난 차이인 것이다. 각종 질병을 예방, 치료하거나 건강하게 살기 위해서는 30% 이상의 산소를 마셔야 하는데 공기 중에서는 불가능하기 때문에 액체용해산소를 통하여 마시는 방법밖에 없게 되었다.

뇌는 우리 몸에서 사용하는 산소의 30%를 소비한다. 조금만 산소가 부족해도 뇌 기능에 장애가 생길 정도로 산소의 구실이 절대적이다. 피부 역시 지친 피부를 회복시킬 때에도 산소가 가장 중요한 구실을 한다. 고지대에 올라가거나 과음을 했을 때, 의식이 몽롱해지는 것은 혈액 중 산소 농도 저하가 주된 원인이다. 음주 후 충분한 산소를 공급해 주면 뇌 활동을 정상화시켜 숙취 해소에 효과적이다.

산소는 우리 몸을 구성하고 있는 모든 세포에 지속적으로 작용해 신진대사를 원활하게 한다. 혈당을 적절히 조절하도록 돕는 구실을 하기 때문에 충분한 산소 공급은 고혈압과 당뇨, 암 등의 예방과 치료에 매우 효과적이다.

7) 어떻게 산소를 마셔야 하는가?

일본에서는 이미 몇 년 전부터 산소를 보충할 수 있는 마시는 산소수 제품들이 새로운 웰빙 트렌드 제품으로 자리 잡고 있다. 미국·캐나다·독일·러시아 등 유럽과 같은 해외 선진국들에서도 마시는 산소 시장은 최근 폭발적 성장을 보이고 있다.

또한 서구에서는 암, 고혈압, 당뇨와 뇌졸중, 만성두통 등 만성질환의 치료에도 필수적으로 사용되고 있다. 그러나 시중에서 판매되는 마시는 산소는 일회용이고 부피도 커서 휴대가 불편하며 흡수율이 낮아 그 효과는 미지수다.

고압산소를 마실 수 있으면 좋겠지만 매일 병원의 고압 산소실에 갈 수도 없는 실정이다. 다행히 최근에 세계 최초로 미국 나사(NASA)에서 우주인을 위한 음료용 액화 용해산소를 개발한 것을 국내 업체에서 수입판매(미국FDA, 한국 식약청 승인)함으로써 비로소 우리도 액체산소를 믿고 마실 수 있는 시대가 도래했다.

고농도 산소 농축액(100,000ppm)을 휴대하기 쉬운 작은 병으로 만들어 주머니나 핸드백에 넣어 다니면서 물을 마실 때마다 몇 방울씩 떨어뜨려 마시는 아주 편리한 방법으로 고농도 산소를 마실 수 있게 되었다.

우리는 얼핏 공기 좋은 곳에서 살면 액체산소를 굳이 마시지 않아도 될 것으로 생각하기 쉬우나 물에 녹은 산소가 세포조직에 흡수되는 속도는 공기 중의 산소에 비해 10배 이상 빠르다. 우선 폐로 흡수되는 산소는 8% 정도가 활용되는 반면 산소가 액체 용해산소를 통해 위와 장을 통해 흡수된 산소는 약 43%가 활용이 된다.

용해산소는 쉽게 설명하면 사이다에 이산화탄소를 녹이듯이 혈액에 산소를 녹이는 방법과 같다. 암과 같은 만성질환 치료를 위하여 고농도 용해산소를 먹는 경우에는 장기간(최소 3~6개월 이상) 꾸준히 마셔야 한다.

※예: 생수 한 컵 150cc 기준 산소량 0.0012cc, 생수 한 컵 150cc에 고농도 산소농축액 15방울을 섞었을 때 산소량 0.1512cc, 일반생수의 126배, 30방울을 섞으면 약 250배로 생수 250컵을 마신 것과 같다. 30방울을 섞어 6컵을 마신다면 일반생수 한 드럼(200ℓ)보다 많은 225ℓ를 마신 것과 같다.

물의 산소함유량(PPM)

강물	호수	바다	수도	생수	탄산음료	끓인 물	용해 산소
10	7	5	6	8	2	0	1,000

8) 누가 먹어야 하는가?

암을 비롯한 만성질환을 가진 사람은 필수적으로 마셔야 한다. 또한 무병장수를 원하는 건강한 사람도 효과가 불분명한 수십만 원 하는 보약보다 훨씬 확실한 보약이 될 것이다.

① 암환자, 고혈압, 당뇨, 뇌졸중(중풍), 치매, 간경화, 관절염, 동맥경화와 같은 각종 만성질환환자
② 흡연자, 두통이 심한 사람, 빈혈증 환자, 임산부
③ 지하실이나 실내 근무자, 장시간 운전자
④ 매연이 많은 곳이나 공기오염이 심한 곳의 거주자
⑤ 술을 자주 마시는 사람
⑥ 허약한 체질이나 피부질환이 심한 환자
⑦ 흰머리, 탈모가 심한 자
⑧ 스트레스를 많이 받거나 운동선수, 수험생 등
⑨ 주름살이나 검버섯이 많거나 노화가 빠르다고 생각되는 사람
⑩ 식곤증이니 졸음을 퇴치하고자 할 때

4. 산소가 삶에 미치는 효능

1) 산소 부족 해소(두통, 답답증 해소)

밀폐된 공간에서 다수의 인원이 거주할 때 1인당 30리터/시간의 산소를 사용하므로 산소가 부족하게 되어 답답함을 느끼게 되고 두통 등의 증상이 나타난다. 이때 산소발생기로서 산소공급을 하게 되면 쾌적한 환경조성이 된다.

2) 집중력 향상

두뇌를 많이 사용하는 사람의 경우 산소사용량이 상대적으로 많아지므로 외부의 산소를 지속적으로 유입시켜 주변의 산소농도를 높여 줄 필요가 있다. 이때 산소발생기로서 산소공급을 하게 되면 자주 외부환기를 시켜 주는 번거로움 없이 계속 집중하여 일을 수행할 수 있다.

3) 피로회복 속도 증가

주취, 과로 등으로 피로한 경우 대부분의 경우 혈액순환을 원활하게 해 주면 피로가 해소된다. 산소는 피 속의 헤모글로빈과 결합하여 혈액순환을 원활히 해 주므로 산소발생기로써 산소공급을 해 주면 상태가 좋아진다. 특히 주취해소가 잘 안 된 상태는 체내에 녹아 있는 알코올을 분해하기 위하여 피 속의 산소를 많이 소모하여 산소가 절대적으로 부족한 상황이므로 정상적인 일반공기 중의 산소호흡으로서는 숙취해소가 단시간 내에 불가능하다.

주취 후 취침할 방에 산소발생기를 작동하여 22~23% 수준의 산소농도를 유지한 상태에서 취침하거나, 고순도(80%)의 산소를 30분 정도 집중 흡입하면 숙취해소효과를 즉시 느끼실 수 있다. 라스베이거스 카지노에서는 고객의 피로회복, 쾌적도 확보를 위해 객장에 산소발생기를 가동시키고 있다.

4) 악취제거

주변냄새탈취, 수조용존산소보충, 피부활용 등 여러 용도로 적용될 수 있다.

5. 산소공급이 필요한 경우

일상적인 상황에서는 대기 중의 평균 산소농도인 20.9% 정도의 산소로도 생활에 불편함이 없다. 다만, 환기가 잘 이루어지지 않은 경우와 밀폐된 공간에서 장시간 지내는 경우에는 산소농도가 약 19~20% 정도까지 저하되는 경우가 있으며, 이 경우 추가적인 산소보충은 활기찬 삶을 유지하는데 절대적으로 필요한 사항이다.

1) 음주하시는 분

산소 부족에 제일 민감한 것은 뇌 조직이다. 음주를 하게 되면 체내에 축적된 알코올을 분해하기 위해서 체내 산소를 다량으로 소비하기 때문에 뇌가 산소 부족 상태에 빠지게 되는 것이다. 취중에 산소를 호흡하면 의식이 정상화되고 주의력이 향상된다. 또한 과음한 날 밤 취침 전이나 다음 날 아침 숙취가 깨지 않은 상태에서 사용하면 하루를 쾌적하게 보낼 수 있음은 틀림없는 사실이다.

2) 매연에 시달리는 운전자 분들

인체에 나쁜 영향을 주는 배기가스 중 특히 뇌에 악영향을 끼치는 것은 일산화탄소이다. 예를 들어 도심권 터널을 통과할 때 혼탁한 공기를 들이마시게 되면 혈중 산소 포화도가 저하된다. 심한 경우엔 기분이 나빠지거나 머리가 아플 때도 있을 것이다. 이럴 때 산소를 마시면 상쾌함을 되찾을 수 있다. 헤모글로빈에 강력히 부착되어 산소의 활동을 방해하는 일산화탄소를, 다량의 산소흡입으로 신속히 줄이므로, 산소가 가득 찬 신선한 피로 교체되기 때문이다. 매연으로 인한 운전 시의 졸음, 두통, 호흡곤란 등을 산소 호흡으로 모두 호전시킬 수 있다.

3) 두뇌를 혹사당하는 수험생, 고시생, 회사원 등

산소는 독서실과 같이 밀폐된 실내와 난방으로 인해 멍하여진 머리를 맑게 해 줌으로써 학습 효율을 극대화시키고 건강을 지켜주는 역할을 한다. 따라서 수능시험에 대비해 늦은 밤까지 고생하는 수험생들이나, 고시생, 야근에 지친 직장인들에게는 필수품이 될 것이다.

4) 노인성 치매 예방

노인성 치매 예방 대책에도 산소흡입이 큰 효과를 올릴 수 있다는 주장이 있다. 현대사회에서 흔히 볼 수 있는 산소 부족 현상 가운데, 특히 주목되고 있는 것이 바로 노인성 치매 문제이다. 노망증에는 '뇌혈관성 치매'와 '뇌위축성 치매'의 두 종류가 있다. 현재까지 확인된 바에 의하면 뇌위축성 치매에 걸린 환자의 경우는 같은 연세의 건강한 노인에 비해, 혈류량이 현저히 저하되어 있으며 동시에 혈중의 산소량도 저하되어 있는 것으로 나타났다. 산소가 인체에 미치는 영향에 대해서 오랜 연구를 계속하여 온 永富公太郎 박사는 노인성 치매와 산소 부족 간의 관계에 대해 다음과 같은 연구 결과를 발표했다. "예컨대, '야간치매'라 할 수 있는 증상이 있다. 즉 낮에는 정상적이나, 밤이 되면 어느 시간대에 극단적으로 활동적으로 변하는 증세를 말한다. 한밤중에 갑자기 일어난다거나 매우 흥분된 상태로 활동하는 것인데 아침이 되면 밤중에 한 행동에 대해 전혀 기억이 없는 경우이다. 이것을 '야간치매'라 하는데 이런 환자에게 저녁에 산소를 흡입시키면 그날 밤에는 이런 현상이 일어나지 않는다." 우리의 신체에는 밤과 낮의 리듬이 있다. 밤이 되면 호흡수도 맥박수도 적어진다. 그런데 이런 노인에겐 정상적인 수면에 도달할 수 있는 최저 산소필요량이 뇌에 공급되지 않기 때문에 야간치매 현상이 일어나는 것이다. 수면이 아니라 의식이 저하되어 있는 상태이기 때문이다. 그러기에 산소를 흡입하면 명백한 효과를 보게 되는 것이다.

노인치매에 대해선 아직 완벽한 설명에 이를 만큼 연구가 진행되지는 못하였지만 산소흡입을 일정 기간 계속하면 주의력이 매우 좋아지는 것만큼은 확실한 사실이다. 그만큼 의식이 선명해지기 때문이다.

5) 스트레스로 불면에 시달리시는 분들

산소와 건강에 대하여 주목할 만한 사실은 산소가 스트레스 해소에 대단히 효과적이란 것이다. 현대사회에서의 스트레스는 비즈니스맨에 국한되지 않는다. 주부나 아이들까지도 여러 가지 자극이나 심리적 현상으로 인해 흥분한다거나 하는 등의 스트레스의 영향을 상당히 많이 받고 있다. 밤이 되어도 긴장감은 가시지 않고 계속되어 잠이 오지 않는다거나, 흥분이 계속되는 경우가 많다. 이럴 때 산소를 공급하면 긴장이 풀리고 편히 잠들 수 있다.

그렇다면 산소에 어떤 신경 안정제 작용이 있단 말인가? 스트레스와 산소와의 관계를 생각해 보자. 심호흡을 하면 마음이 진정된다. 즉 산소를 흡입하면 매우 침착해지는 현상이 나타난다. 침착하여진다는 것은 2~3분 만에 맥박 횟수가 줄어들고 혈압이 내려가는 현상이 나타남을 의미한다. 그러므로 혈압이나 맥박을 약물 진정제를 사용하여 강제로 내리는 것보다는 산소를 흡입하여 아무 부작용 없이 자연스럽게 정상화시킴으로써 스트레스를 해소하는 편이 훨씬 더 효과적일 것이다.

6) 임산부의 산소공급을 위하여

임산부는 태아와 함께 호흡하며 태아와 함께 살아간다. 무엇이든지 2인분이다. 따라서 다량의 산소를 산모에게 공급하면 산모의 피돌기가 원활해짐으로써 신선한 피와 함께 공급되는 영양분을 태아와 임산부에게 고루 나누어 줄 수 있게 되는 것이다. 산소는 산모와 태아의 영양 및 건강을 지켜주는 안전하고도 효과적인 방편이다.

7) 피부미용이 필요하신 분들

산소의 미용 효과는 이미 널리 알려져 화장품 업계의 '핫이슈'가 되고 있을 정도이다. "산소 미인……", "산소 같은 여자……" 등등……. 순수한 산소를 충분히 호흡하면 세포에 활력을 주어 건강한 몸과 탄력 있는 피부를 유지할 수 있게 된다. 또한 산소를 세면 시나 목욕 시에 물에 직접 투입하면 투입된 산소 중 상당량이 물에 녹아 용존 산소화됨으로써 세면 시나 목욕 시에 피부에 직접 산소 호흡을 시켜 주는 효과를 낳게 된다. 따라서 공해와 스트레스에 찌들고 지친 피부는 탄력과 활기를 되찾고 안색이 맑아지게 된다.

6. 산소가 피로회복 및 인체에 미치는 영향

충분한 산소가 인체에 공급되면 피로회복 및 숙취해소 대뇌활동 촉진을 통한 기억력 및 사고력 증진에 효과가 있다.

술 마신 다음 날 피부가 푸석푸석한 느낌이 드는 것은 산소 부족 때문이다. 술을 많이 마시면 알코올을 분해하기 위해 산소가 많이 소비된다. 산소 흡입량이 소비량을 따라가지 못해 이런 현상이 나타나는 것이다. 술 마신 후 두통이나 어지럼증에 시달리는 것도 같은 원인에서 비롯한다. 잦은 폭음은 산소 부족으로 일어나는 많은 질병에 노출될 가능성을 그만큼 크게 한다.

산소 소비량은 뇌-폐-심장-간장-신장-췌장 순으로 많다. 뇌가 성인 체중에서 차지하는 비율은 불과 2%이지만 산소 소비량은 전체의 25~30%이다. 뇌세포가 활동하는 데 특히 많은 산소가 필요하기 때문이다. 하루 동안 뇌에 순환하는 혈액은 약 2,000ℓ다. 드럼통으로 10통분에 해당하는 양이다. 이렇게 많은 양의 혈액을 통해 끊임없이 뇌에 산소를 공급하고 있는 것이다. 이러한 보급 루트에 문제가 생겨 산소 부족 현상이 일어나면 뇌에 치명적이다.

산소 부족 상태가 누적되면 암으로 발전할 가능성도 있다. 세포호흡 연구로 1931년 노벨생리의학상을 수상한 독일 과학자 바르부르크는 "산소 결핍이 암을 유발한다"고 주장했다. 적혈구(헤모글로빈)의 질이 나빠지거나 양이 감소되면 체내 조직에 충분한 산소가 전달되지 않아 암 세포가 발생하기 쉽다는 것이다.

뇌뿐만이 아니다. 폐와 심장은 인간의 몸에 산소를 공급하는 가장 중요한 기관이다. 폐에는 좌우 약 7억 개의 폐포가 있다. 이 폐포가 산소를 받아들여 혈관에 보낸다. 그러면 심장은 펌프작용을 해 산소를 체내 곳곳에 보낸다. 심장은 살아 있는 동안 계속 박동하여 매분 70회씩 1일 약 10만 회 움직인다. 일생을 80세로 잡으면 약 30억 회가 된다. 심장이 이토록 쉼 없이 움직일 수 있는 유일한 에너지원은 관동맥으로부터 주어지는 산소이다. 따라서 인체에 산소 흡입량이 줄어들면 이 에너지원이 감소되어 심폐 기능이 나빠진다.

최근 들어 산소 호흡기 – 산소 카페 등 산소 사업이 번창하고 있다. '산소 마케팅'이라는 이름까지 등장했다. 환경오염 등으로 부족해진 우리 몸의 산소를 보충하기 위한 방편에 초점을 맞춘 것이다. 산소가 부족했을 때 일상적으로 발생할 수 있는 질병을 알아보자.

▶ 뇌 – 뇌졸중

산소 공급이 끊어지면 뇌의 활동은 곧바로 중단된다. 그 상태로 30초가 계속되면 뇌세포가 파괴되기 시작한다. 그리고 2~3분이 지나면 재생 불능 세포가 나타난다.

어른의 몸속에는 60조~70조 개의 세포가 있다. 이 세포 안에는 미토콘드리아라는 생체에 필요한 에너지를 만들어 내는 조직이 있다. 이 조직이 활동하려면 산소가 필요하고, 산소가 잘 공급되려면 혈액순환이 원활해야 한다. 만약 혈액순환이 잘 되지 않아 산소와 영양분이 제대로 공급되지 못했을 때는 허혈증이 생긴다. 뇌졸중으로 알려진 중풍은 바로 이 허혈증으로 인해 뇌세포에 산소 공급이 끊겨 뇌세포가 죽어 생기는 병이다. 죽은 뇌세포가 뇌혈관을 좁히거나 막았을 때 또는 그로 인해 혈관의 압력이 증가해 터졌을 경우 중풍으로 이어지는 것이다. 이 병이 암 다음으로 많아 현대인의 사망 원인 2위를 차지한다. 우리에게 산소 부족 현상이 얼마나 많이 일어나는지 증명하는 예이다.

산소 부족 현상을 초래하는 흡연은 그래서 매우 위험한 기호품이다. 고혈압-당뇨병-고지혈증-비만-과식-과음-과로-스트레스-운동 부족-피임약 남용 등 잘못된 생활습관도 뇌졸중의 중요한 원인이 된다.

▶ 암 발생률 증가

산소 부족 상태가 누적되면 암으로 발전할 가능성도 있다. 세포호흡 연구로 1931년 노벨생리의학상을 수상한 독일 과학자 바르부르크는 "산소 결핍이 암을 유발한다"고 주장했다. 적혈구(헤모글로빈)의 질이 나빠지거나 양이 감소되면 체내 조직에 충분한 산소가 전달되지 않아 암 세포가 발생하기 쉽다는 것이다.

▶ 눈 – 안구건조증과 각막부종

우리 눈은 대기 중의 산소를 눈물에서 공급받는다. 눈물에는 대기 중의 산소가 녹아 있다. 눈은 이 산소를 흡수함으로써 호흡할 수 있는 것이다. 눈물이 부족하면 당연히 눈이 쉽게 충혈되고 피로해진다. 안구건조증은 공기나 먼지 등을 여과하는 역할을 하는 눈물이 부족하기 때문에 생기는 질환이다. 잠잘 때에는 눈 뜨고 있을 때의 3분의 1 정도가 결막 혈관을 통해 공급된다. 이때 산소 공급이 적으면 저산소증을 야기할 수 있다.

각막부종도 눈에 산소가 부족해서 생긴다. 콘택트렌즈를 너무 단단하게 또는 장시간 착용할 때 눈물층이 공기와 차단돼 산소가 원활하게 공급되지 않는다. 이로 인해 각막에 부종이 생기면 시력이 떨어지고 빛 주위에 테두리 같은 섬광이 보이게 된다. 콘택트렌즈를 빼고 다시 빛을 쳐다봤을 때 여전히 섬광 현상이 없어지지 않으면 각막부종을 의심해 볼 수 있다.

눈의 산소 부족에 의한 각막부종을 방지하려면 잘 때는 반드시 렌즈를 빼고 렌즈와 렌즈 케이스를 철저히 소독해야 한다. 식염수는 작은 용량의 소독된 정품을 구입하되 너무 오래 사용하지 않도록 한다.

▶ 귀 – 이명

우리 뇌 속의 산소가 부족하면 이명이 생길 수 있다. 난청 역시 내이에 혈액이 제대로 공급되지 않아 산소가 부족하거나 신진대사가 활발하지 않아 생길 수 있다.

이명은 의학적으로 '귀에서 들리는 소음에 대한 주관적 느낌'이라고 한다. 계속 울리는 풀벌레 소리, 라디오 주파수를 찾을 때 나는 찌직거리는 소리, 기계 돌아가는 소리, '쉬' 하는 김새는 소리 등이 대표적이다.

귀의 안쪽 부분(내이 - 內耳)의 청신경이 손상되면 그 손상된 청신경에서 저절로 나는 소리이다. 혈관의 기형이나 등골 근육의 경직성 수축 때문에 이명이 생기기도 한다.

그러나 이명은 단순히 귀만의 문제가 아니다. 우리 뇌 속의 산소가 부족해도 생길 수 있기 때문이다. 이명으로 인한 난청 역시 내이에 혈액이 제대로 공급되지 않아 산소가 부족하거나 신진대사가 활발하지 않아 생길 수 있다. 이명을 치료할 때 혈관확장 - 혈류개선제나 신진대사를 활발하게 해주는 약이 주로 쓰이는 것은 그런 이유에서다.

때문에 산소 부족으로 혈액순환에 장애가 생기지 않도록 하는 일 역시 이명으로 인한 난청을 예방할 수 있는 방법이다. 중요한 것은 청신경을 손상시키지 않도록 하는 일이다. 일상생활에서 시끄러운 음악 대신 자연의 음을 많이 듣고, 귀에 자극이 되는 소리를 멀리하는 등의 노력이 중요하다.

▶ 코 - 주간과다졸림증

코골이가 문제되는 것은 코골이 자체가 아니라 수면무호흡증 때문이다. 수면무호흡이란 코를 골다가 갑자기 숨을 쉬지 않는 것으로 1회에 10초 이상 지속하는 숨 끊어짐 현상이 1시간에 5회 이상일 때에 해당된다.

수면무호흡은 잠자는 동안 몸속의 산소가 부족해지는 저산소증을 유발한다. 그렇게 되면 반사적으로 모든 혈관이 수축된다. 이렇게 반복적인 산소 부족과 잠에서 자주 깨는 흥분상태를 지속하면 폐와 심장, 그리고 전신의 혈관에 악영향을 미친다. 고혈압 - 심근경색 - 뇌졸중을 유발하거나 악화시킬 수 있는 것이다. 혈액 속의 산소량이 줄어 남성의 경우 발기부전을 초래할 수도 있고, 피곤하고 신경질적으로 만들어 발기능력 및 성욕을 저하시킨다는 학계의 보고도 있다. 이런 무호흡 상태가 계속되면 각성중추가 몸을 뒤척이게 하므로 깊은 잠을 자지 못하고 수시로 깨게 된다. 이 때문에 낮시간 동안 주간과다졸림증이 오게 된다. 주의집중이 안 되고 판단력이 흐려지는 등 일상생활을 하는 데 지장을 초래하는 것이다.

가장 좋은 치료법은 코골이의 원인 제거이다. 규칙적인 운동으로 산소를 들이마시는 폐 활동을 증진시킬 수도 있다. 수면무호흡이 심한 경우 인공호흡기를 사용, 잠자는 중에도 기도로 산소를 밀어 넣는 방법도 있다. 비만이 원인이라면 체중 조절을 해야 한다.

▶ 심장 – 심혈관계 질환

산소가 제대로 공급되지 않아 발생하는 질환에는 심장혈관계 질환인 협심증과 심근경색이 있다. 심근(심장의 벽)에 필요한 산소 소비량에 비하여 심근으로 보내는 산소량이 줄어들어 심근에 산소 부족 상태를 조래하기 때문이다. 이로 인해 심근에 피가 모자라는 심근허혈상태가 되고 협심증 – 심근경색 등의 증상이 생긴다.

협심증은 심장근육으로 가는 피의 흐름이 줄어들어 심근에 산소와 영양 공급이 불충분하여 가슴 한복판에 통증을 느끼는 질환이다. 심근경색증은 심장에 산소와 영양을 날라주는 관상동맥의 일부가 막혀, 혈류가 중단되어 심근이 썩는 병이다. 흡연자에게 심근경색증이 많은 것은 심장에 흡수되는 산소 부족 때문에 나타나는 현상이다.

▶ 태아 - 저체중과 정신지체

산모의 배 속은 고산지대보다 산소가 희박하다. 산모가 여러 가지 장애로 충분한 양의 산소를 흡수해 태아에게 보내주지 못하면 저체중아나 정신지체아를 낳기 쉽고, 나아가 조산과 유산의 위험도 높아진다.

태아는 모체를 통해서 산소를 받아들이므로 산모에게는 항상 신선한 공기를 들이마시는 것이 중요하다. 적당한 운동은 혈액을 활발하게 순환시켜 아기에게 신선한 영양과 산소를 전달해 준다. 또 숨을 깊숙이 들이마시는 복식호흡은 태아에게 충분한 산소를 공급할 수 있어 바람직하다. 양손을 배 위에 돌려놓고 깊이 숨을 들이마셔 배를 부풀린 채로 잠시 숨을 멈춘 후 천천히 내쉬는 복식호흡을 익혀두도록 하자.

▶ 피부 - 노화와 트러블

사람은 코와 입으로만 산소를 마시는 것이 아니다. 피부호흡이 전체 호흡량의 0.6% 정도를 차지한다. 하지만 여성은 짙은 화장과 화장품 찌꺼기로 인해 피부호흡을 제대로 하지 못하는 경우가 많다. 이렇게 피부호흡 통로가 막혀 산소를 충분히 공급받지 못하면 피부노화나 트러블을 유발한다. 피부에 산소 공급이 원활하지 않음으로써 생기는 예는 쉽게 볼 수 있다. 간단한 예로 손에 상처가 났을 때 의료용 밴드를 붙인 후 몇 시간이 지난 뒤에 풀어보면 밴드를 붙인 부위의 살갗이 하얗게 변해 있고 탄력이 없어진 것을 볼 수 있다.

피부가 공기 중의 산소를 흡입하지 못했기 때문에 생긴 현상이다. 피부 궤양(헐어서 짓무르는 상태)을 치료할 때 붕대나 반창고를 사용하면 상태를 더욱 악화시킬 수 있는 것이다.

이렇듯 산소는 생명유지에 꼭 필요한 중요한 물질이지만 모든 것에는 선과 악, 동전의 앞면과 뒷면이 있듯 산소 역시 두 가지 얼굴을 가지고 있다. 피부는 산소를 적절히만 받아들인다면 피부미용은 물론 피부질환도 예방할 수 있지만 반대로 너무 많이 받아들인 산소는 오히려 악영향을 미칠 수도 있다. 건선이나 습진과 같이 피부세포가 과다하게 증식해서 생기는 질환은 산소 공급을 차단하는 것이 증상 완화에 도움이 된다. 중풍 역시 마찬가지다. 응급 치료를 위해서는 많은 산소가 필요하지만 산소 공급이 과하면 산소 스트레스 때문에 오히려 조직에 손상을 줄 수 있다.

산소가 불필요하게 많이 몸속으로 들어오면 산소 대사과정에서 생기는 활성산소(프리라디칼)가 우리 몸에 심각한 해를 줄 수 있다. 쇠도 산소가 닿으면 녹이 슬고, 과일도 한 입 베어 물고 놔두면 산화되어 먹을 수 없게 되는 것과 같은 현상이다.

도움말: 이주헌(강동성심병원 신경과 교수) – 김광범(인천 삼성안과 원장) – 정하원(청담서울이비인후과 원장) – 안철민(영동세브란스병원 호흡기내과 교수) – 이하린(아름다운피부과 원장) – 박태동(인천 미래와희망 산부인과 원장)

7. 젊고 건강한 삶 – 산소의 재발견

"산소 같은 너♪ ♪" 최근 가장 잘나간다는 한 아이돌 그룹의 노래 제목이다. 산소와 같아서 자신에게 없어서는 안 된다는 노랫말처럼 인체 활동을 위해서는 산소의 존재는 필수적이다. 산소가 생명을 유지하는 기본적인 기능 외에 피부 노화 방지는 물론 인체 곳곳에서 이로운 작용을 한다는 것은 널리 알려진 바이다. 때문에 산소를 활용한 제품과 마케팅이 적극적으로 펼쳐지고 있다. 기존 산소 제품은 산소 카페를 비롯해 휴대용 산소캔, 공기발생 공기청정기 등 주로 공기를 발생시켜 흡입하는 방식이 대부분이었지만 최근에는 진화를 거듭해 마시는 산소수, 바르는 화장품, 그리고 이제는 산소 소주에 이르기까지 활용 영역을 넓히고 있다.

▶ 산소의 기능

산소의 가장 대표적 기능은 물론 생명 유지 기능이다. 대기의 20.9% 정도를 차지하는 산소는 인체 세포 내에서 에너지를 생산하고 모든 기관과 조직세포들이 기능을 수행해 생명을 유지할 수 있게 해 준다. 특히 산소가 두뇌에 공급되면 집중력과 사고력이 향상되고 두통이 완화된다. 소화기능과 신진대사를 증진시켜 신속한 이뇨작용을 일으킴으로써 인체의 독성물질을 원활히 배출시키고 피부세포 재생력을 높이기도 한다. 이에 피부 노화 방지에 도움을 줘 젊고 탄력 있는 피부를 유지시켜 주기도 한다. 게다가 산소는 세균이나 바이러스가 번식할 수 있는 환경을 억제해 신체 저항력을 높이고 피로 해소를 촉진하는 역할을 하기도 한다. 흡연이나 공기오염으로 인한 체내 산소 부족현상을 막아준다.

과음으로 축적된 아세트알데히드의 분해를 촉진시켜 숙취 해소에도 산소가 필수적인 것으로 나타나고 있다.

▶ 바르는 산소

산소가 피부 노화를 늦춘다는 효능이 밝혀지면서 산소를 피부에 좀 더 공급하기 위해 등장한 것이 이른바 바르는 화장품.

피부가 호흡하는 산소의 양은 전체 호흡량의 0.6% 정도를 차지하는데 이는 피부 세포 간의 호흡을 강화시켜 피부 속 독소와 노폐물을 원활히 배출시키고 피부대사를 활발하게 해 피부를 더욱 젊어지게 하기 때문이다. 해외에서 산소 화장품은 이미 대중화된 상황.

미국 할리우드 스타들이 즐겨 찾는다는 것으로 알려진 한 해외 브랜드의 산소발생 화장품은 특허받은 산소발생 조성물이 피부에 닿으면 산소와 물을 발생시키고 산소압에 의해 피부에 영양분이 저절로 침투되는 원리를 기초로 한다.

영화「브리짓 존스의 일기」여주인공 '르네 젤 위거'가 영화를 위해 살을 찌웠다가 다시 뺄 때 이 브랜드의 보디 제품을 사용해 몸매를 회복했다는 일화가 전해지기도 한다.

국내에서도 산소를 이용한 화장품이 속속 등장하고 있다.

지난해 미샤는 산소거품 발생기능을 적용한 '이펙츄얼 오투(o2) 버블 클렌저'를 출시했다.

'이펙츄얼 오투(o2) 버블 클렌저'는 젤 타입의 클렌저로 '오투 캐리어' 기술을 적용, 피부에 닿으면 문지르지 않아도 산소 방울 거품이 자동적으로 발생해 피부 자극 없이 딥 클렌징을 해 준다는 것이다. 여기에 LG 생활건강도 '이자녹스 에어팩트'를 출시했다.

'이자녹스 에어팩트'는 도자기를 굽듯 파우더 반죽에 공기를 주입시켰다

가 건조시키는 '에어인젝션 공법'을 도입해 다시 수정이 필요 없이 가벼운
밀착감을 강조했다.

▶ 마시는 산소

산소를 흡수하는 방법은 이제 더 이상 호흡으로 들이마시는 데 국한되지
않는다. 헝가리 출신 의사 마리아 조이탈은 논문을 통해 "음용으로 섭취된
용존산소는 호흡기관을 통해 섭취된 산소에 비해 각 세포조직에 흡수 전달
하는 속도가 10배 이상 빠르며 근육 세포와 세포재생 과정에서도 강력한
기능을 발휘한다"는 내용을 발표하기도 했다.

마시는 산소를 실현하는 대표적인 유형은 바로 산소를 담은 음용수다.
이에 미항공우주국(NASA)은 우주인의 산소호흡을 원활하게 돕기 위한 액
체 형태의 음용 산소를 개발했다.

이러한 산소의 특성을 이용해 액체에 산소를 녹여 넣는 산소제품들이 속
속들이 등장하고 있다. 그 선두가 바로 산소수다. 이미 미국이나 일본, 유
럽지역에서 많은 인기를 얻고 있는 산소수는 일본에서만 2006년 한 해에
약 5,000만 병이 판매되기도 했다.

미국 BIO₂사가 개발한 AO₂(아쿠아 옥시즌)는 60㎖에 12만 8,000원으로
현재 시판되고 있는 생수 중 가장 비싸다. 우주인들을 위해 개발한 기능성
음료였던 AO₂에는 무려 산소가 10만ppm이 들어 있다. 일반 1급수의 물에
10ppm의 산소가 들어 있는 것과 비교해 가늠하기 힘들 정도로 많은 양의
산소가 들어 있는 것.

한국산소수는 용존산소량이 150ppm에 달했던 기존의 '라이브오투 150'

의 후속으로 '미네랄 O₂150α'를 내놓았다. 청량감을 높이기 위해 미네랄 성분을 추가하는 대신에 용존산소량은 110ppm으로 다소 낮추었다. 농심은 독일산 산소수인 '파워오투'를 아델호츠너사에서 소량 수입해서 판매하고 있다. 파워오투는 알프스 산맥의 만년설이 녹아 암반층을 통과한 청정수에 산소를 주입한 무탄산 무색소의 산소함유 음료다. 일반 생수에 비하면 비교적 높은 가격임에도 젊은 층을 중심으로 선호도가 높다.

8. 저산소증 세포손상 유전자 세계 첫 규명

인간 등 동물의 세포나 조직 또는 특정 장기에 산소공급이 감소할 경우 특정유전자가 세포를 손상시키거나 사멸시킨다는 사실이 국내 연구진에 의해 밝혀져 뇌경색이나 심근경색증, 만성 퇴행성질환 등의 치료법 개발에 중요한 단서가 될 것으로 기대되고 있다. 경희대 의대 병리학교실 박재훈 교수는 세포나 조직, 장기에 원활한 산소공급이 이뤄지지 않아 저산소증에 노출될 경우 '녹사(Noxa)'라는 유전자가 세포의 손상 또는 사멸에 관여한다는 사실을 규명했다고 밝혔다. 녹사(Noxa)가 세포를 죽일 수 있는 살상 유전자라는 사실은 이미 알려져 있었으나 저산소증으로 인한 세포 손상과 사멸과정에 깊이 관여한다는 것은 이번에 처음으로 밝혀진 것이다. 박 교수의 연구결과는 세계적인 학술지인 '분자세포생물학회지'(MCB) 1월호에 논문으로 게재됐다. 박 교수는 실험용 쥐를 대상으로 한 실험에서 뇌 세포에 산소공급을 줄이자 녹사 유전자 발현량이 증가하면서 세포가 손상되거나 죽는다는 사실을 발견하고 이 녹사를 차단하자 세포손상이 크게 줄어들었다고 설명했다.

이번 연구결과는 대기오염 지역에서 장시간 거주하거나 특수한 작업장, 고산지대 등 환경적 요인이나 질병, 흡연 등에 의한 폐활량 감소로 인한 현대인의 저산소증에 새로운 치료법을 제시할 것으로 기대되고 있다.

저산소증이나 산소공급이 차단되는 허혈증은 뇌경색, 심근경색증, 만성 퇴행성질환 등의 원인이 되고 있다. 박 교수는 "이번 연구는 세포와 실험동물 수준에서 이뤄진 기초적인 연구"라면서 "수많은 인자가 복합적으로 작용하는 인체 질병에 실제 적용하기까지는 앞으로 추가적인 연구가 필요하다"고 말했다

<출처: 연합뉴스 2004. 02. 19>

9. 유해산소

건강을 위협하는 존재로 빠지지 않는 활성산소. 산소가 몸속에서 음식물과 결합하는 과정에서 생겨나는 유해산소로, 우리 몸의 세포와 DNA를 공격해 각종 만성질환과 노화를 불러오는 주범이다. 때문에 활성산소에 대한 잘못된 속설도 많은 편이다. 활성산소에 대한 올바른 상식을 통해 활성산소의 공격에서 벗어나는 방법을 배워보자. 특히 중년 이후에는 활성산소를 제거하는 능력이 떨어지므로 항산화 습관을 들이는 것이 바람직하다.

유해산소는 '산화 스트레스(oxidative stress)'도 비슷한 의미로 쓰인다.

유해산소의 정반대에 있는 것이 항산화 성분이다. 유해산소를 없애는 물질을 가리킨다. 유해산소는 흔히 노화의 주범으로 통한다. 만성질환의 90%는 유해산소와 관련이 있다. 위장 장애·두통·피로·무력감 등에서 백내장·심장병·뇌졸중·동맥경화·신장질환·관절염·치매·암 등에 이르기까지 질병의 산실이다.

▶ 몸의 배기가스

호흡을 통해 몸 안에 들어온 산소는 혈관을 따라 몸 구석구석으로 퍼진다. 이때 산소가 건강에 늘 이로운 존재만은 아니다. 우리가 마신 산소는 숨을 쉬거나 음식을 소화시켜 에너지로 바꾸는 도중 불안정한 상태로 변한다. 이것이 유해산소이다. 들이마신 산소의 2～5%는 유해산소로 변한다. 음식을 먹으면 부산물로 유해산소가 발생하는데 이를 '신체의 배기가스'라고 비유하기도 한다.

▶ 노화 부르는 주범

인체의 노화 과정은 흔히 비유된다. 한쪽엔 유해산소, 다른 쪽엔 이를 없애는 항산화 성분이 놓여 있다. 젊을 때는 시소가 팽팽한 균형을 이룬다. SOD·글루티온 과산화효소 등 몸에서 생성되는 강력한 항산화 효소 덕분이다.

그러나 SOD의 생성량은 20대를 정점으로 서서히 감소한다. 나이가 들면 유해산소 쪽이 점점 무거워져 시소가 기울게 된다.

▶ 적게 먹으면 유해산소 감소

'젊음의 시소'를 다시 움직이게 하는 데는 SOD 같은 강력한 항산화 효소의 보충(섭취)이 가장 효과적인 방법이다. 그래서 합성 SOD가 개발 중이지만 몇 년 더 기다려야 할 것 같다. 그렇다면 남은 방법은 두 가지뿐이다. 하나는 유해산소 생성 억제하기, 다른 하나는 항산화 성분이 풍부한 식품 섭취하기이다.

유해산소 발생을 줄이는 최선의 방법은 소식(小食)이다. 연료를 적게 사용하는 자동차는 배기가스를 적게 배출한다. 마찬가지로 인체의 연료인 음식 섭취를 줄이면 유해산소 발생량이 대폭 감소한다.

▶ 과격한 운동은 삼가야

운동은 유해산소의 생성을 늘린다. 그렇다고 운동을 하지 말라는 얘기는 아니다. 걷기·자전거타기 등 유산소운동을 등에 땀이 약간 밸 정도로 즐기면 체내에서 항산화 효소의 분비가 늘어나 유해산소를 제거해 준다. 무산소운동이나 과도한 운동은 유해산소의 양산에 기여한다.

강남차병원 가정의학과 최준영 교수는 "체력이 감당하기 힘든 운동을 하면 산소·영양분이 근육의 요구량만큼 공급되지 않는다"며 "이때 산소가 부족하다는 사실을 감지해 직접 만들어 내는 것이 유해산소"라고 설명했다.

▶ '비타민의 에이스'

한양대병원 가정의학과 황환식 교수는 "항산화 식품은 유해산소를 없애고 유해산소의 공격을 받아 손상된 세포를 수리해 준다"며 "이는 빨·주·노·초 등 컬러 푸드에 풍부하다"고 강조했다. 항산화 성분은 무슨 특별한 것이 아니다. 비타민의 에이스로 통하는 비타민 A·C·E, 체내에 들어가 비타민 A로 바뀌는 베타카로틴이 대표적인 항산화 성분이다. 비타민 C와 E는 시너지 효과를 나타낸다. 딸기에 아몬드를 올려 먹는 것은 이런 점에서 훌륭한 간식거리라고 본다.

1) 복식·영양제 등을 통해 섭취해야 하는 항산화 성분

- 비타민A

면역력 강화. 육류나 물고기의 간에 풍부

- 비타민C

흡연으로 인한 DNA 손상 억제. 풋고추·포도·딸기 등 신선한 과일·채소에 풍부비타민E: 동맥경화·심장병 등 심혈관계 질환 예방에 유효. 호두·잣·아몬드 등 견과류, 곡류의 씨눈, 식물성 기름에 풍부

셀레늄: 지방의 과산화를 막아 세포의 기능 손상 예방. 육류의 내장·해산물·버섯·양배추·효모 등에 풍부

- 카로티노이드

식물성 식품에 든 대표적인 항산화 성분. 베타카로틴(당근·고구마·시금치·호박 등 녹황색 채소에 풍부)·리코펜(토마토·수박 등 붉은색 식품에 풍부)·캡사이신(고추의 매운맛 성분)·푸코잔틴(미역·녹색 채소에 풍부) 등

- 키토산

게 껍데기에 함유된 키틴이 주성분

- 타우린

지방의 과산화를 억제해 세포막의 손상 방지. 염증의 진행 억제. 문어·
오징어 등에 풍부

2) 유해산소로부터 피부를 보호하라

산소는 생명 유지에 있어 필수 불가결하지만, 동시에 건강한 세포를 공
격하는 요소이기도 하다. 에너지 대사 과정에서 남은 산소나 처음부터 사
용되지 않은 산소가 몸에 머물면서 유해산소로 변해 급격한 반응을 일으키
기 때문이다.

이는 단백질이나 유전자에 손상을 일으킬 수도 있는데, 특히 피부와 관
절 등이 부드럽게 움직일 수 있도록 하는 콜라겐과 섬유질을 공격한다는
것이 가장 큰 문제다.

일반적으로 30대에 들어서면서 몸과 피부가 예전 같지 않다는 노화의 징
후를 느낀다.

체력이 하강하면서 기초 대사율이 떨어지고 30세를 전후로 최고치에 달
했던 골밀도가 서서히 낮아지는 시기이기 때문이다.

거기에 오염된 환경과 스트레스 요인에 노출된 생활도 한몫한다. 건강하
고 젊은 피부를 위해서는 몸속을 관리하는 것도 중요하다. 아름다운 피부
의 지름길은 항산화 성분이 풍부한 식품을 습관처럼 섭취하는 것. 토마토

와 고구마의 리코펜, 당근의 베타카로틴, 레몬의 비타민 C, 시금치의 코엔자임, 적포도주의 레스베라트롤, 고추의 캡사이신, 녹차의 카테킨, 콩의 이소플라본, 견과류의 비타민E 등은 건강한 아름다움을 지켜주는 항산화 성분이 가득한 것으로 알려져 있다. 자연 식품을 섭취하기 어려울 때는 기능 성분을 담은 전문 식품으로 영양소를 보충해 주는 것도 좋은 방법이다.

▶ 멜라닌 케어로 피부 속부터 관리하자

유해한 자외선이 피부에 닿으면 그 방어 작용으로 멜라노사이트가 멜라닌 색소를 만든다.

이때 멜라닌 색소가 뭉쳐 신진대사가 둔해진 피부에 침착되면서 기미 등의 잡티가 생긴다.

맑고 건강한 피부를 갖기 위해서는 이미 피부 밖으로 올라온 멜라닌 외에도 피부 안에서 시작되고 있는 멜라닌 색소의 침착을 방지하는 것 또한 중요하다.

따라서 보다 적극적인 미백 케어를 위해서는 얼굴에 바르는 것 못지않게 피부에 좋은 영양소를 섭취하는 것도 신경 써야 한다.

자외선 차단 제품, 미백 기능성 화장품과 함께 오이, 사과, 키위, 오렌지 등 비타민C가 많이 함유된 채소와 과일을 섭취할 것을 추천한다.

피부 미인의 필수 영양소라고 할 수 있는 비타민C는 멜라닌 색소의 생성을 억제하고 이미 만들어진 색소를 엷게 할 뿐 아니라 각종 스트레스, 자외선 등 피부 노화를 촉진하는 외부 자극을 감소시켜 피부를 보호한다.

이미 실험을 통해 비타민 섭취 후 피부 진피 내의 비타민 함량 조사를 했을 때 함유량이 확연히 차이를 보이는 것으로, 먹는 비타민이 혈관을 타고 피부까지 전달된다는 사실이 확인된 바 있다.

하지만 비타민C는 열이나 빛에 불안정하고 수용성이라 섭취 시 저장되지 않기 때문에 매일 꾸준히 섭취하는 것이 매우 중요하다.

▶ 혈액 속 영양을 충분하게 하라

우리나라 여성의 20~30퍼센트가 겪고 있는 빈혈의 주된 원인은 생리 시 출혈로 인한 철분 부족이나 위염, 위궤양 등 위장 질환으로 인한 음식물 섭취의 부족이다.

체중이 급격히 느는(특히 10대 여학생) 경우 혈액량이 함께 증가하는데, 혈액 속 영양소는 상대적으로 부족하기 쉽다.

철분 부족 증상으로 인해 피부 및 입술이 붉지 않고 창백해지며 몸에 힘이 없고 손발이 냉해진다. 또한 머리가 멍해지거나 기억력도 떨어진다.

철분 보충을 위한 최고의 식품은 바다의 비타민이라 부르는 파래. 다량의 철분을 함유하고 있어 한 숟가락의 분량만으로도 하루 섭취량을 채워줄 수 있다. 그 외에도 쇠고기, 미역 등의 해조류, 시금치, 콩류, 굴 등도 철분이 풍부한 식품이다. 피부 신진대사를 도와주는 먹을거리를 통해서도 혈색을 건강하게 유지할 수 있다.

콜레스테롤을 낮춰주는 마늘, 비타민C의 작용을 돕는 비타민P의 함유로 모세혈관을 튼튼하게 해 주는 감귤류, 피부 순환을 촉진하는 각종 유기산과 비타민을 듬뿍 담은 매실 등의 식품으로 몸의 근본을 바로세우는 것이 중요하다.

비타민C는 피부를 촉촉하고 탄력 있게 만들어 주며, 무엇보다 피부를 환하게 만들어 주는 효과가 탁월하다.

▶ **보습의 기초, 물을 보충하라**

물 부족으로 가장 큰 피해를 보는 곳이 바로 피부이다. 나이가 들수록 피부는 물을 저장하는 능력이 떨어지고, 물이 부족하면 배설을 통한 노폐물 배출도 더뎌진다.

원활한 신체 활동과 촉촉한 피부를 위해서는 아무것도 섞지 않은 생수, 즉 용존 산소량이 많고 각종 미네랄을 풍부하게 함유한 물을 하루 8잔 이상 마셔야 한다.

여러 번에 나누어, 천천히 조금씩 씹듯이 마시는 것이 포인트.

아침에 일어나자마자 두 컵을 마시고, 아침식사 30분 전, 오전 10시, 점심식사 30분 전, 오후 4시, 저녁식사 30분 전, 취침 전에 각각 한 컵씩.

이렇게 의식적으로 물 마실 시간을 정해 두는 것도 한 방법이다.

피지 분비량 감소와 건조한 환경은 피부의 수분을 빼앗는 원인이 된다.

이외에 스트레스, 공해, 수면 부족, 다이어트 등도 피부를 건조하게 만든다.

'그냥 조금 건조하다 말겠지'라는 생각으로 소홀히 하지 말고 평소에 적절한 보습 관리를 해야 탱탱하고 촉촉한 피부를 유지할 수 있다.

수분이 부족하다고 느낄 때는 먼저 생활 습관부터 바꾸자.

실내가 건조하다면 가습기를 틀어놓아 공기가 건조해지지 않도록 한다.

세안을 한 다음에는 물기가 다 마르기 전에 보습 성분이 충분한 스킨과 로션을 발라 기초 손질을 꼼꼼하게 하고 보습 크림을 바르거나 보습 효과가 뛰어난 팩이나 시트마스크로 보충하는 것이 좋다.

또 수분과 비타민이 함유된 과일, 비타민A를 많이 함유한 브로콜리, 비타민E가 풍부한 땅콩이나 호두 등의 견과류, 콩, 올리브유, 등 푸른 생선 등을 자주 먹는다.

비타민과 철분으로 건강한 혈색을 되찾자

▶ 비타민B를 섭취하라

비타민B군이 모공 관리와 탄력 있는 얼굴선을 책임진다.

피지가 과잉 분비되면 모공은 분비된 피지를 배출하기 위해 커진다.

피지는 피부 위에서 산화되어 과산화지질이 되고, 이는 각질층에 작용하여 피부 턴오버를 저하시켜 모공을 더욱 두드러지게 한다.

하지만 생활 습관과 식사를 조금씩 변화시켜도 자연스럽게 넓어진 모공이 해결되는 경우가 많다.

채소와 과일 등 건강식 위주의 식생활, 과도한 음주와 흡연 자제, 찜질방이나 사우나의 효과적인 이용, 요가나 명상 등 보디&마인드 컨트롤을 통한 스트레스 해소 등으로 피지 분비를 자극하는 요인을 어느 정도 해소해 줄 수 있다.

특히 비타민B군 중에서도 비타민B6은 피지 분비와 여드름 생성을 조절하고 피부의 유수분 밸런스에 중요한 역할을 하는 것으로 알려져 있다.

그러므로 비타민B6이 함유된 정어리, 연어, 쇠고기, 돼지고기, 양고기, 간, 닭고기, 정제되지 않은 곡물, 바나나, 땅콩, 우유, 달걀, 감자, 콩 등을 많이 섭취하면 피부에 탄력이 생겨 모공도 좁아진다.

적정량의 비타민B6을 식품으로 챙겨먹기 번거롭다면 종합비타민제를 통해 꾸준히 섭취하는 것도 도움이 된다.

▶ **주름을 펴려면 호르몬 밸런스 맞추는 음식을 먹어라**

여성은 폐경이 되기 10~15년 전부터 몇 가지 증후군을 경험하게 된다. 에스트로겐이 감소하면서 피부 윤기를 만들어 주는 피지 분비 역시 감소하게 된다.

피부에 적당한 피지가 없으면 쉽게 건조해지고 피부 변화가 시작되면 탄력을 잃게 되어 잔주름이 점점 깊은 주름으로 번진다.

노화와 함께 떨어지는 피부의 신진대사 능력, 원활치 않은 혈액순환, 호르몬 불균형 등의 내적인 요인이 건조와 함께 피부 주름을 만드는 것이다.

이때는 보습 영양 성분이 농축된 보습 에센스를 꾸준히 바르고, 주 1~2회 정기적인 팩과 함께 신체 내부의 보습에도 신경 써야 한다.

여성 호르몬과 유사한 천연 호르몬 성분을 함유하고 있는 콩과 두부를 먹고, 물을 충분히 마시면 피부 건조를 막을 수 있다.

또한 홍삼, 당귀, 작약 등의 한방 성분은 호르몬과 혈액 부족으로 신체 밸런스가 깨진 여성의 신체 내부 순환을 개선시켜 건강한 피부를 지키도록 돕는다.

녹황색 채소에 많이 함유된 비타민A 역시 피부 신진대사를 촉진하는 영양소 가운데 하나로 표피 세포를 건강하게 해 준다.

비타민A가 충분하면 새로운 피부 세포가 자라나 묵은 각질이 쌓일 시간적 여유를 만들지 않아서 맑고 건강한 피부를 유지할 수 있다.

링클 케어는 레티놀로 잘 알려진 바르는 비타민A 외에도 영양소를 섭취하면서 보충하는 방법도 중요하다.

3) 산소 독을 제거해 주는 플라보노이드

유대 민족들의 삶의 지침서인 『탈무드』에는 사람을 빨리 늙게 만드는 네 가지로 공포, 분노, 자녀, 악처를 꼽고 있다. 이 네 가지 요소들은 결국 스트레스로 작용하는데 그것이 쌓이면 노화의 원인이 된다. 스트레스는 교감신경을 흥분시켜 혈관을 수축하여 혈액의 흐름에 장애를 일으킨다. 이때에 산소 독(毒)이 과다하게 발생되어 유전자를 손상시키거나 과산화지질을 생성시켜 인체 각 기관에 영향을 미쳐 노화를 촉진하고 성인병을 일으키는 원인이 되기도 한다. 최근 노화의 원인 중 스트레스가 50%를 차지한다는 실험결과도 나오고 있다.

▶ 노화와 성인병의 원인이 되는 산소의 독(毒)

사과를 깎아서 잠시 두게 되면 사과는 갈색으로 변하게 된다. 그리고 수도 파이프가 오래되면 녹이 슨다. 이런 현상들은 모두가 산소의 독이 하는 일이다. 산소는 사람뿐만 아니라 생명체를 가진 모든 생물의 생명을 유지하게 한다. 세포가 호흡하고 신진대사를 할 때 절대 없어서는 안 될 산소 중 95%는 미토콘드리아에서 에너지를 만드는 과정에 사용되고 난 뒤 노폐물은 물과 탄산가스로 바뀌어 몸 밖으로 배출이 된다. 그런데 나머지 1~

5%의 산소가 독으로 변하는데 이 중 2% 이하를 활성산소라 하며 3% 이상을 유해산소라 한다.

활성산소는 몸 안에 침입한 세균이나 이물질을 없애주는 백혈구를 도와서 세균을 퇴치하는 유익한 일을 하게 된다. 그러나 이 활성산소의 양이 문제가 된다. 이 산소가 몸 안에서 역할을 할 때 불안정하게 된 것을 활성산소(Free Radical)라고 부르는데 이 활성산소의 양이 3% 이상으로 증가를 하게 되면 매우 무서운 독성을 발휘하여 대단히 파괴적이 되는데 이를 유해산소라 한다. 이 유해산소는 스트레스가 쌓였을 때나 풀어질 때, 흡연, 과음, 과식, 매연, 살충제, 자외선, 큰 수술, 방사선, 항암제, 전자파, 과산화지질 식품 섭취(냉동식품, 인스턴트식품, 기름에 튀긴 스낵), 염증으로 백혈구가 세균에 대항할 때 몸 안에서 발생하기 때문에 누구라도 피할 수는 없다. 이를 눈으로 확인할 수 있다. 그것은 주름과 노인들의 얼굴이나 손에 검버섯(기미)이 생기는 것을 볼 수 있다. 이러한 현상은 피하조직이 유해산소의 공격을 받아 생긴 흔적이라 할 수 있다. 지금까지는 주름이나 기미는 나이가 들면 생기는 것으로 생각하여 왔다. 그러나 기미나 주름의 원인은 피하조직에서 피부를 탄력 있게 해 주는 콜라겐이 유해산소의 공격을 받아 그 부분의 세포가 녹이 슬게 된 상태를 말한다.

우리 눈으로 직접 몸 안을 볼 수는 없으나 주름이나 기미가 갑자기 많아졌다는 것은 우리 몸 속 어느 곳이나 똑같은 현상이 일어나고 있다고 생각해도 좋다.

유해산소가 대량 발생한 상태가 오랜 기간 계속되면 몸속 어느 곳이나 공격을 받아 세포막이나 혈관 벽을 손상케 하고 과산화지질이 증가하여 동맥경화, 당뇨병, 신장병, 간장병, 관절염, 알레르기, 암 등을 더욱 촉진시키는 하나의 원인이 된다. 특히 청소년이나 젊은 사람은 주름이나 기미가 없는데 이것은 몸 안에서 산화방지를 해 주는 효소인 SOD효소(슈퍼옥사이드 디스뮤타제), 카타라제, 글루타티온 퍼록시다제의 양이 다량으로 만들어져 유해산소를 제거하기 때문이다. 그러나 40세 이후부터 주름과 기미가 급격하게 나타나게 되는 것은 항산화효소의 생산이 저하되어 그 제거하는 힘이 줄어들기 때문이다.

▶ 유해산소를 막아주는 천연 항산화제

그렇다면 유해산소를 몸 안에서 감소하면서 녹이 슬지 않게 하려면 어떻게 하면 좋을까?

40대 이상의 사람은 유해산소가 몸 안에서 과잉 생성되고 있는 것을 막아야 하겠다. 외출 시 강한 자외선을 받지 않게끔 해야 하고 자외선 차단 크림이나 항산화크림(플라보노이드 크림)을 꼭 바르는 습관을 가져야 한다. 운동도 적당한 운동량을 유지하도록 가볍게 해야 할 것이며 운동을 하면 보통 때 몇 배의 산소를 섭취하면 그만큼 유해산소가 몸 안에서 발생하기 때문에 기공(氣功)과 같은 가벼운 운동을 하는 것이 좋다. 특히 성행위나 격렬한 운동을 하면 혈액의 흐름이 빨라지는데 갑자기 운동을 멈추게 되면 순조롭게 흐르던 혈액이 갑자기 산소결핍 현상이 생기는데 이때 유해산소가 가장 많이 발생한다.

다음에는 식생활인데 체내 유해산소를 깨끗이 청소해 주는 항산화비타민(베타카로틴, 비타민C, 비타민E, 셀레늄)이 다량 들어 있는 항산화 식품을 많이 섭취하는 것이 좋으나 항산화 비타민은 화학 합성품보다 천연의 것을 사용하는 것이 좋다.

식물의 열매나 잎, 나무 등에서 추출한 고분자 항산화제(SOD효소, 카타라제)는 장에서 흡수가 잘 되지 않는 반면에 저분자 항산화제(비타민B · C · E, 베타카로틴, 카테킨, 플라보노이드)는 장에서 흡수가 잘 된다. 특히 저분자 항산화제 비타민에는 합성제품과 천연제품이 있는데 합성제품이 세포의 수용체에 잘 받아지지 않아 유해산소 제거 활성도가 떨어진다는 연구가 최근에 보고되고 있다. 이들 저분자 항산화 비타민은 분자량이 적기 때문에 장에서 흡수되어 혈액으로 운반되어 세포막 속으로 들어가야 실제적인 유해산소 방어효과가 있는데 세포 수용체가 좋은 것과 나쁜 것을 가려서 받아들이는데 화학 합성품보다 천연물질을 더 좋아한다는 이론이다. 베타카로틴, 소맥 배아유(비타민E), SOD효소, 맥주효모(비타민B군), 알로에 아보레센스, 프로폴리스(플라보노이드) 등에 천연 항산화제 성분이 풍부하게 들어 있다.

최근 플라보노이드에서 강력한 항산화기능이 밝혀지고 있다. 플라보노이드는 비타민C보다 30~50배 더 강한 작용이 있는데 비타민C가 파괴되지 않도록 보호하고 비타민C 작용을 도와 유해산소 제거는 물론 피부탄력을 유지시켜 주는 콜라겐의 결합조직을 강화시켜 주는 효능을 가지고 있다. 이 플라보노이드는 항산화 작용 이외에도 모세혈관을 튼튼하게 해 주고 항알레르기, 항암 작용, 항류머티즘 등의 효과가 있다. 플라보노이드는 과일, 채소, 열매, 씨, 나뭇잎 그리고 나무껍질 수정에 약 4,000여 종류가 광범위하게 분포되어 있으나 특히 프로폴리스에 가장 함유량이 높은 것으로 나타났다.

10. 활성산소

우리가 호흡하는 산소의 2∼5% 정도는 몸속에서 활성산소로 바뀐다. 우리 몸을 자동차에 비유하면 활성산소(Free Radical)의 존재를 이해하기 쉽다. 자동차를 사면 처음에는 잘 가동되다가 오래 사용하거나 무리해서 운행을 하면 매연의 양이 늘어난다. 우리 몸도 이와 마찬가지로 젊을 때는 별문제가 없다가 노화 등의 여러 가지 이유로 활성산소가 많이 만들어진다. 때문에 흔히 활성산소를 '인체의 배기가스'라고 표현한다.

1) 도대체 왜 생길까

우리가 호흡을 통해 들이마신 산소는 탄수화물과 지방을 산화, 즉 분해시켜서 에너지를 만드는 데 사용된다. 하지만 산소가 음식물과 결합하는 과정에서 활성산소가 만들어진다. 몸속에서 약 100초 이상 머무르는 산소와 달리 활성산소는 분자구조가 불안정해 100만∼10억 분의 1초 동안 생겼다가 순식간에 없어진다. 하지만 반응성이 매우 강해서 순식간에 우리 몸의 기본단위인 세포를 공격한다. 세포의 원래 기능이나 재생능력을 떨어뜨리고 정밀하게 작동 중인 각종 신호전달체계를 망가뜨린다. 호흡하는 과정 중에 만들어지는 활성산소는 강한 자외선이나 방사선, 화학첨가물, 농약, 살충제, 담배연기 등에 과다 노출될 때 체내에서 그 양이 급격하게 증가한다.

2) 무조건 나쁘다?

흔히 '활성산소' 하면 무조건 불필요한 물질로 여기는 경향이 있다. 하지만 우리 몸은 정상적인 에너지 생성과 신진대사 과정에서 끊임없이 활성산소를 만들어 내는데, 이것은 정상적인 면역반응에 필수적인 요소다. 실제로 이화여대 분자생명과학부 배윤수 교수는 활성산소가 우리 몸을 침투한 세균이나 바이러스를 죽이기도 한다는 연구 결과를 내놓은 바 있다. 우리 몸의 TLR4란 단백질이 병원균의 체내 침투를 인식하면 소량의 활성산소가 만들어져 살균기능을 수행한다는 것이다.

다시 말하면 활성산소는 우리 몸에 필요한 만큼 만들어져서 제 역할을 수행하고, 남은 활성산소는 제거되기를 반복하며 균형을 이루고 있다.

이 균형이 깨지면 문제가 발생한다. 을지대학병원 최희정 교수는 "활성산소의 양이 지나치게 증가하면 오히려 인체를 공격하는 물질이 되고 만다"며 "우리 몸의 세포와 DNA를 공격해 각종 만성질환과 노화를 부추긴다"고 설명했다.

3) '산화성 스트레스'란

신문이나 잡지 등의 기사를 읽다 보면 '산화성 스트레스'라는 말이 자주 나온다. 활성산소와 밀접한 관련이 있는 용어로, 체내의 활성산소 농도가 증가해 정상 세포를 손상시키는 상태를 말한다. 산화성 스트레스는 활성산소가 많이 만들어지는 데도 불구하고 오히려 활성산소를 제거하는 항산화 능력이 감소하면서 생긴다. 우리 몸은 활성산소가 만들어지면 자동적으로 이를 제거하기 위해 '슈퍼옥사이드 디스뮤타제(SOD)'라는 항산화 효소를 분비해 활성산소를 몸 밖으로 내보낸다. 이 항산화 효소는 간이나 심장, 위, 췌장, 혈액, 뇌 등 모든 부위에 들어 있다. 하지만 40대 이후에는 항산화 효소의 분비량이 줄어들기 시작한다. 또한 과로나 흡연, 공해, 정신적 또는 육체적인 스트레스 등의 요인이 산화성 스트레스를 더욱 증가시킨다. 만약 자신의 산화성 스트레스 정도가 궁금하다면 병원에서 간단한 혈액검사를 받으면 쉽게 알 수 있다.

4) 어떤 질병 찾아오나

산화성 스트레스는 노화는 물론 만성피로나 고지혈증, 당뇨병, 동맥경화증, 심장질환, 신장질환, 말초혈관질환, 알레르기성 피부염, 혈관성 치매, 암 등 수많은 질환의 원인이 된다. 또한 원래 있던 질병을 악화시키기도 한다.

예를 들어 당뇨병은 활성산소의 발생이 증가하고 항산화 능력이 감소하는 대표적인 질환이다. 산화성 스트레스는 당뇨병에 의한 합병증, 특히 손발 저림 같은 말초신경염의 중요한 원인이다.

신장질환도 발병 원인과 상관없이 신장의 기능이 감소하면 산화성 스트레스에 의해 기능 손상이 가속화된다. 또 계속되는 산화성 스트레스는 세포의 유전자 변형을 유발, 여러 가지 암이 발생하는 원인 중 하나다.

5) 항산화 습관은 어떤 것인가

군이 비싼 약이나 영양제를 복용하지 않더라도 좋은 습관이야말로 가장 효과적인 항산화제다. 이제부터라도 질병과 노화를 멀리하는 항산화 습관을 하나씩 들어 보자.

▶ 신선한 채소·과일이 천연 항산화제

정상적인 인체 대사 과정에서 끊임없이 만들어지는 물질이므로 아예 생기지 않도록 할 수는 없다. 때문에 내부에서 만들어지는 항산화 효소와 함께 활성산소를 제거하는 항산화물질을 충분히 섭취하는 것이 좋다.

대표적인 항산화물질로는 비타민C·E와 베타카로틴, 셀레늄 등으로 대부분 신선한 채소와 과일에 많이 들어 있다. 평소 채소나 과일을 많이 먹으면 피부가 곱고 혈액이 맑아지는 것도 항산화물질을 많이 섭취하기 때문이다.

비타민C의 경우 미국 캘리포니아 버크 노화연구소가 수명을 1주일로 유전자를 조작한 쥐를 대상으로 비타민C 항산화제를 투여한 결과, 쥐의 수명이 4배나 연장됐다는 연구 결과를 내놓기도 했다. 비타민C는 아스파라거스, 양배추, 키위 등 대부분의 채소와 과일에 많다.

베타카로틴은 당근을 비롯해 토마토, 고구마, 호박 등에 주로 들어 있다. 특히 당근즙 한 컵에는 무려 2만㎎의 베타카로틴이 들어 있어 아침 공복에 마시면 천연 항산화제로 큰 효과를 볼 수 있다. 양배추즙도 베타카로틴과 함께 유전자 손상을 막는 클로로필이 들어 있어서 좋다.

이외에 비타민E는 아몬드나 땅콩, 잣 등의 견과류에 풍부하게 들어 있고, 셀레늄은 각종 해산물에 많은 성분이다.

활성산소를 줄이려면 식사 후에 마시는 커피나 청량음료도 녹차, 홍차 등으로 바꾼다. 녹차, 홍차 등의 차를 자주 마시면 폴리페놀의 항산화 작용으로 노화 속도를 늦출 수 있다는 연구 결과가 많다.

▶ 흡연, 과음, 과식, 스트레스 멀리!

활성산소의 발생을 줄이려면 흡연을 삼가고 과음이나 과식 등도 피해야 한다. 예를 들어 과음을 하면 더 많은 산소를 필요로 하게 되고, 따라서 유해산소도 많이 발생한다. 동물성 지방과 단백질을 섭취할 때도 활성산소가 많이 만들어지므로 육류를 섭취할 때는 마늘, 양파 등 채소를 많이 먹도록 한다.

화학첨가물 등의 우려가 많은 가공식품이나 기름에 튀긴 음식도 줄이는 것이 좋다. 공기 중의 산소는 특히 기름과 결합하기를 좋아해서 음식을 기름에 튀기는 과정에서 활성산소가 쉽게 달라붙는다. 이것이 몸속으로 들어가 기름과 분리되면 다시 세포 속 핵산에 달라붙어 핵산을 손상시킨다. 인스턴트식품도 기름에 튀기는 조리법이 많아 적게 먹는 것이 좋다.

과도한 스트레스도 활성산소 발생의 원인이 된다. 스트레스를 풀기 위한 취미생활이나 운동을 즐긴다.

▶ 운동은 적당히

그렇다고 너무 과격한 운동을 하면 산소 소모량이 늘고, 활성산소도 많

생긴다. 건강에 좋은 운동도 지나치지 않는 선에서 즐기는 것이 좋다.

특히 젊은 때는 활성산소가 발생해도 항산화 체계의 작용이 활발하기 때문에 큰 문제가 생기지 않지만 중년 이후에는 항산화 능력이 떨어지므로 운동을 심하게 하면 활성산소의 영향을 더 받는다. 때문에 나이가 들수록 무리한 운동은 삼가고, 건강유지 차원에서 적당한 운동계획을 세우는 것이 좋다.

<출처: 일요신문>

▶ 야채로, 과일로, 녹차로, 금연으로

노화를 유발하는 질병 중 90%는 활성산소와 관련이 있다. 활성산소는 우리 몸의 세포와 DNA를 공격해 각종 만성질환과 노화를 불러오는 주범으로 알려진 유해 물질로, 만성위장병, 두통, 만성피로, 무력감뿐 아니라 동맥경화증, 신장질환, 알레르기성 피부염의 원인이 된다. 건강을 위협하는 활성산소에 어떻게 대처해야 할까.

▶ 몸의 배기가스, 활성산소

우리 몸의 배기가스라고 알려져 있는 활성산소는 섭취한 음식물이 소화되고 에너지를 만들어 내는 과정이나, 우리 몸 안에 들어온 세균이나 바이러스를 없애는 과정에서 만들어진다. 몸 안으로 들어간 각종 영양소들은 산소와 결합할 때만 에너지로 바뀌는데, 이때 만들어지는 부산물이 바로 활성산소다. 우리 몸은 밖에서 들어오는 산소량이 부족하다는 사실을 감지하면 몸속의 세포들이 직접 산소를 발생시킨다. 혈액이나 세포 속의 물을 이온화시켜 산소를 만들어 내는데, 몸이 직접 만들어 내는 산소는 정상적인 형태의 원자구조를 갖지 못한다. 산소는 O_2, 즉 원자가 2개인 상태로 존재하는 것이 정상이지만 물을 이온화해서 얻는 산소는 산소원자가 1개인 불완전한 원자구조를 갖고 있다. 이처럼 불완전한 원자구조를 가진 산소가 바로 활성산소다.

불완전한 구조의 활성산소들은 한 개만으로는 있을 수 없으므로 몸속의 다른 것들과 결합해 짝을 이루려는 특징이 있다. 이들이 세포 속의 핵산과 결합하면 핵산이 산화돼 변질되거나 죽어 버린다.

활성산소가 위험한 이유는 무엇보다 즉각적으로든 장기적으로든 우리 몸에 손상을 입히기 때문이다. 활성산소가 몸속에서 강력하게 산화작용을 하면 세포와 단백질, DNA가 손상되어 세포 구조나 기능 신호 전달 체계에 이상이 발생한다. 또한 체내 유전자에 상처를 내고 지방분을 산화해 산화 콜레스테롤을 만들며 암, 당뇨, 심장질환, 고혈압 등 각종 성인병을 불러일으킬 뿐 아니라 노화를 촉진하는 원인이 된다. 활성산소가 많이 발생할수록 세포의 변성과 손상이 커지면서 결국 질병이 생기게 되는 것이다.

체내에 들어온 세균이나 바이러스 등 유해 성분을 파괴해 우리 몸을 지키는 것이 활성산소의 본래 역할이지만 활성산소의 양이 지나치게 증가하면 오히려 인체를 공격하는 물질이 되고 마는 것이다.

▶ 활성산소가 산화 스트레스 유발

정상 상태에서 활성산소는 필요한 만큼 생성되거나 제거되면서 균형을 이루고 있지만 활성산소의 생성이 많아지고 활성산소를 제거하는 능력(항산화기능)이 감소하게 되면 체내 활성산소의 농도가 증가한다.

활성산소 농도가 증가하여 정상세포를 손상시키는 것을 산화 스트레스라고 한다. 산화 스트레스는 만성피로, 고지혈증, 동맥경화증, 심장질환, 말초혈관질환, 알레르기성 피부염, 암, 노화 및 신장질환을 일으키는 원인이 되고, 또 기존에 있던 질병을 악화시킨다. 활성산소가 생기지 않도록 막을 순 없다. 활성산소는 정상적인 인체 대사 과정에서 끊임없이 만들어지는 물질이기 때문에 우리가 호흡하는 산소의 2~5% 정도는 활성산소로 바뀐다.

활성산소는 체내에서 자체 생성되는 내부 항산화 효소에 의해 모두 제거되지 않기 때문에 외부 항산화물질을 섭취해야 한다. 대표적인 항산화물질로는 비타민C · E와 베타카로틴, 셀레늄 등을 꼽을 수 있는데 이런 것들을 식품을 통해 충분히 섭취하면 효과가 있다.

비타민C는 아스파라거스, 양배추, 키위 등의 야채와 과일에 많고 비타민E는 아몬드, 해바라기씨 등에 다량 함유돼 있다. 샐러드에 빠지지 않는 양배추에는 항산화작용을 하는 베타카로틴을 비롯해 대장암을 예방하는 식이섬유, 유전자 손상을 방지하는 클로로필이 들어 있다. 양배추의 효과를 많이 얻기 위해서는 신선한 즙을 내어 마시는 것도 좋은 방법이다.

베타카로틴은 당근, 토마토, 고구마, 호박 등에 주로 들어 있다. 특히 당근즙 한 잔에는 무려 2만㎎의 베타카로틴이 들어 있어 간편하게 섭취할 수 있는 항산화제로 인기가 높다. 셀레늄은 각종 해산물에 풍부하게 들어 있다. 이 밖에도 강력한 항산화제 구실을 하는 식품으로 마늘, 양파, 고추냉이, 무, 브로콜리, 콩, 현미, 참깨, 율무 등이 있다. 야채나 과일을 많이 섭취하면 피부 미용에 좋고 혈액이 맑아지는 것도 그 속에 항산화 물질이 많이 함유돼 있기 때문이다.

녹차, 홍차 등을 자주 마시면 노화 속도가 늦춰진다는 연구사례들은 기존에 많이 발표된 바 있다. 이는 그 속에 든 폴리페놀과 같은 항산화제 성분이 노화를 촉진하는 활성산소를 막아주기 때문이다.

▶ 절제된 생활태도로 활성산소 생성 억제해야

하지만 항산화물질을 섭취하는 것보다 더 중요한 것은 금연, 스트레스 예방 등 활성산소의 생성 자체를 억제할 수 있는 생활습관을 갖는 것이다. 예방 차원에서 근본원인을 제거하는 노력이 중요하다.

활성산소의 발생을 막기 위해서는 우선 잘못된 식습관부터 고칠 필요가 있다. 과식·폭식은 물론 가공식품의 지나친 섭취도 줄여야 한다. 채식이 좋은 것은 사실이지만, 가끔 육류를 섭취한다고 해서 건강이 나빠지는 것은 아니다. 단, 육류를 섭취할 때는 마늘·양파 등과 녹색 채소를 많이 먹도록 해야 한다.

을지대학병원 가정의학과 최희정 교수는 "활성산소를 제거하기 위해서는 금연, 식이요법, 규칙적인 생활습관을 갖는 등 활성산소가 발생하기 어려운 환경을 만드는 것이 중요하다"며 "항산화 작용을 하는 성분이 함유된 식품을 꾸준히 섭취하는 것도 활성산소를 없애는 데 도움이 될 것"이라고 말했다.

<출처: 경향신문>

6) 활성산소가 피부 중에서도 가장 중요한 얼굴을 노화시킬 수도 있다

활성산소는 피부를 늙게 할 뿐만 아니라 각종 질병의 원인이다. 피부를 노화시키는 활성산소는 자외선으로부터 발생하게 되는데 피부 속으로 침투한 자외선으로 인해 발생된 활성산소는 세포 지질막과 DNA, 진피마저 손상시켜서 탄력을 떨어뜨리고 주름을 만드는 것이다.

안티에이징은 30대부터 시작하는 것이라고 생각하는 사람들이 많은데, 피부관리는 태어나는 순간부터 늙는 것이기 때문에 항상 관리해 주는 것이 제일 좋은 것이다.

비타민A · C · E, 요산, 글루타티온, 카로틴 등이 활성산소의 독작용을 제거하여 생체를 보호하고 있으며 이들 물질을 항산화물이라고 하는데 활성산소를 항산화 물질이 제거하지 못 할 경우 축적되는 활성산소에 의해 여러 가지 질병이나 노화가 진행된다.

활성산소는 면역활동이나, 비만체형인 자연적인 원인과, 배기가스, 중금속, 화학물질 등의 환경적인 요인과, 스트레스, 과도한 운동, 과식, 과음, 과로, 흡연 등 개인의 습관적인 원인으로 발생한다.

우리의 신체 중에서 자외선에 가장 많이 쪼이는 곳은 눈과 피부이다. 특히 피부의 경우 자외선을 쪼이게 되면 활성산소 가운데서도 가장 산화력이 강한 일중항산소라고 하는 활성산소가 발생하게 된다. 일중항산소는 세포막의 지질을 산화시켜서 과산화지질을 만들고 단백질과 결합해서 리보후스틴이라고 하는 노인성 색소를 만들게 되는데 이것이 노인성 검버섯의 원인이 된다. 피부는 이처럼 자외선으로 인한 활성산소 생성을 막기 위해 표피에 멜라닌색소를 발생시켜 피부를 보호한다. 활성산소의 생성을 줄여서 세포를 보호하려는 자연 기전은 나쁜 것이 아니나, 이와 같은 자연 기전이 심하게 되풀이되면 피부에 기미, 주근깨, 잡티 등의 현상이 심해지게 된다.

또 활성산소는 주름의 원인이 된다. 피부세포의 지질을 과산화지질로 변형시키거나 진피에 있는 탄력섬유의 콜라겐을 변질시켜서 주름, 늘어짐이 쉽게 생기게 된다. 그 밖에 여드름, 빛에 탄 염증등도 활성산소가 일으키는 것이다. 최근 광노화라고 하는 말이 있어 자외선을 쪼임으로써 노화가 된다고 한다. 피부노화의 80%는 나이를 먹어서 생기는 노화가 아니고 이 광 노화로 인한 것인데 활성산소로 인한 피부 손상이 매우 크다는 것이 대세론이다.

우리는 호흡이라는 과정을 통해 산소를 몸속에 공급하여 필요한 에너지로 사용한다. 그런데 산소가 우리 몸에서 음식물과 결합하는 과정 중에 활성산소라는 유해성 산소를 만드는데, 이 활성산소는 우리 몸에 질병을 일으키는 원인으로 작용하고 있으며, 최근에는 의학계가 이 활성산소를 노화의 주범으로 지목하였다고 한다.

보통 정상적인 산소는 우리 몸속에서 약 100초 이상 머무르는데, 불안정한 활성산소는 100만~10억 분의 1초 동안 생겼다가 순식간에 없어지는데, 반응성이 매우 강해 순식간에 우리 몸을 공격해 망가뜨린다고 한다.

이 활성산소는 세포의 세포막을 공격해서 원 세포의 기능을 상실하게 만들고, 세포 내에 있는 유전자를 공격해서 해당 세포의 재생도 막는다고 한다. 따라서 노화를 유발 혹은 촉진하게 되는 것이다. 우리 체내에는 SOD라는 항산화효소가 분비되어 스스로 활성산소를 제거하는 작용을 하여 호흡과 같은 일상적인 생활에서 발생하는 활성산소는 큰 문제가 되지 않지만 20대를 정점으로 체내 항산화효소의 분비가 저하되고, 각종 스트레스 및 면역력 저하 그리고 우리가 평상시 섭취하는 식품 첨가물 음식, 과식하는 습관, 자외선 노출 등으로 인해 활성산소가 필요 이상으로 생성되어 노화 및 질병과 같은 문제들이 초래되는 것이라고 한다. 따라서 활성산소가 과잉 생성되는 원인을 차단하도록 하며, 항산화 성분을 섭취해 준다면 촉진되는 노화를 막는 데에도 많은 도움이 될 수 있다.

항산화 작용을 하는 데 있어 대표적인 SOD는 채소, 과일, 곡물 등에 존재하는데, 이는 분자량이 커서 체내에 잘 흡수되지 않는 단점이 있다. 그러므로 이러한 단점을 보완하기 위해서는 발아곡물이 들어 있는 생채식을 하는 것이 좋은데, 이유는 곡물이 발아할 때 생성된 효소의 작용으로 인해 SOD의 분자량이 작아져 세포 내로의 흡수율이 높아지기 때문이다.

발아곡물은 기미, 주근깨, 여드름 피부트러블 감소 및 미백 작용에 뛰어나기 때문에 피부 노화를 늦추는 데 더욱 우수하다.

7) 활성산소와 산소와의 관계

활성산소란 발생원인이 정확히 규명되어 있지는 않지만 대체적인 견해로는 흡수한 음식물들의 처리능력, 환경 등의 문제로 인체 내부에서 제대로 연소 처리하지 못할 때 과다하게 발생하는 것으로 알려져 있다. 이 활성산소는 체내에 적정량이 있을 때 면역체계를 유지할 수 있도록 해 주는 기능을 갖는데, 과다한 경우에는 피부노화, 암 발병 등의 원인이 되는 것으로도 알려져 있다.

호흡하는 산소량이 많다고 해서 활성산소가 많이 발생하는 것은 절대 아니며, 호흡하는 산소량보다 과다한 음식물 섭취나, 과다한 운동을 할 때 활성산소가 과다하게 발생할 수 있다는 가능성이 더 큰 것으로 학계에서 알려져 있다. 이러한 측면에서 볼 때 설악산 수준의 산소환경을 만들어 주면 활성산소 과다발생 가능성을 낮출 수 있을 것으로 보인다. 이 활성산소도 인체 내에서 연소 처리되지 못한 찌꺼기 중의 일부인데 충분한 산소환경 또는 고농도의 산소호흡으로 혈액순환이 잘되면 자연스럽게 다른 노폐물과 함께 체외로 배출되게 되는 것이다. 인체 내에는 산소원자를 포함한 물질이 많이 존재하고 있는데 활성산소도 이 중의 하나이고 이것은 자연의 산소원자 두 개의 안정적으로 결합된 "O_2 - 완전한 산소분자"와는 별개의 물질인 것이다.

11. 활성산소와 산소의 차이점과 산소를 많이 마시면 활성산소에 미치는 영향

1) 항산화 능력을 키워라

『몸 안의 활성산소를 줄여라』라는 책에 보면 활성산소의 폐해와 몸 안의 활성산소를 제거하는 능력인 항산화 능력을 키워야 건강한 삶을 살 수 있다고 한다.

우리가 숨을 쉬어서 들이마신 산소가 허파꽈리를 통해 피 속의 혈색소

(피 속에서 산소를 운반하는 물질)로 가서 각 세포로 운반되려면 물에 어느 정도 용해가 되어야 한다. 물에서 산소가 녹는 정도는 온도가 올라갈수록 줄어드므로 만일 바다나 강의 수온이 올라가면 물고기나 수중동물들은 충분한 산소를 얻을 수가 없게 된다. 공기 중의 산소는 21%이지만 물속에 녹아 있는 산소량은 이보다 더 많아서 34% 정도 된다. 또 산소는 물보단 유기용매에 더 잘 녹는다. 예를 들어 대기압이 1일 때 물속에서 산소는 약 38.2cc 정도가 녹을 수 있지만, 어떤 유기용매에서는 같은 대기압 아래에서 약 219.5cc 정도의 산소가 녹을 수 있다.

이렇게 주위 환경에 따라 산소의 녹는 정도가 다른 성질은 우리 몸에서 중요한 의미가 있다. 즉 우리 몸속에서 산소는 물 성분이 많은 곳보다는 유기성분이 많은 세포 내부에 더 많이 존재하게 되는 것이다. 결국 산소는 산화를 일으키는 대표적인 물질이므로 세포 외부보다는 세포 내부에서 산화가 더 많이 일어난다는 말이다. 그렇기 때문에 만일 산소가 이롭기만 하지 않고 해로운 점이 있다면 세포 내부에서 더 잦은 고장이 생길 수가 있다.

산소의 문제점을 간단히 말하면 다른 유기물질들(예: 인간의 조직, 음식, 연료 등)을 산화시키는 과정에서 질병이나 노화와 관련된 독성물질인 활성산소라는 물질을 만들어 낸다는 것이다. 그런데 인간은 생명유지를 위해 산소를 써서 에너지를 만들어야 하므로 활성산소의 생성은 누구도 피해 갈 수 없는 불가피한 것이다.

그럼, 이를 좀 적게 생기게 하거나 피해를 줄일 수 있는 방법은 없을까?

첫째, 우선 산소를 차단시키는 것이다.

쇠가 녹이 슬거나 과일을 먹다가 남겨두면 표면색이 검게 변하는 것은 산소가 닿기 때문인데 이를 막는 방법은 은박지나 비닐로 싸 두거나 하면 되는 것이다. 진공포장으로 해서 캔을 만들면 뚜껑을 따기 전까지는 산소가 닿지 않으므로 산화되지 않는 것도 같은 이치이다.

둘째, 사람을 산소로부터 차단시킨다는 것은 말이 안 되는 것이지만, 불필요하게 산소가 몸속에 필요 이상으로 많이 들어가게 하지 않는 것도 한 방법이 된다.

예를 들어 너무 격렬한 운동을 하면 안정 시보다 훨씬 더 많은 산소가 몸속으로 들어가므로 격렬하고 심한 운동을 하지 않는 것이 좋다.

셋째, 산소가 만나서 산화가 되는 물질 자체를 줄이는 것이다.

산소가 많이 있더라도 산화가 될 물질이 적으면 활성산소는 덜 생길 수 있다. 이와 관련된 과학적 근거를 갖고 있는 대표적인 장수 방법이 칼로리 제한 법이다. 쉽게 말해 좀 덜 먹으면 산화될 물질이 적어 활성산소도 덜 생겨서 노화가 천천히 된다는 이론이다.

넷째, 활성산소가 생기더라도 이를 빨리 처리하고 그 피해를 최소화시키는 능력을 갖는 것인데, 이를 '항산화 능력'이라고 한다.

수십억 년 전 지구에는 산소를 사용할 줄 모르는 단세포, 단순 생명체들이 살고 있었다. 그러다가 차차 산소를 사용할 줄 알고, 또 산소를 운반할 수도 있는 다세포 복합 생명체가 출현하였다. 그리고 점차 적응과 진화가 반복되어 오늘날 우리 인간은 산소를 가장 효율적으로 사용하는 능력을 이용하여 많은 에너지를 만들어 내며 활동을 하게 되었다.

그것뿐이 아니다. 산소 사용으로 생기는 해로운 물질인 활성산소를 처리하는 항산화 능력도 가지고 있다. 산소로부터의 이로움은 취하고, 해로움은 그때마다 바로 처리하는 항산화 능력, 이들 2가지가 서로 조화를 이룰 때에야 비로소 우리는 건강을 유지할 수 있다.

만일 활성산소를 처리하는 능력이 부족하면 세포가 손상되며 무기력하고 피곤하며 각종 질병에 걸리게 된다.

2) 산소도 지나치면 독(毒) - 동맥경화, 암 일으킨다

흔히 순수함과 선함, 유익함의 대명사로 알려져 있는 '산소'이지만 과유불급이라, 산소도 지나치면 동맥경화·암·성인병의 원인이 될 수 있다. '활성산소'라는 이름으로 낯설게 다가오는 산소의 또 다른 모습을 살펴보자.

호흡을 통해 몸속에 들어온 산소는 혈관을 따라 운반되고, 음식물 소화를 비롯한 체내 호흡 대사에 참여하는 과정에서 불안정한 상태로 변한다. 이는 정상적인 산소와는 달리 세포막과 세포 내에 있는 유전자를 공격해 몸을 늙고 병들게 만들어 노화를 촉진하거나 암을 유발하게 되는 중요한 원인이 된다. 이것이 바로 '활성산소'라 불리는 산소의 또 다른 모습이다. 우리가 마시는 산소의 약 1～2% 정도가 활성산소로 변한다.

어느 정도의 활성산소는 우리 몸이 스스로 해독할 수 있을 뿐만 아니라 세균이나 바이러스에 감염되는 것을 막는 면역 기능도 있지만, 과잉 생산된 활성산소는 우리 몸속의 수많은 세포들을 산화시켜 노화증상은 물론 각종 질병 발생을 촉진한다.

불안정한 상태의 '활성산소'는 스스로 안정성을 회복하고자 정상적인 세포막과 세포를 손상하며, 필요한 양 이상으로 만들어진 활성산소는 피부를 구성하고 있는 콜라겐을 산화시켜 노화를 촉진하고, DNA를 손상해 암과 노화를 유발하며, 세포막의 불포화지방산을 산화작용을 통해 이물질로 바꿔 동맥경화, 뇌졸중 등 질병을 부른다.

물론 체내에 들어온 활성산소들은 항산화물질에 의해 제거된다. 특히 최근 주목을 받고 있는 항산화 효소인 SOD(Superoxide dismutase)는 우리 몸 내부의 항산화 효소 활성을 촉진시키며 전반적인 항산화 방어기전을 강화해 줘 항산화 효소의 제왕이라 불린다. 내부나 외부에서 오는 산화 스트레스로부터 DNA 손상을 막아줘 우리 몸을 보호하는 역할을 하게 되는 것이다. 따라서 항산화 물질이 충분히 만들어지는 동안에 우리 몸은 건강하다. 그러나 잘못된 식습관에 의해, 또 노화가 진행되어 감에 따라 항산화 물질의 생성능력이 저하되어 활성산소에 대한 억제력이 약해지게 되며, 특히 20대를 정점으로 하여 서서히 감소한다. 40대에 성인병이 급증하는 것도 이 요인에 의해서라고 밝혀지고 있다.

과도한 운동 또한 체내 활성산소를 증가시키므로 우리 몸이 감당할 수 있을 만큼의 적당한 운동을 할 필요가 있다. 또한 항산화물질이 감소하는 20대 이후부터는 비타민A · C · E, 셀레늄(selenium), 카로티노이드류, 폴리페놀류, 키토산(kitosan), 타우린(Taurine) 등이 들어 있는 비타민제를 먹는 게 좋다.

또한 몸을 꾸준히 움직이고 또 충분히 쉬는 것이 혈액순환을 돕는 지름길. 평소 스트레칭을 수시로 하는 것도 도움이 된다. 가볍게 땀을 흘릴 정도의 강도로 정기적인 운동을 해 주는 것도 신체의 건강과 젊음을 유지하는 데 큰 도움이 된다. 그러나 너무 심한 운동은 오히려 몸에 스트레스를 줘서 활성산소를 만들어 낼 수 있으므로 주의해야 한다.

항산화 식품을 즐겨 먹는 것도 좋은 방법이다. 녹차, 토마토, 브로콜리, 버섯, 당근 등이 대표적인 항산화 식품들이다.

콜라겐

교원질(膠原質), 아교질이라고도 한다. 또한 결합조직의 주성분으로 뼈·피부 따위에 있는 경단백질교원질(膠原質), 아교질이라고도 함. 힘줄(tendon), 인대(靭帶), 진피(眞皮)의 결합조직층, 상아질, 연골조직 등에 있는 단백질. 장력(張力)이 크고 탄력이 적은 흰색의 섬유성분이다. 콜라겐섬유가 모여서 지름이 수백㎛나 되는 섬유다발을 이룬다. 각각의 콜라겐 섬유는 더 가는 원(原)섬유로 나누어지고 원섬유는 또다시 더욱 가늘고 규칙적인 줄무늬가 있는 미세원섬유로 이루어져 있다. 콜라겐은 물에 잘 녹지 않는 단백질인 경질단백질(硬質蛋白質)에 속하며 아미노산 중 특히 글리신(glycine)을 많이 함유하고 있다. 또한 단백질 가운데 유일하게 히드록시프롤린을 포함하며, 끓는 물에서 젤라틴으로 변한다.

이상에서 본 바와 같이 지나친 산소흡입은 오히려 몸에 해가 되며, 산소흡입이나 피부관리를 통해서 흡수된 산소가 몸 안에 들어가게 되면 그로 인한 활성산소에 영향을 미치는 것은 사실이다. 따라서 활성산소를 줄이기 위해서는 몸에 꼭 필요한 칼로리만큼만 먹고(적게 먹고) 적당한 운동(지나친 운동은 그만큼 산소를 많이 필요로 하기 때문에)과 항산화제를 복용하여야 한다고 생각한다.

12. 항산화제란 무엇인가?

항산화(antioxidant)는 말 그대로 산화(oxidant)의 반대말이다. 산화란 일반적으로 어떤 물질이 산화, 즉 산소분자와 결합하는 현상이지만, 그 결과 노화, 노폐 또는 녹이 스는 것이다.

우리 주변에서 흔히 볼 수 있는 산화현상으로는 말랑말랑한 호스가 딱딱해지고 심지어 부러지는 것이나, 못이 녹스는 것 혹은 페인트칠이 나무껍질처럼 벗겨지는 것, 오래된 시멘트 벽돌이 부서지는 것 등이 포함된다. 다만, 우리의 신체에서 활성산소에 의하여 산화가 일어나는 것은 곧 생명활동에 큰 위협이 되기 때문에 신중하게 다루는 것이다.

항산화제란 간단하게 말해서 프리래디컬(free radical), 즉 활성산소의 작용을 중화시키는 성질을 갖는 것이다. 여기에는 체내에서 발생하는 각종 효소들과 체외에서 흡수해야 하는 영양물질들이 있다.

활성산소 제거 물질(생체 내에서 작용하는 것들)

고분자 항산화	분자량 3만 이상	슈퍼옥사이드 디스뮤타제(SOD), 카탈라제(catalase), 퍼옥시다제(peroxidase), 글루타티온 퍼옥시다제(Glutathione peroxidase)
저분자 산화물	분자량 200～400	비타민A · C · E · B2, 베타카로틴, 카테킨 폴리페놀, 플라보노이드 *아연, 철, 셀레늄, 구리, 망간, 피크노제놀, 기타 식물영양소 등

도표와 같이 고분자 항산화물은 체내에서 생성되어 작용하는 효소들이다. 이 체내의 항산화 효소들은 신체가 생명활동을 하기 위하여 스스로 생성하기 때문에 충분하게 신진대사가 일어나는 건강한 사람들의 경우에는 문제가 없다. 다만, 이러한 고분자 항산화 효소들이 생성되기 위해서는 필요한 영양물질들이 있다. 예를 들면, 가장 중요한 성분인 SOD(슈퍼옥사이드 디스뮤타제)를 생성하기 위해서는 동, 아연, 망간 같은 미네랄이 필요하다. 또 카탈라제는 철을 필요로 한다. 글루타티온 퍼옥시다제는 셀레늄이 필요하다. 이런 측면에서 볼 때에, 체내의 항산화 능력을 강화하기 위해서는 바로 이런 미네랄 성분의 섭취가 중요한 것이다.

일반적으로 항산화제라고 불리는 것은 저분자 항산화물을 말한다. 이것은 우리가 음식으로 섭취하는 것들이다. 이 저분자 항산화물들은 체내에서 고분자 항산화물의 작용을 돕거나 자체적으로 활성산소를 제거하기도 한다. 여기에는 비타민 계열의 성분들이 포함된다. 베타카로틴, 비타민A · C(아스코르브산) · E(토코페롤)는 대표적인 항산화 성분들이다. 특히, 베타카로틴은 강력한 항산화력을 지니고 있어서 일명 활성산소의 청소부라고 불리기도 한다.

현재 가장 주목받고 있는 항산화 성분들은 식물영양소(Phytonutrients)들이다. 이 분야는 가장 활발하게 연구되고 있으며 세계적으로 수많은 논문들이 발표되어 있다. 시트러스 바이오플라보노이드(자몽, 오렌지, 레몬, 탄제린 등에서 추출)가 가장 유명하다. 특히, 피크노제놀(Pycnogenol)이라 불리는 성분은 주로 소나무껍질과 포도씨에서 추출한 것인데, 프로안토사이니딘(proanthocyanidins)의 정제된 복합물로서, 지난 40년간 연구된 대표적인 바이오플라보노이드의 하나이다. 영국의 권위 있는 의학전문지 바이오테크 뉴스에 의하면, 이 피크노제놀의 경우에 비타민E의 50배, C의 20배 이상 강력한 항산화력을 지녔다고 한다. 최근에 포도씨에서 추출한 폴리페놀의 항산화 능력에 관한 많은 논문과 기사들이 언론에 떠오르자, 갑자기 붉은 포도주가 잘 팔린다고 한다. 이전에 붉은 포도주는 흰 포도주에 비하여 인기가 적었는데 최근 상황이 달라졌다. 또한 안토시아닌(빌베리, 포도껍질 추출물)은 항산화력이 강력한 것으로 연구되고 있다.

이 밖에 아연, 철, 구리, 망간 같은 미네랄들도 항산화제로서 역할을 한다. 특히 최근 셀레늄은 비타민의 수천 배 강력한 항산화력이 있다는 연구발표가 있다. 이러한 미네랄 성분들은 아주 극소량으로 강력한 기능을 발휘하는 것이므로, 양보다는 많은 종류의 미량 원소들을 섭취하는 것이 중요하다. 여기서 말하는 이러한 성분들은 인체의 항산화 능력을 강화하는

데 섭취해야 하는 중요한 영양소들이다. 다만, 어떤 경우에도 화학적으로, 즉 인공적으로 제조된 성분들은 체내에서 정상적으로 작용하지 않는다는 점을 알고 있어야 한다.

인체의 세포들은 기본적으로 천연성분의 항산화제들을 받아들인다. 따라서 제조된 화학비타민과 같은 것들은 체내의 흡수율도 떨어지지만 세포 수용체가 거부하므로 별 효과가 없다. 만일 정제된 화학비타민을 먹어야 한다면 귤 한 쪽을 먹는 것이 더 이롭다. 때문에, 가공이 덜 되고 항산화 물질이 풍부한 유기농 채소와 과일을 다량 음용하거나, 부족할 경우 천연비타민 미네랄 보조제를 사용해야 한다. 미국이 비타민의 왕국으로 불리는 이유는 그들의 식단에서 부족한 비타민과 미네랄을 보충하기 위해서 수많은 회사들이 비타민 미네랄을 연구개발하기 때문이다. 또한 국민들의 인식도 이러한 보조식품을 'Daily supplement'라고 하여 항상 휴대용기에 담고 다니면서 필요할 때마다 보충한다. 요즘 추세는 비타민이 천연물을 그대로 캡슐화하는 것을 선호하며, 식물영양소들의 강력한 항산화 효과를 연구해 제품화시키고 있다.

13. 성경 속의 건강

1) 노화의 비밀 산소의 정체(上)

"노아 홍수 이후 인류의 수명은 왜 900세에서 100세로 수직 하강했을까?"

산소의 정체를 알면 수명의 하강곡선을 훤히 들여다볼 수 있다.

인류 가운데 가장 장수한 사람으로 성경은 969세에 세상을 뜬 므두셀라를 소개하고 있다.

그의 나이를 한국사에 견주어 보면 고려조 현종과 덕종이 교차되는 시기, 즉 변방 외교의 격동기에 태어나 조선시대와 일제를 거쳐 6·25를 경험하고 다시 광주 민주항쟁을 체험한 후 문민정부와 국민의 정부를 거쳐 월드컵 4강에 진입한 국가대표 축구선수단과 700만 명의 붉은 거리응원단을 보고 "오~ 필승 코리아!"를 외치다가 세상을 떠난 인물이라는 얘기다. 그가 세상을 떠날 당시 홍수가 지구 전체를 뒤덮었고 그때 노아의 나이는 600세였다.

그 후 350세를 더 살다가 노아는 950세를 일기로 운명했으며 그의 10세 손인 아브라함은 175세, 그 아들 이삭은 180세, 손자인 요셉은 110세로 그들의 수명은 급하강곡선을 그었다. 또한 아브라함보다 400년 후에 태어난 모세는 120세를 일기로 생을 마감했다.

그래서 그는 인생의 나이가 70이요 강건하면 80이라고 노래했다(시 90:10). 그리고 이어서 '그 연수의 자랑은 수고와 슬픔뿐'이라며 삶 전체에 대한 고뇌를 단 두 단어로 함축해 읊조렸다. 930세의 장수를 누렸던 첫 사람 아담에서부터 노아 홍수 이전까지 인간의 평균수명은 912세였다가 홍수라는 대변화를 겪으면서 인간의 수명은 이처럼 곤두박질쳤다. 한편 제2의 노아 홍수는 두 번 다시 찾아오지 않을 것이란 징표로 무지개가 구름 사이로 보이게 됐다(창 9:13).

도대체 수명의 급하강 이유는 무엇일까. 성서과학자들에 따르면 홍수 이후 급격한 환경의 변화를 꼽고 있다. 홍수 이전에는 궁창 위의 물층(혹은 수증기층, Water Canopy)이 형성돼 있었음을 성경은 밝히고 있다(창 1:7). 물층은 오존층 등과 함께 인체에 해로운 고주파 우주광선인 감마선, X선, 자외선 등 유해광선을 차단한 반면 인체에 이로운 저주파 태양열선인 원적외선과 눈으로 볼 수 있는 가시광선을 지구 전체에 골고루 분산시킨 역할을 했을 것이라는 추측이다. 특히 물층을 쉽게 통과한 원적외선과 가시광선은 지표면에 흡수돼 열선으로 바뀌어 지구를 따뜻하게 하는 '온실효과'를 가져와 당시 지구는 마치 아열대기후의 거대한 비닐하우스 같았을 것이라고 이들은 설명한다.

이런 온실효과로 사람들은 최적의 환경에서 평균 수명 912세란 엄청난 장수를 누렸을 것으로 분석하고 있다. 그러나 홍수 이후 물층이 사라지면서 인간은 마침내 혹독한 자연환경에 적응해야 하는 어려움에 부닥치게 됐다.

당시 지구 환경의 혹독함에 대해 모세는 이렇게 증언하고 있다.

"땅이 있을 동안에는 심음과 거둠과 추위와 더위와 여름과 겨울과 낮과 밤이 쉬지 아니하리라."(창 8:22) 물층이 소실됨에 따라 인간은 생존을 위해 처절히 몸부림쳐야 했다.

그렇다면 물층의 소실과 인류의 수명곡선은 어떤 함수관계를 갖고 있을까?

해답은 산소에 숨어 있다.

대기 중에 산소가 차지하는 양은 무려 21%나 된다. 호기성 생물은 이런 풍부한 산소를 호흡을 통해 들이마셔 에너지를 얻는다.

그러나 산소는 당초 안정된 분자상태였다가 체내에 들어오면 일부가 효소계나 환원대사 혹은 공해물질, 광화학반응 등 물리적 화학적 환경적 요인에 의해 불안정한 상태로 바뀌게 된다. 이 불안정한 상태의 산소를 활성산소라고 부른다. 국내 노화학계와 스포츠생리학계 등 관련 학계에서는 활성산소 대신 유해산소 자유래디컬(free radical), 산소유리기, 반응성산소종 등으로 부르고 있다.

활성산소는 세포막 구성물질인 단백질과 지질을 파괴할 뿐만 아니라 세포핵 속의 DNA까지 공격하는 일종의 '세포 공격수'와 같다.

따라서 피를 탁하게 하고 세포를 손상시켜 노화를 촉진하는 것은 물론 암 뇌질환 심장질환 동맥경화 피부질환 소화기질환 류머티즘 등 각종 질병을 일으키는 원인 물질로 지목되고 있다. 지금까지 과학적으로 밝혀진 활성산소의 발생 요인은 매우 많다. 보통 호흡에 의해 체내에 들어온 산소의 2～5%가 활성산소로 바뀌는 것으로 알려졌다.

이는 탄수화물이나 지방 혹은 소량의 단백질이 연소돼 열량(ATP)으로 바뀌는 과정에서 활성산소가 발생하는 것을 의미한다.

그러나 이렇게 자연스럽게 발생된 활성산소는 체내에서 생성된 항산화효소(SOD·superoxide dismutase)에 의해 물로 탈바꿈되기 때문에 별다른 문제가 되지 않는다.

지나친 활성산소의 생성이 문제인 것이다.

인류의 수명곡선이 급하강한 '숨겨진 과학의 비밀'이 바로 여기에 있다. 지금까지 노화학회나 스포츠 생리학 쪽에서는 격렬한 운동, 스트레스, 대륙

간 이동, 장기이식 등에 따른 수술 등을 활성산소를 유발시키는 주원인으로 지목하면서 특히 유해광선은 상당히 치명적이라고 밝히고 있다. 인류는 물층을 잃음으로써 가장 먼저 유해광선에 아무런 보호막 없이 노출돼 '살인광선 속의 삶'을 꾸려가야 했다.

옛 소련 체르노빌 원자력발전소 사고에 따른 인근 주민들의 방사선 장애가 매우 심각하다는 것은 이미 잘 알려져 있지만 그 장애가 방사선 때문에 체내에서 발생한 활성산소에 의한 장애라는 것을 아는 이들은 그렇게 많지 않다.

인류는 물층을 잃고 난 후 마치 작은 체르노빌 원자력발전소 사고를 반복적으로 경험하는 것과 비슷한 환경을 맞게 됐다는 것이 성서과학자들의 견해다.

그리고 그때부터 격변한 자연에 적응키 위해 생존을 위한 무한경쟁의 시대에 돌입한 것이다. 적응을 위한 전략과 경쟁을 위한 투쟁, 이것은 질서에서 무질서로 변하는 엔트로피(무질서도)를 급증시켰으며 그 결과 엔트로피의 심리적 쓰레기인 스트레스를 야기했을 것으로 설명하고 있다.

생존을 위한 투쟁은 격렬한 운동을 불러왔을 것이고 더 넓은 땅을 차지하기 위한 무한경쟁은 반드시 피의 대가를 지불해야 했기 때문에 활성산소는 더욱더 과다 생성됐을 것이란 분석이다. 인류는 물층의 소실 → 유해 우주광선 노출? 무한경쟁 → 활성산소 과다 생성 → DNA 유전자 손상(13일자 29면 참조)으로 이어져 수명 또한 수직 하강하게 됐다는 것이 노아 홍수와 관련한 자연과학적 해석이다(http://www.lastwin.co.kr).

타락으로 결국 인류는 장수의 복에서 이렇게 멀어지게 됐다.

2) 노화의 비밀 – 산소의 정체(下)

"지평선의 사진을 가능한 가까운 거리에서 찍으려고 그것을 향해 걸어가면 자꾸만 멀어지는 것처럼 생명의 비밀상자를 파헤치려고 노력할수록 그 또한 자꾸만 멀어져만 간다."

<출처: 이블린 폭스 켈러의 『유전자의 세기는 끝났다』>

산소가 아주 풍부한, 차라리 100% 산소 상태에서 사람이 숨을 쉰다면 얼마나 상쾌할까. 이는 '상쾌한 오해'일 뿐이다. 실험 결과 100%의 산소 상태에서 6시간 동안 호흡할 경우 먼저 호소하는 것은 가슴의 통증이다.

이어서 심한 기침과 기도에 통증이 나타나며 더 시간이 지나면 폐세포가 파괴된다.

조산아들에게서 시력저하현상(섬유증식증)이 많이 나타나는 것은 다름 아닌 대기 중의 산소량(20.93%)보다 훨씬 산소가 많은 인큐베이터에서 호흡하기 때문이다.

생화학적 측면에서 보자면 산소는 생명의 근원이지만 많은 양을 들이마시게 되면 죽음의 문턱을 빨리 건너게 하는 '노화의 촉매제' 역할을 한다는 이론은 이제는 더 이상 새로운 주장이 아니다. 산소는 사람을 살리기도 하고 동시에 죽이기도 하는 생명의 이중성을 띠고 있다. 그 이유는 무엇일까. 위에서 언급한 활성산소에 비밀이 숨어 있다.

호흡을 통해 체내에 유입된 산소 중 75%는 세포 속에서 정상적인 산화과정을 거쳐 이산화탄소(CO_2)와 물로 만들어져 인체에 무해한 물질로 변하지만 나머지 25%는 정상적인 산화과정을 거치지 않고 불안전한 산화 등에 의해 크게 4종류의 활성산소로 변종된다.

이들은 짧게는 수천 분의 1초 정도만 머무르면서 체내에 들어온 박테리아와 다른 병균을 죽이는 등 인체 방어 및 면역시스템을 구축하는 데 중요한 역할을 한다.

몸에 상처가 났을 때 옥시풀이라는 소독약을 발라 상처를 치료한 경험을 떠올리면 활성산소의 공격력이 어느 정도인지를 짐작할 수 있다.

상처에 떨어뜨린 옥시풀은 거품을 일으키면서 상처 속의 균을 순식간에 죽이지만 동시에 상처 부근 정상세포까지 공격하는 바람에 간혹 상처가 아문 후 흉터가 생기곤 하는데 이 거품이 활성산소의 실체다.

정상적인 호흡을 통해 생성된 25%의 활성산소 가운데 20%는 체내에서 자체 생성되는 내부 항산화제로 불리는 항산화효소(슈퍼옥사이드 디스뮤타제 SOD, 카탈라제, 글루타티온 등)와 외부 항산화제로 지칭되는 비타민C나 E, 그리고 베타카로틴 등에 의해 무력화된다. 그러나 나머지 5%가 문제가 되는 것이다.

세포 내에서 자체 처리하지 못한 이 잔류 활성산소는 살아 있는 균을 수천 분의 1초 만에 죽이는 강력한 살상력을 지니고 있기 때문에 세포막을 찌그러뜨리고 그것도 모자라 생명의 비밀상자로 불리는 DNA까지 손상시킨다.

암의 원인과 노화를 재촉하는 주범으로 지목받고 있는 이유가 바로 이 때문이다.

노화학자들 가운데 강한 어조를 띤 전문가들은 문제의 5% 활성산소 때문에 사람은 늙고 죽는다고 주장한다. 만약 체내에서 항산화효소가 생성되지 않고 밖에서 항산화제가 공급되지 않는다면, 그래서 25%의 활성산소가 제대로 처리되지 못한다면 사람의 수명은 30년도 채 되지 않을 것으로 보고 있다. 괴혈병이 이를 역설적으로 반증하고 있다.

1497년 바스코 다가마가 동인도로 항해하던 중 대부분 선원은 잇몸이나 구강 점막 등에서 출혈현상을 보이면서 사망했는데 의학계에서는 이를 괴혈병이라 이름 지었다.

활성산소를 제거하는 대표적인 외부 항산화제 중 하나인 비타민C의 공급부족에서 비롯됐음이 훗날 밝혀졌다.

그렇다면 사람도 다른 포유동물과 같이 강력한 항산화제로 꼽히는 비타민C를 체내에서 생합성하는 기능이 있다면 성경이 밝힌 대로 120세(창 6:3)를 무난히 향유할 수 있을 것이란 가설이 성립된다. 자체 생성된 비타민C는 문제의 5% 활성산소를 상당 부분 제거할 수 있어 마치 '노화방지보험'과 같은 역할을 하기 때문이다. 이런 맥락에서 성경을 들여다보면 은혜의 골은 더욱 깊어진다. 노아 홍수 당시 노아는 그의 여덟 식구와 함께 방주에서 무려 1년 17일을 생활했다. 하지만 한 사람도 괴혈병으로 숨졌다는 기록은 어디서도 찾아볼 수 없다. 10여 년 전까지만 해도 성서과학자들을 당혹게 한 창세기 기사 중 하나였다.

그러나 생명과학의 발달로 이 문제 또한 더 이상 새로운 사실이 아닌 기사로 자리매김했다. 과학자들은 최근 인류가 간장에서 비타민C를 생합성할 수 있는 유전자의 흔적(포도당을 비타민C로 변화시키는 마지막 단계의 효소)을 방사선 동위원소로 추적, 확인했기 때문이다. 그들은 유전자의 기능이 상실된 시기를 4000~5000년 전으로 추정했다.

시날평지(지금의 이라크 북부지역)에 교만의 상징이자 언어의 혼합을 불러온 바벨탑이 세워진 것은 지금으로부터 4000년 전이라는 시기와 비타민 C를 자체 생합성하는 유전자의 기능이 상실된 시기가 절묘하게 맞아떨어진 것이다.

노아 홍수 이후 교만해진 인류는 바벨탑을 쌓다가 하나님으로부터 체내에서 비타민C를 생합성시키는 '유전자의 기능 상실'이란 징벌을 받았다는 것이 성서과학자들의 설명이다.

따라서 노아가 방주생활을 할 당시만 해도 노아와 그 가족은 체내에서 비타민C를 자체 생합성할 수 있는 유전자 기능이 있었기 때문에 382일 동안 야채나 과일 등을 제대로 섭취하지 않았어도 괴혈병에 걸리지 않았을 뿐만 아니라 900～600세대까지 장수의 복을 누렸다는 해석이다. 하나님은 교만한 인류에게 비타민C를 자체 생합성시키지 못하도록 하는 간단한 '유전자 조작'을 통해 자신의 예언을 지금도 성취하고 계신다. "여호와께서 가라사대…… 그들의 날은 120년이 되리라……."(창 6:3)

14. 산소 부족! 지구가 산소에 목말라하고 있다

1) 산소, 이젠 온몸으로 마시자

산소 부족시대에 살고 있는 현대인들 항상 가까이 있어 오히려 잘 보이지 않는 중요한 것들이 있다. 자본주의 사회에서 길들여진 우리들은 돈을 지불하지 않는 것에 대해서는 더욱 그 중요도를 낮게 치는 잘못을 저지르고 있다. 그 대표적인 것이 산소다. 하루라도 없이는 살 수 없지만 또한 하루에 한 번에라도 심각하게 생각해 본 적이 없는 산소. 우리가 산소 부족에 시달리고 있다면, 그리고 그 부족으로 인해 우리도 모르게 많은 질병의 위협을 받고 있다면 아마도 당신의 생각은 달라질 것이다. 우리는 과연 우리 몸에 필요한 양만큼의 산소를 제대로 마시고 있는 걸까? 또 그 마시는 산소의 질은 어느 정도 되는 것일까.

2) 산소 없이는 살 수 없다

"아저씬 산소 없이 살 수 있어요?"

우리나라 최초의 산소음료를 표방하며 등장한 어느 음료회사 TV 광고에 나오는 멘트가 어느 때보다 애절하게 들린다. 엘리베이터에 갇혔다가 간신히 구출된 그 미녀의 말대로 우리 누구도 산소 없이는 단 하루도 살 수 없다.

단 10초 정도만 뇌에 산소 공급이 끊어져도 우리는 의식을 잃고 만다. 누구나 여름철 환기조차 제대로 하지 않는 과다한 에어컨 사용으로 목이 답답하거나 따끔거리는 통증을 한 번쯤은 느껴보았을 것이다. 그것은 우리가 이미 공기 중에 산소를 다 마셔 버리고 질소만을 계속 들이켜고 있기 때문이다. 머리가 어지럽거나 이유 없이 계속 하품이 나는 이유도 마찬가지, 산소 부족 때문이다.

산소 부족 현상은 사람들이 많이 모이고 드나드는 곳에서 더 두드러진다. 날이 갈수록 기하학적으로 늘어나는 세계 인구가 한꺼번에 마시는 산소와 심각해져만 가는 대기오염을 생각해 본다면 내가 들이켜고 있는 순도 100%의 깨끗한 산소는 분명 턱없이 작은 양일 것이다.

3) 산소 부족이 병을 부른다

산소의 필요성은 누구나 다 알고 있지만 산소결핍의 심각성에 대해서는 잘 모르는 사람들이 많다. 울창한 숲 속이나 탁 트인 해변에서 매일매일을 살고 있지 않다면 우린 아마도 대부분 산소결핍에 노출되어 있고, 그 결핍 상태에 적응되어 가고 있는지도 모른다.

산소결핍이란 생체조직이 충분한 산소를 취하지 못하는 상태를 말한다. 원인은 다음과 같은 것들이 있다. (1) 흡기 중의 산소농도가 낮다. (2) 폐포 (肺胞)에서 혈액에 산소가 좀처럼 이행되지 않는다. (3) 산소를 운반하는 헤모글로빈이 적다. (4) 조직으로 가는 혈류(血流)가 나쁘다. (5) 산소가 있어도 조직이 이것을 이용하지 못한다.

이런 상태로 산소결핍 상태가 되면 가장 타격을 받는 곳이 뇌이다. 뇌는 다른 근육에 비해 막대한 산소를 소비하고 있으며 만약 출산 시에 난산으로 신생아가 산소결핍에 빠지면 뇌성마비가 되거나 정신과적 장애를 가져오기 쉬울 정도로 뇌와 산소는 떼려야 뗄 수 없는 관계이다.

또한 대부분의 간헐적 고통, 질병 등도 세포단위에서 산소결핍으로 인해 발생한다는 의학적 보고가 있다. 산소는 면역체계의 기능강화의 결정적인 역할을 한다. 다시 말해 각종 인체 유해균인 여러 가지 바이러스 등을 산소로 인해 차단할 수 있다는 것이다.

4) 산소, 얼마나 어떻게 마셔야 좋은 걸까?

우리는 매일 1만 8,925리터의 공기를 호흡한다. 이 호흡작용은 두 가지 기능을 한다. 첫째는 식품을 연소시켜 에너지를 방출하는 데 필요한 산소를 신체에 공급하고 둘째는 생명활동의 폐기물인 탄산가스를 배출한다. 신선한 공기의 20%가량을 차지하고 있는 산소는 숨을 들이마실 때 폐 속으로 들어오고 숨을 내쉴 때 불필요한 탄산가스가 배출된다.

숨을 들이마시면 공기는 이 공기 주머니 속으로 들어가고 공기 중 5분의 1을 차지하는 산소는 모세혈관 속의 피 속으로 들어가 일부는 혈액 속에 용해되지만 대부분은 헤모글로빈과 화학적으로 결합되어 혈액과 함께 신체 조직으로 이동한다. 모세혈관 내의 혈액은 신체의 각 부분으로 이동해 산소를 각 부분의 세포마다 공급한다. 동시에 혈액은 세포가 만들어 낸 탄산가스를 흡수하여 폐포로 돌려보내서 방출하게 한다.

그렇다면 매일 하는 이런 일련의 호흡 과정에서 어느 정도를 마셔야 좋은 걸까.

대기 중 산소의 농도가 21~23% 때 사람들이 가장 쾌적함을 느낀다고 한다. 서울지역에 산소 농도는 20.8% 정도로 숲 속이나 탁 트인 바닷가 21.9%의 산소 농도와 1% 차이만을 보이지만 우리가 느끼는 쾌적함은 전혀 다른 것을 알 수 있다. 불과 1%의 농도 차이가 엄청난 쾌적함과 청량함을 가져다주는 것이다.

5) 이제는 산소도 들이켜고, 마시고, 바른다

공기 중에 보이지 않는 산소를 들이켜는 것은 이해가 되지만 마시고 바르다니? 피부와 호흡기관, 체내에까지 산소의 영향력이 못 미치는 곳이 없으므로, 최근 들어 이러한 산소 부족시대에 발맞춰 산소를 이용한 획기적인 상품들이 눈에 띄며 사랑을 받고 있다.

설악산, 칠갑산, 한라산 등지의 맑은 공기를 농축해 캔에 담은 '산소캔'이 선보이면서 인기를 끌고 있고 산소를 넣었다는 산소음료는 기존의 음료보다 5배가 넘는 약 40ppm의 용존 산소가 들어 있다. 그리고 피부에도 막대한 영향을 주는 산소에서 고안해 낸 산소콘셉트의 산소를 넣은 화장품으로 여성들 사이에서 큰 호응을 얻어 이제는 산소도 바르는 시대가 왔다. 그리고 최근 산소가 뿜어져 나오는 에어컨으로 창문을 열어 환기를 시키지 않아도 된다는 산소에어컨이 여름을 겨냥해 선보였다.

이뿐만이 아니다. 아파트 전체에 산소가 뿜어져 나오게끔 하는 산소아파트는 중앙집중방식으로 산소발생기를 설치한 후 개별 세대에 공급해 준다. 지금까지의 아파트는 실내의 단열강화 등으로 환기량이 부족하고 실외의 오염된 공기유입으로 실내 공기의 질이 악화일로에 있는 것이 사실이다. 이로 인해 두통, 어지러움 증상 등이 나타나자 이를 개선하기 위해 개발된 산소아파트는 설악산 인근 해안가나 수목원 등 자연 상태 최적 조건의 맑은 공기 산소 농도인 21.6～21.7% 최적의 산소를 공급한다고 한다.

한 벤처기업에서는 5년간의 연구 끝에 가정용 산소발생기를 처음 개발하기도 했다. 이러한 산소발생기는 이제 가정뿐만 아니라 사우나, 찜질방 등의 위락시설이나 사람들이 많이 모이는 곳인 대형교회, 상점 등에 점차 비치되고 있으며 특히 학업능력이나 업무능력 향상을 위해 독서실, 사무실에도 영역을 넓히고 있으며 특히 병원에서는 환자들의 건강한 호흡을 위해 필수적이라는 인식이 확산되고 있다.

엄청난 쾌적함과 청량함을 가져다주는 것이다.

15. 산소수와 혈장의 산소분압

고농도 산소수를 마시면 체내 혈관의 산소분압이 상승하여 건강에 도움을 줄 수 있게 된다. 그렇다면 왜 산소수를 마시면 산소분압이 증가하게 되고 산소분압이 증가하면 왜 건강에 도움을 줄 수 있는 것인지에 대해 설명해 보고자 한다.

1) 산소분압이란 무엇인가?

분압이라는 말은 부분압력이라는 말로 총 기체 중에서 특정기체가 차지하는 비율에 따른 압력이라고 생각하면 된다. 이 중 혈액 내의 '산소분압'이라고 한다면, 혈액 내에 여러 가지 기체가 녹아 있다. 그 기체들 중에서 산소기체가 가하고 있는 압력을 뜻한다. 즉 산소 분압이 높다는 말은 혈액 내에 녹아 있는 산소의 양이 많다는 것이다.

'산소포화도'라는 말과 자주 구분을 못 하는데, 산소포화도는 헤모글로빈과 산소가 결합하여 산소헤모글로빈이 되는 반응[$Hb + 4O_2 \rightarrow Hb(O_2)4$]을 거쳐 혈액 내에 얼마나 많은 산소헤모글로빈이 포화되어 있느냐는 것을 나타내는 지표이다. 산소포화도는 당연히 94% 이상 나와야 하는 것이고 이는 정상적인 호흡이 이뤄지고 있는지를 판단하는 지표로 사용된다. 산소포화도가 94% 이하로 떨어지게 되면 정상적인 호흡이 이뤄지지 않는 것이고 산소를 인공적으로 공급해 주거나 호흡과정을 도와주는 조치를 취해야 하는 상태가 되게 된다. 산소포화도는 생명유지를 위한 호흡의 정상유무를 판단하는 기준이 된다.

반면 산소분압은 혈액에 산소기체가 많다는 것이고 산소기체가 많아지게 되면 압력이 높아져서 산소를 조직과 세포에 공급하는 데에 있어서 훨씬 더 효과적이 된다. 즉 압력이 높으니까 더 구석구석까지 더 강한 힘으로 산소를 공급할 수 있게 된다는 의미가 된다. 산소분압이 높으면 산소의 이용률이 높아지게 되고 더욱 활기차고 면역력도 강해지는 등 건강과 활력을 측정할 수 있는 지표가 된다.

보통 산소분압이나 포화도는 대부분 동맥혈을 얘기하게 된다. 산소분압에 따른 산소의 이동을 보면, 호흡에서 폐포의 산소 분압이 모세혈관의 분압보다 더 높으므로 산소는 폐포에서 모세혈관 쪽으로 이동하게 된다. 또한 산소분압은 모세혈관이 조직 세포보다 높으므로 산소는 모세혈관에서 조직 세포 쪽으로 이동하게 되고 결국 조직세포에까지 산소를 공급해 줄 수 있게 된다.

신생아 때에는 40~60mmHg 정도로 낮던 산소분압이 점점 증가하게 되다가 20대가 되면 90~100mmHg 정도로 가장 높은 수치를 보이며, 이 20대에 산소가 충만해지면서 더 많은 에너지를 낼 수 있게 되고 가장 활기찬 활동이 가능한 나이대가 된다. 20대를 정점으로 점점 감소하다가 40대가 되면서 **80mmHg** 이하로 떨어지게 되는데, 이때부터 몸은 기력도 많이 떨어지며 면역력도 약해져서 각종 성인병에 노출되게 된다. 물론 꾸준한 운동과 몸 관리를 한 사람들은 통계적인 수치보다 산소분압이 훨씬 높고 건강한 사람들도 많을 것이다. 그렇게 되다가 60~70대의 나이가 되면 산소분압은 **60mmHg** 정도가 되고 이제는 기력이 많이 떨어지고 면역력도 많이 떨어지게 되는 노인성 질환에 노출되게 된다. 이렇게 나이가 들면서 산소분압이 떨어지는 것은 폐의 노화로 인해 호흡능력이 떨어지게 되기 때문이다. 물론 그 외에도 산소분압을 낮추는 여러 가지 요인에 얼마나 많이 노출되었느냐에 따라서도 달라진다. 그렇다면 이렇게 건강과 활력을 좌우하는 혈액 내의 산소분압을 어떻게 증가시킬 수 있을까? 다음으로는 혈액 내의 산소분압을 증가시킬 수 있는 방법에 대하여 알아보도록 하겠다.

① 고농도 산소흡입을 통한 산소분압의 증가

혈액 내의 산소분압은 일반적인 호흡을 통해서도 좌우된다. 일반적인 공기를 호흡할 때에도 공기 중에 포함된 산소농도 20~21% 정도의 산소분압에 의해서 폐포에 산소가 달라붙게 되고 산소가 많아진 폐포는 산소분압이 증가하여 모세혈관으로 일정부분이 녹아 들어가게 된다. 이런 일반적인 호흡을 통한 산소분압을 위해서는 보통 호흡을 통해서 산소분압을 증가시키기 위해 산소의 순도를 높여 고순도 산소를 흡입함으로써 폐와 피부를 통해서 혈액 내의 산소분압을 증가시킬 수 있다. 일반적으로 고압산소요법이라고 많이들 부르고 현재 병원에서 사용되고 있는 치료법이다. 고기압상태에서 고순도 산소를 흡입함으로써 인체 내의 산소분압을 높여 주고 저산소증을 개선시켜 주는 치료법이다. 다시 말하면 대기 중의 1기압보다 높은 기압 상태의 환경에서 산소를 발생시켜 이를 흡입하게 해 체내 혈액 속에 산소를 녹아들게 하여 모세혈관을 통해 우리 몸 곳곳에 고순도의 산소를 공급해 주는 치료법이라고 할 수 있다. 이렇게 산소분압이 상승하면 '산소분압상승 효과(Effect on increase PO2)'가 나타나게 된다. 환경 내의 산소분압이 상승하면 '헨리의 법칙'에 의해 혈장 속에 물리적으로 용해되는 산소의 양은 증가하게 된다. 신체장기 중에서 산소 소비량이 가장 큰 대뇌의 동정맥 산소분압 차이가 $5 \sim 6\,cc$이므로 100% O_2 3기압하에서는 물리적으로 용해된 O_2만으로써도 조직세포의 산소 수요를 충족시킬 수 있어 즉각적인 조직 저산소증이 해소될 수 있다고 한다. 즉 100%의 산소(O_2)를 각각 압력만 다르게 하여 공급해 줄 때 각각의 혈장 산소량(cc)을 비교해 보자.

	1기압	2기압	3기압
혈장산소량(cc)	2.1 cc	4.04 cc	6.8 cc

이처럼 같은 순도의 산소라도 그 압력을 증가시켜 주면 '헨리의 법칙'에 의해 혈액 내의 산소량은 증가하게 된다. 실제로는 바닷가나 산, 숲과 같은 주변보다 산소의 순도가 조금만 높은 곳을 찾아도 호흡에 방해를 받지 않고 더 많은 산소를 취할 수 있기 때문에 훨씬 상쾌하고 활기차지고 술을 먹어도 덜 취하게 되는 효과를 볼 수 있었을 것이다.

위의 방법은 현재 스포츠스타들의 부상을 치료하거나 당뇨환자의 괴사 증상, 암환자의 전이를 막기 위한 치료에 실제로 사용되고 있다. 하지만 장비가 워낙 고가이고 병원을 찾아야 하기 때문에 비용이 많이 들어가고 준비가 많이 필요하다는 단점이 있다.

② 고농도 산소수의 음용을 통한 산소분압 증가

혈액은 유형 액상으로, 시험관에 넣고 원심침전기로 분리시켜 보면 위에 뜨는 담황색의 액체 성분은 혈장이고, 그 밑에 유형 성분으로 되어 있는 것은 혈구라고 한다. 몸속의 혈액의 양은 약 1/13 정도이다. 가령 몸무게가 65kg 나가는 사람이라면 5kg이 혈액인 셈이다. 그중 60%인 3kg 정도가 혈장으로 구성되어 있다. 이 혈장의 90%는 수분이고, 약 8%는 단백질, 그 밖에 2%는 미네랄, 포도당, 지방 등의 물질로 구성되어 있다. 이렇게 혈장의 90%를 차지하는 것이 바로 수분인 '물'이므로 고농도 산소수를 통해 혈장 내 산소의 양을 증가시키는 것이 가능하다.

물은 흡수되게 되면 위벽과 장 점막을 통해 혈액 내로 바로 흡수되게 된다. 물을 마신 지 약 30초가 지나면 혈액으로 흡수가 되게 되고 1분 30초 정도면 혈액을 타고 뇌혈관까지 이르게 된다. 바로 이렇게 마시는 물에 산소를 많이 섞어 넣게 되면 90%가 물로 구성되는 혈장의 산소량을 증가시킬 수 있다. 고압산소요법과 같은 효과를 보이게 되는 것이다.

일반적인 물에도 산소는 8~10ppm 정도가 포함되어 있고 실제로 마시는 물을 통해서도 산소를 얻고 있다. 물론 음식 사이사이에 있는 수분과 공기를 통해서도 실제로 그 양은 미미하지만 산소를 얻고 있다. 산소수는 이런 점을 착안하여 물속에 산소의 양을 비약적으로 늘려서 체내 산소분압을 증가시킬 수 있도록 개발된 제품이다.

그럼 위의 두 가지 방법을 통해 체내의 산소분압을 증가시키면 어떤 효과가 있을까?

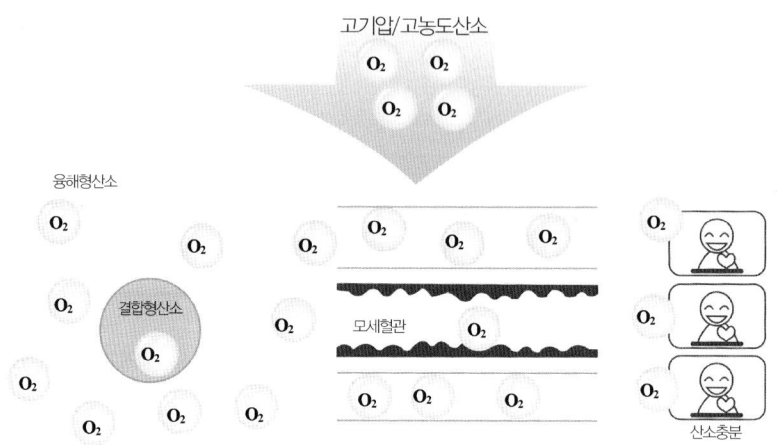

2) 산소분압 증가로 인해 체내 산소공급 능력 증대를 통한 효과

▶ 스포츠재활

우리 몸은 스포츠 활동을 할 때 통상 5~10배의 산소를 소모한다. 산소 소모가 많다는 것은 그만큼 배출해야 할 대사산물(노폐물)도 많아지는 것을 의미한다. 이런 대사산물이 일정 수준 이상 쌓이게 되면 피로와 통증을 느끼게 되기 때문에 피로물질, 통증물질이라고 하는데, 산소 공급을 충분히 하면 이런 피로통증 물질이 분해되기 때문에 몸의 피로가 없어지고 몸이 가벼워진다. 때문에 스포츠선수라면 항상 최고의 컨디션을 유지함으로써 최고의 성적을 거둘 수 있도록 할 뿐만 아니라 산소공급의 증가는 스포츠로 인한 부상의 빠른 회복에 도움이 된다.

▶ 대퇴골두무혈성괴사

대퇴골두로 가는 혈액이 줄어들어서 대퇴골두가 저산소증 상태에 빠지면서 죽어가는 질환이다. 대퇴골두의 부분 또는 전체에 걸쳐서 혈액순환장애가 일어나 진행성으로 골 괴사가 나타나고, 결국 고관절이 파괴되어 2차성 골관절염을 유발하는 질환을 통틀어 말한다. 특히, 소아 대퇴골두무혈성괴사의 경우는 스테로이드에 대한 과거력이 있는 경우가 흔하고 성장기에 있기 때문에 수술적 요법보다 보존적 치료를 시행하는 것이 합리적이다.

▶ 수술 후 상처회복치료

충분한 산소공급을 통해서 혈액 순환력을 높여 국소부위의 저산소 상태와 부종상태를 개선시키고, 세포재생력을 증강시켜서 상처를 빨리 아물게 한다. 보통 일반적인 외과수술 후의 상처 회복치료와 방사선수술 후 회복치료, 치과 치료 후 회복치료, 성형수술 후에 회복치료 등에도 도움을 줄 수 있다.

▶ 항노화 클리닉

나이가 들어감에 따라서 몸은 점차로 만성적인 저산소 상태로 빠져들게 된다. 모든 인체의 신진대사기능도 떨어지고 혈액계통의 혼탁도 높아진다. 뇌가 만성적인 저산소 상태에 빠지게 되면 혈관성 치매나 뇌경색에 노출될 가능성도 높아지며, 특히 중풍이나 치매가 발생한 경우라도 산소의 충분한 공급을 통해서 뇌기능의 회복이 가능하다. 만성적인 저산소 상태를 산소가 충분한 상태로 개선함으로써 인체를 건강하게 유지하도록 도와준다.

▶ 당뇨 및 당뇨합병증

당뇨가 오래 진행된 경우에는 대부분 말초혈액순환에 장애가 생기면서 대부분의 조직이 저산소 상태에 빠지고 심한 경우 괴사되어서 썩게 된다. 대표적인 병이 당뇨병성 족부궤양으로 일명 '버거씨병'이라고 불리며, 발가락이나 손가락이 썩어서 절단하게 되는 병이다. 이런 말초의 저산소 상태를 개선시켜서 당뇨가 있다고 하더라도 당뇨합병증을 최대한 줄일 수 있도록 해 준다. 당뇨가 아니더라도 인체의 부분적 저산소증 상태로 인해서 오는 각종 궤양과 혈관염 등에도 많은 도움을 줄 수 있다.

▶ 혈액순환개선

체내에 더 많은 산소가 공급되게 되면 혈전이나 색전, 지방에 의해서 혈관이 좁아져 막히고, 혈관내피가 손상된 경우 등에도 도움을 준다. 산소가 증가하면 산소가 충분한 혈액이 혈관을 타고 흐르게 되어, 손상된 혈관내피를 빠르게 회복시킬 뿐만 아니라, 혈관 내에 피로물질을 분해시키고, 혈관의 내벽에 붙어 있던 콜레스테롤 등의 불순물이 정화된다. 이렇게 혈관이 본래의 기능을 회복하면 자연적으로 혈액순환이 개선된다.

▶ 면역조절

인체의 면역계가 적절하게 작용하기 위해서는 온도의 적정성과 pH(산성도)의 적정성이 확보되어야 한다. 충분한 산소공급을 통해서 저산소 상태를 개선함으로써 혈액순환을 개선하여 인체 온도의 적정성을 확보하고, 인체 신진대사로 생긴 탄산가스와 같은 노폐물을 배출시킴으로써 pH의 적정성을 유지하게 된다. 이와 같이 온도의 적정성과 pH의 적정성을 유지시킴으로써 인체 면역계의 혼란으로 인해 생기는 각종 알레르기 질환과 자가면역 질환에 효과가 있다.

▶ 피부세포재생

신선한 산소의 충분한 공급은 인체의 각 세포의 대사와 노폐물의 배출을 촉진한다. 피부도 자연스럽게 피부의 혈액순환이 좋아지고 피부세포의 재생력이 좋아지면서 탄력성 있는 피부를 만들게 된다. 독일이나 일본의 피부숍에서는 실제로 고압산소치료기 등의 산소를 이용한 장치들을 많이 사용하고 있는 것도 바로 이런 이유이다.

▶ 항암보조요법

대부분의 암조직은 저산소 상태에 있고 에너지의 효율성이 매우 떨어져 있다. 이 때문에 엄청난 에너지를 과소모시키고 많은 양의 노폐물을 내어 주변조직 환경을 악화시킨다. 또한, 저산소 상태는 혈관을 새로이 신생시키면서 암조직을 계속 키워 나간다. 산소를 충분히 공급해 주게 되면 암조직 자체를 치료하는 것은 아니지만, 저산소 상태와 많은 양의 노폐물을 정화해 줌으로써 항암치료의 보조적 수단으로 성과를 거둘 수 있다. 또한, 암수술과 방사선 수술 후에 조직을 빨리 재생시키는 치료에도 산소는 도움을 준다.

3) 혈액과 혈액 내에서 혈장의 역할

혈관은 수도관과 같다. 혈관에는 동맥과 정맥과 모세혈관이 있다. 동맥은 상수도관과 같고 정맥은 하수도관과 같다. 동맥과 정맥은 모세혈관이 연결을 한다. 모세혈관에는 미세한 구멍이 있다. 그 미세한 구멍으로 혈장이 빠져나온다. 각 가정에 뻗은 가는 수도관이 모세혈관에 해당된다. 수도꼭지가 모세혈관의 미세한 구멍에 해당된다.

혈액에는 고형성분과 액체성분이 있다. 혈액의 고형성분이 바로 혈액의 가족이다.

혈액의 가족은 적혈구와 백혈구와 혈소판이 있다. 혈액의 액체성분에는 혈장이 있다. 혈장 속에는 영양소, 산소, 호르몬, 노폐물, 이산화탄소 등등이 녹아 있다.

우리 몸은 세포로 되어 있다. 우리 몸을 이루는 세포들은 그 수가 엄청 많아서 전후좌우로 겹겹이 쌓여서 우리 몸을 만드는데, 자그마치 그 수가 60조 개이다. 우리가 먹고 싸고 자듯이 세포들도 먹고 싸고 자야 한다.

겹겹이 쌓인 세포들 모두에게 어떻게 먹을 것을 배달할까? 세포들에게 먹을 것을 전달해 주고 그들이 버린 생활쓰레기를 치워주는 역할을 혈액이 맡는다. 혈액이 세포에게 가려면 길이 있어야 하는데 혈액이 흐르는 길이 바로 혈관이다. 그래서 우리 온 몸 구석구석까지 혈관이 뻗어 있다. 그 혈관의 길이가 12만 킬로라고 한다.

동맥과 정맥과 모세혈관의 길이 중에서 모세혈관이 가장 길다고 한다. 모세혈관은 조직 속에 뻗어 있다. 조직 속에는 같은 목적을 가진 똑같은 모양의 세포가 살고 있다. 그 조직 속에 모세혈관이 뻗어 있다. 소동맥 쪽 모세혈관의 미세한 구멍 속에서는 영양소와 산소와 호르몬과 항체 등이 녹아 있는 혈장이 스며 나와 조직액이 된다. 조직액이 흐르면 세포들은 조직액 속에서 자기가 필요한 물질들을 선택해서 먹는다. 세포들은 필요한 영양소를 먹고 살아가는 데 사용하고 노폐물과 이산화탄소를 조직액 속으로 내놓는다.

노폐물이 많은 조직액은 흐르다가 일부는 조직 속에 뻗은 모세림프관 속으로 들어가고 일부는 소정맥 쪽 모세혈관 속으로 들어가게 된다. 모세림프관은 림프액에, 림프관은 정맥에 연결된다. 소동맥은 심장에서 나온 영양소와 산소가 풍부한 혈액을 받고 소정맥은 조직 속에서 노폐물과 이산화탄소가 많은 조직액을 받는다. 소정맥 속의 혈액은 정맥과 대정맥을 지나서 심장 속으로 들어간다. 세포들이 사는 조직은 동맥이 가져다주는 영양소와 산소를 받고 세포들이 버린 생활쓰레기인 노폐물과 이산화탄소는 정맥이 치워준다.

그래서 혈액은 심장에서 대동맥으로, 대동맥에서 동맥으로, 동맥에서 소동맥으로, 소동맥에서 모세혈관으로…….

바로 이 모세혈관에서 영양소와 산소가 많은 혈장이 모세혈관의 틈새를 나와 조직액이 되어 세포 사이를 흐르면 세포들이 영양소와 산소를 먹고 노폐물과 이산화탄소를 조직액에 싸면 조직액은 흘러서 다시 소정맥 쪽 모세혈관으로 들어가면 혈장이 되고 모세림프관 속으로 들어가면 림프액이 되는데 림프관은 정맥과 연결된다. 즉 조직에서 깨끗한 피가 더러운 피로 된다. 세포들이 먹고 싸서 - 모세혈관에서는 적혈구가 나오지 못하고 연노랑 혈장만 나와서 조직액도 림프액도 연노랑이다.

다시 모세혈관에서 소정맥으로, 소정맥에서 정맥으로, 정맥에서 대정맥으로, 대정맥에서 심장으로 혈액은 들어간다.

혈액은 혈관 속을 일방통행 한다. 혈액이 일방통행을 하기에 영양소와 산소가 노폐물이나 이산화탄소가 혼합되지 않는다. 그건 마치 깨끗한 수돗물이 상수도관으로 흐르고 노폐물과 이산화탄소가 많은 하수도 물이 하수관 속으로만 흐르는 것과도 같다.

위 글에서 본바와 같이 조직에는 적혈구가 직접 산소를 가지고 가지 못한다. 즉 호흡을 통해서 얻어진 산소헤모글로빈을 포함한 적혈구는 직접 조직까지 산소와 영양분을 배달해 주지 못한다. 결국 산소분압, 이산화탄소 분압 등 주변 환경에 의해 적혈구에서 해리되어 혈장에 녹아들어가 혈장을 통해서 배달된다는 것이다. 즉 혈장의 산소양이 증가하면 조직에의 산소공급이 훨씬 원활해질 수 있다는 점이다. 또한 산소수는 깨끗하고 산소를 많이 포함한 물이기 때문에 깨끗한 혈장을 만들어 혈액순환에도 도움을 줄 수 있다. 따라서 고농도 산소수는 혈장의 산소량을 증가시키고 깨끗한 혈액을 만들어서 체내에 산소공급을 증가시킴으로써 건강에 도움을 줄 수 있다.

16. 산소가 풍족한 삶, 기분도 기억력도 좋아진다

1) 산소가 포유류 키워

포유류의 몸을 키운 것은 산소라는 가설이 있다. 지구 대기의 산소량이 증가할수록 포유류의 몸이 커진다는 것이다.

미국의 해양학자 폴 팔코우스키 교수에 따르면 대서양 밑 퇴적암의 탄소 동위원소 비율을 측정한 결과 2억 년 전 지구 대기의 산소량이 현재의 절반인 것으로 나타났다. 반면 5000만 년 전 거대 태반을 가진 동물이 출현했을 때 산소량은 현재보다 두 배가량 많았다.

2) 산소에 대해 꼭 알아둬야 할 3가지

하루 2,000㎈의 에너지가 필요한 성인 남성이 소모하는 산소의 양은 500ℓ. 이 가운데 뇌에서 소비되는 양이 20~30% 안팎이다. 뇌가 체중에서 차지하는 비중은 2%에 불과하지만 다른 기관에 비해 10배 이상 산소를 필요로 한다.

독일의 한 신경심리학자는 1996년 산소가 학습효과에 미치는 영향에 대해 실험했다. 1분간 산소를 흡입한 집단과 그렇지 않은 집단에 12개의 단어를 주고 기억력 테스트를 했다. 그 결과 산소를 마신 집단이 10분 후에는 91%, 24시간 후에는 41%가 기억력이 좋았다.

대개 어린이는 7분, 중고교생은 10분, 성인은 15분 이상 하나의 일에 집중하기 힘들지만 웃음으로 산소 공급이 증가하면 집중력이 좋아진다.

산소의 필요성은 누구나 다 안다. 하지만 산소 결핍의 심각성은 잘 모른다. 울창한 숲이나 탁 트인 해변에서 살지 않는다면 대부분은 산소 결핍 상태에 적응되어 가고 있는 것이다. 사람은 매년 400만ℓ의 공기를 호흡한다. 공기에 든 산소를 통해 영양소를 연소시켜 에너지를 방출하고 생명 활동으로 생긴 폐기물인 이산화탄소를 배출한다.

사람은 대기 중 산소 농도가 21~23%일 때 가장 쾌적함을 느낀다. 서울 지역에 평균 산소 농도는 20.8%. 숲 속이나 탁 트인 바닷가의 산소 농도 21.9%와 불과 1% 차이밖에 안 나지만 느끼는 쾌적함은 전혀 다르다.

3) 환기 안 한 방 오래 있으면 집중력 떨어지고 졸려

밀폐된 차 안에서 자다가 사망하는 것은 인체가 필요한 만큼 산소를 호흡하지 못했기 때문이다. 2004년 국내 한 방송사가 밀폐된 차 안에 5명을 태우고 시동을 걸자 30분 뒤 대기 중 산소 농도가 20.4%에서 18.5%로 낮아졌다. 45분이 지나자 호흡이 곤란해져 실험을 중지했다.

한국과학기술원 실험에 따르면 산소 농도가 18%일 때 운전자들이 브레이크를 밟는 속도가 빨라진다. 피로도가 50% 높아졌기 때문이다. 저농도 산소가 사고와 연결될 수 있다는 얘기다. 아파트처럼 단열과 보온을 중시하는 건물은 실내 공기가 환기되지 않으면 산소 농도가 낮아진다. 아파트 방문을 닫고 3시간이 지나자 20.4%였던 산소 농도가 20.0%로 떨어졌고 7시간이 지난 후에는 19.6%로 낮아졌다. 이산화탄소 농도는 반대로 늘어났다. 창문을 열자 산소 농도는 20.4%로 회복됐다.

서울대 의대 신경과학연구소 서유현 소장은 "환기가 안 되는 방에 오래 있으면 산소 부족으로 주의 집중을 못 하고 졸린다"고 설명했다.

대기 중 산소 농도가 19~20%로 떨어지면 가슴이 답답해지고 구토, 두통 증세가 나타난다.

4) 산모 배 속은 산소 적어 - 태아 위해 가벼운 운동을

산모의 배 속은 고산지대보다 산소가 희박하다. 산모가 충분한 양의 산소를 태아에게 보내주지 못하면 저체중아나 정신지체아를 낳기 쉽다. 더 나아가 조산과 유산의 위험도 높아진다. 적당한 운동은 혈액을 활발하게 순환시켜 아기에게 신선한 영양과 산소를 전달한다. 또 숨을 깊숙이 들이마시는 복식호흡은 태아에게 충분한 산소를 공급할 수 있어 좋다.

담배 속에 든 일산화탄소는 자동차의 배기가스와 비슷한 농도다. 이런 자극성 물질이 체내에 들어오면 신체는 자기방어를 위해 반사적으로 기관지를 좁게 만들어 산소가 폐까지 충분히 공급하지 못하도록 한다.

과음한 다음 날 찾아오는 숙취는 저산소 상태를 의미한다. 알코올의 분해에는 산소가 대량 필요하다. 마시는 술의 양에 정비례해 필요한 산소량도 늘어난다.

허파뿐 아니라 피부도 땀구멍을 통해 숨을 쉰다. 피부로 들어온 산소는 피부조직 내 당류를 연소시켜 이산화탄소와 물로 분해시킨다. 피부호흡을 통해 수분이 증발되며 열이 발산된다. 또 독소 등 유독물질이 밖으로 빠져 나간다.

피부호흡은 폐호흡의 1%에 불과하지만 피부 호흡을 차단하면 40분 내 사망한다. 신체의 절반 이상 화상을 입으면 중태에 빠지는 것은 호흡과 체온조절 작용이 이뤄지지 않기 때문이다.

독일의 생화학자 오토 바르부르크는 산소 부족이 암 등 심각한 병의 원인이라는 이론을 정립해 1931년 노벨 의학상을 수상했다.

미국의 의학저널리스트 멕케비는 "자정능력이 제대로 발휘하려면 충분한 산소가 있어야 한다"면서 "그렇지 않으면 질병에 걸리고 조기 노화를 겪는다"고 말했다.

17. 바이러스를 파괴하는 산소
─에드 매케이브(『산소치료법』 저자)

별로 알려지진 않았지만, 너무 단순해서 위대한 정신의 소유자들께서는 이해하지 못하는 만병통치에 가까운 치료법이 있다. 인간의 건강한 세포는 산소와 친하다. 반면 암 바이러스와 HIV(Human Immunodeficiency Virus), 에이즈, 에볼라, 육식성 박테리아, 만성피로, 결핵, 관절염, 기타 여러 질병과 관계된 대부분의 원시적인 박테리아나 바이러스는 오히려 원시적인 하등 생물과 마찬가지로 산소가 있으면 살지 못한다. 박테리아나 바이러스는 거의 혐기성, 말하자면 산소를 싫어하는 생물이기 때문이다.

이들 원시적인 혐기성 바이러스나 박테리아를 장시간 동안 순수한 산소에 노출시키면 어떻게 될까? 인공허파에서 흔히 쓰이는 고농축 순수 산소(O_2)나 의료용 오존($O3$)을 여러 달 동안, 인체에 해가 없을 정도로 매일 서서히 주입하면, 그래서 모든 세포가 산소로 가득 차면 어떠한 일이 생길까? 질병과 관계된 혹은 질병을 일으키는 병원균과 미생물이 산소가 있으면 못 산다고 했을 때, 몸속의 체액과 조직이 산소로 채워지면 그런 인체

내에서도 살지 못한다. 간단하지 않은가? 여태껏 이런 치료법이 사용되지 못했다는 것이 오히려 이상할 뿐이다.

몸 안의 HIV(Human Immunodeficiency Virus)를 산소 혹은 그보다 고급한 형태인 오존에 지속적으로 노출시키면 어떻게 될까? 1991년 10월 11일자 『미국 혈액학협회저널』의 「시험관에서 오존에 의한 HIV - 1 비활성화」라는 논문을 보자.

"산소의 고급한 형태인 오존은 어느 정도 시간이 흐르자 HIV의 97～100퍼센트를 무력화시켰다. 산소나 오존은 적당한 방법으로 사용되면 정상적인 세포에는 전혀 영향을 주지 않는다." 과대광고와 과다투약으로 얼룩진 오늘날의 에이즈 치료제들 가운데 이에 비할 효능이나 안전성을 가진 치료제가 과연 있을까?

산소 치료법을 찾는 환자들은 대부분 도착하기도 전에 간이 완전히 파괴되어 있다. 이제야 기꺼이 대안에 눈을 돌려보지만 혹은 곧 그렇게 되겠지만, 이 사회는 자신의 개인적 안녕을 타인의 손에 맡기는 풍토가 너무 깊게 뿌리내리고 있다. 더구나 보건제도와 대중매체에 대해 전가의 보도를 휘두르는 제약회사의 영향력 때문에, 오존 치료법은 환자나 의사들에게 알려지지 못하고 있다. 그들은 우리의 벗이 아니다. 바로 오존이 우리들의 친구이다. 그리스어로 오존은 '신의 숨결'을 뜻한다. 지난 50여 년간 유럽에서 수천 명의 의사들이 엄청난 양의 오존을 사용했지만, 안전상의 문제는 전혀 없었다. 그런데도 왜 미국의 의과대학에서는 오존 치료법을 가르치면 안 된다는 것인가?

산소 치료법은 50여 종이 있지만 원리는 본질적으로 같다. 자연계에 존재하는 산소 단원자(O)의 양을 점진적으로 서서히 증가시키며 몸에 주입하는 것이다. 산소 원자와 그 부산물인 강력한 산화제는 질병을 유발하는 찌꺼기나 독소, 기타 오염 물질들을 '태우거나' 산화시켜, 인체 밖으로 배출한다. 인체가 약 따위의 독성물질을 완전히 제거하지 못하면, 그 찌꺼기는 몸 안에 남는다. 시간이 지날수록 더 많은 찌꺼기가 체내에 축적될 것이고, 내부적으로 오염물이 축적될수록 질병이 발생할 수 있는 가능성이 높아지는 셈이다. 나이가 들수록 병치레가 잦아지는 것이 바로 그 때문이다. 만병의 근원이 그것이다. 이 점은 매우 중요하다. 이 점을 기억하라. 바이러스가 만연할수록, 우리 몸은 점점 더 공기에 의존할 수 없다. 이제 우리 몸은 자연의 맑고 활력 있는 공기를 더 이상 호흡할 수 없다. 그리하여 질병의 원인이 되는 찌꺼기들을 더 이상 밖으로 배출하지 못한다.

우리 몸이 내부적으로 얼마나 오염되어 있는지 살펴보자. 나는 수백 명의 에이즈와 암, 관절염 환자들의 산소×오존 치료에 참가했다. 처음 시작할 때 그들의 혈액은 너무 더럽고 병들어 있었다. 산소가 결핍되어, 거의 검은색이었다. 그러나 매일 의료용 산소×오존을 투입하면서 몇 주일 동안 산화 및 산소 첨가에 의한 해독 치료를 받으면, 그들의 혈액은 신선하고 생명으로 충만한 선홍색으로 바뀌었다.

산소 원자는 그 산화에 취약한 병원균들을 태워버린다. 병원균이나 세균 따위는 진화 및 특화된 정상 세포와 달리 원시생물들이다. 정상 세포는 자연적으로 산화방지막을 생성하여 산화로부터 자신을 보호한다. 정상적인 세포는 질병을 일으키는 병원균이나 심지어 암 세포도 갖고 있지 못한 차단막을 갖고 있는 것이다. 산소는 건강한 인간의 정상 세포가 아닌 것은 모조리 찾아내 산화시켜 버린다. 산소는 박테리아나 바이러스뿐만 아니라 암 세포 따위에 있는 죽거나 죽어 가는 세포 혹은 병들거나 변형된 세포들의 천적이다.

산소 치료법의 주된 용도는 보조적인 예방 치료다. 체액의 산소량을 높여 혐기성 질병을 예방하는 것이다. 그런 병원균들이 산소가 많은 환경에서 살 수 없다면 고도로 산소화되어 깨끗해진 세포조직 내에서도 살 수 없다. 정확한 방법으로 오랫동안 이 같은 치료를 받는다면, 체액의 산소 수준이 매우 높아질 것이다. 산소 수준이 높아지면 심지어 감기도 걸리지 않게 된다.

건강 회복을 위해 직접 체험하거나 경험자들과 얘기를 나눠보면 산소 치료의 효과는 저절로 입증될 수 있다. 이와 더불어 세계 여러 나라의 의학 문헌에는 값싸고 효율적인 산소×오존 치료법의 효능을 입증하는 많은 증거들이 실려 있으며, 또한 산소를 직접 도입할 때의 안전성을 증명해 주고 있다.

인간의 몸은 66퍼센트가 물이다. 인체 내부에는 체액이 순환하고 있으며, 인체의 각 기관은 체내의 바다 위를 떠다닌다. 이때 기체 상태의 산소×오존은 여러 경로를 통해 서서히 미세한 거품을 형성하여, 체액 속으로 녹아들어가 체액을 정화시킨다.

산소 치료의 방법은 간단하다. 그 가운데 내과에서 사용하는 가장 간단한 방법은, 의사가 특정한 농도와 분량의 오존을 느린 속도로 환자의 혈액에 주입하는 것이다. 단, 오존을 주입하는 동안 환자는 반드시 엎드려 있어야 한다. 또한 '자동 혈액 치료법'은 약간의 혈액을 추출하여 오존을 첨가한 다음, 다시 이것을 몸 안에 집어넣는 방법이다. 독일 사람들은 이 방법을 좋아하지만, 필자의 견해로는 그다지 효율적인 방법인 것 같지는 않다. 그리고 새 치료법에 비해 치료비도 비싸고 치료 속도도 느리다. 새로 개발된 치료법은 다른 방법들과 마찬가지로 올바른 방법으로 사용하기만 한다면 전적으로 안전하다. 재순환법이라고 하는 이 치료법은 개인적으로 가장 좋아하는 방법이며, 사례조사 결과로 보아도 가장 효과적인 방법이다. 이 방법에는 예컨대 메디존사나 폴리아토믹 어피어시스사의 장치가 사용된다. 병든 혈액을 지속적으로 오존이 채워진 방으로 순환시켜, 찌꺼기나 산화로 인해 죽은 병원균의 독성 물질 따위를 걸러내는 장치이다. 전체적인 산소화 과정은 모두 몸 밖에서 일어나며, 처리가 끝난 체리색의 건강한 혈액은 다시 실시간으로 몸 안으로 되돌아간다. 이처럼 대부분의 과정이 몸 밖에서 일어나는 것이 이상적이다. 간이나 다른 기관들이 추가적인 해독작용의 부담을 지지 않기 때문이다. 일반적으로 환자들이 화학 치료에 따른 약물의 독성에 의해 기관들이 약화되거나 심하게 손상되어 있기 때문에 체외에서 처리하는 방식이 더욱 바람직하다. 하지만 재순환법은 아직 많은 비용이 들고, 법률상 미국 내에서는 적용할 수 없다는 문제가 있다.

에이즈 치료에 성공한 환자들은 대부분 의사들이 집에서 시술할 수 있는 방법으로서 주사법과 사우나, 직장(直腸)흡입법을 병행하도록 하는 처방을 받는다.

그리하여 대부분의 환자들은 용도에 맞게 개량된 냉플라즈마 유형 오존발생기(자외선 전구 타입의 발생기는 용량이 떨어지므로 사용하지 말라)를 구입한다. 이 장치는 탱크에 채워진 의료용 순수 산소를 유입가스로 사용하여, 세제곱 밀리리터당 27~42마이크로그램가량의 농도를 갖는 산소×오존 혼합기체를 생산한다. 미국 환자들은 대부분 '암시장'에서 비슷한 기능을 가진 유럽산 의료용 오존발생기를 구입한다. 제약회사의 방해공작 때문에 식품의약청의 형식 승인을 얻어내지 못했기 때문이다. 환자들은 일정한 양과 질을 갖춘 순수한 산소×오존 기체를 인체의 개구부를 통하여 주입하거나, 이 기체로 채워진 주머니 안에 신체의 일부 또는 전부를 집어넣는다(너무 빠른 해독 치료는 부종을 초래할 수 있으므로 고농축 오존을 직접 들이마시면 안 된다. 여기서 고농축이란 자연계에서 발견되는 오존의 농도를 초과하는 것을 말한다). 흡입한 혼합기체는, 폐가 손상받지 않을 만큼 적당히 부풀어 오르게 한다. '직장흡입법'이란 이러한 수분을 포함한 기체를 사용하여 오존을 직접 직장에 주입하는 방법으로, 세심하게 조절된 농도와 압력, 속도, 부피로 도입된 오존은 비어 있는 결장을 통과하여 혈액으로 전달된다. '오존 사우나법'이란 피부의 모세혈관을 오존으로 포화시키거나, 적절한 훈련을 거친 치료사로 하여금 정해진 농도의 오존을 서서히 사우나백 안에 주입하게 하는 방법이다. 안전상 오존의 주입은 항상 아주 느린 속도로 이루어져야 하며, 오존을 주입하기 전, 주입하는 동안, 그리고 주입한 후에도 환자는 엎드린 자세를 유지해야 한다. 먹을 수 있을 만큼 적당히 희석된 과산화수소수(과산화수소수는 물로 변하면서 산소 원자를 혈액 속으로 방출한다) 용액이나 산소가 첨가된 또 다른 형태의 용액이나 분말을 섭취하거나 그 안에서 목욕을 하는 방법도 있다. 각 치료법마다 주입 기체의 농도와 분량, 속도가 다르며, 주의해야 할 사항도 다르다. 따라서 적당한 훈련을 받은 산소 치료사의 도움을 받아 시술하는 것이 안전하다.

지난 8년 동안 필자는 혈액 중의 감염성 물질을 산소 오존 치료법으로 치료했다는 많은 사람들을 만났다. 그들은 한결같이 다음의 원칙을 엄격하게 지켰다. 일반적으로 정맥주사를 통해 매일같이 적당한 양과 적당한 농도로 투입했으며, 산소 치료에 기반을 둔 다른 치료법을 병행했다. 또한 적절한 다이어트, 해독제, 콜로이드상의 미네랄, 효소 등에 의한 건강관리를 함께해 나갔다. 중요한 점은 산소 치료를 중도에 포기하거나 실제로 시도해 보지 못했던 환자들도 치료법 자체에 대해서는 전혀 부정적인 견해를 갖고 있지 않았다는 것이다.

오늘날에는 전문가들은 물론 산소 치료의 효능에 회의적인 사람들 사이에서조차 필자가 이름 붙인, 그리고 필자의 첫 졸고의 제목으로 사용되었던 '산소 치료법'이라는 용어에 익숙해지게 되었다. 그리고 수천 명의 건강 전문가들은 자발적으로 이 방법을 채택했으며, 나름대로 새롭게 발전시켰다. 산소 치료법에는 그만큼 특별한 것이 있다는 뜻이다.

만약 독자들이 실험적으로 산소 치료법을 체험해 보고 싶다면 다음의 사실을 명심하라. 이는 산소 치료법으로 성공한 전 세계의 체험자들이 지켰던 원칙이기도 하다. 성공을 위해서는 무엇보다 산소 치료법의 철학과 적용 방법을 충분히 학습하고 이해한 다음, 정확하고 지속적으로, 그리고 서서히 강도를 높여 장기적으로 실시해야 한다는 것이다.

이 글은 에드 매케이브의 글을 요약한 것이다. 그가 사재를 털어 출판했던 첫 저서 『**산소 치료법**』은 그저 사람들의 입을 통해 전파되어 15만 부가 팔렸다. 또한 최근에는 「오존 그리고 질병」이라는 비디오×오디오 북을 전화주문으로 판매하고 있다

<출처: 『탄압받는 과학자들과 그들의 발견』 112p 조나단 에이센,

도서출판 양문>

18. 유산소운동과 무산소운동

1) 개념

ATP 생산과정에서의 산소 필요 유무에 따라 유산소운동과 무산소운동으로 구분한다.

호흡, 체온조절, 대사 등 인체의 기본적인 활동 및 격렬한 움직임에는 에너지의 동원이 수반된다. 지구상의 모든 에너지의 근원은 태양이며, 신체의 움직임에 요구되는 에너지는 ATP(adenosine triphosphate)이다.

인체 내의 ATP 생산과정은 그 과정에서의 산소 필요 유무에 따라 무산소성 에너지 대사과정과 유산소성 에너지 대사과정으로 나누어진다. 따라서 무산소성 에너지 대사과정을 통해 생산된 ATP를 주로 사용하는 운동을 무산소성 운동, 이에 반해 유산소성 에너지 대사과정을 통해 생산된 ATP

를 주로 사용하는 운동을 유산소성 운동이라 한다. 특히 체내의 지방은 유산소성 에너지 대사과정을 통해 ATP를 생산하므로 비만 치료를 목적으로 운동을 하고자 하는 대상자에게는 유산소성 운동이 추천된다.

조깅·수영·건강체조·자전거·에어로빅댄스 등 비교적 장시간 중정도 이하의 강도로 수행되는 운동은 주로 유산소성 에너지 대사과정을 통해서 생산된 ATP를 사용하므로 유산소성 운동으로, 단거리달리기·역도 및 근력운동 등 비교적 단시간 고강도로 수행되는 운동은 주로 무산소성 에너지 대사과정을 통해서 생산된 ATP를 사용하므로 무산소성 운동으로 분류된다. 대부분의 운동에서 전적으로 무산소성 에너지 대사과정을 통해서 생산된 ATP를 사용한다거나 또는 전적으로 유산소성 에너지 대사과정을 통해서 생산된 ATP를 사용하는 경우는 거의 없다. 일례로 10초 정도 전력을 다해 수행되는 고강도 운동 시 무산소성 에너지 대사과정을 통해서 생산된 ATP와 유산소성 에너지 대사과정을 통해서 생산된 ATP가 사용되는 비율은 약 90:10, 반대로 2시간 정도 수행되는 중강도의 운동 시에는 무산소성 에너지 대사과정을 통해서 생산된 ATP와 유산소성 에너지 대사과정을 통해서 생산된 ATP가 사용되는 비율은 약 1:99로 알려져 있다. 운동 종목에 있어서도 축구(soccer) 경기 한 경기 전체에서 무산소성 에너지 대사과정을 통해서 생산된 ATP와 유산소성 에너지 대사과정을 통해서 생산된 ATP가 사용되는 비율은 약 70:30이다.

2) 유산소운동(有酸素運動, aerobic exercise)

운동을 할 때 외부에서 산소를 흡입하여 에너지를 만드는 데 이용한다.

유산소운동이란, 우리가 운동을 할 때 반드시 산소의 공급이 필요한데, 이 산소를 얻는 과정에서 우리 몸을 건강하게 만드는 운동을 말한다.

우리 몸이 움직이기 시작하면 자동차가 움직일 때 기름이 소요되는 것처럼 에너지원이 필요하게 되는데, 이 에너지로 사용되는 연료가 지방·당 등이다.

걷기를 예로 들어보자. 걷기를 시작했을 때 처음 1∼2분 동안은 근육에 들어 있는 에너지(ATP)를 이용하여 움직이게 되는데, 운동이 더 진행되면 우리 근육에 있던 에너지는 다 소비되고(산소 없이 자체 내에서 생긴 에너지), 이제부터는 신체 내의 지방에 산소가 합해져서 생기는 에너지(ATP)가 작용하게 된다. 따라서 많은 산소가 필요하며, 이 산소를 공급하기 위해 심장의 좌·우 심실은 더욱 심하게 수축과 이완을 하며 혈액을 머리끝에서부터 발끝까지 보내게 된다. 이때는 보통 때보다 동맥으로 혈액을 보내는 양(심박출량)이 몇 배 증가하며, 혈액이 흐르는 동맥들도 강한 탄력을 가지고 많은 양의 산소를 함유한 혈액을 보내게 된다. 이와 같이 많은 산소가 필요하여 심장과 혈관이 평소보다 훨씬 많은 일을 하게 되므로 다음과 같은 긍정적인 효과를 얻는다.

① 근육으로 이루어진 좌·우 심실은 근육의 강도가 더 강해진다.

② 혈관들도 혈액을 강하게 많이 운반하기 위해 건강하고 탄력 있는 혈관으로 변모한다.

③ 심장 근육에 산소와 영양을 공급하는, 심근에 붙어 있는 관상동맥도

탄력 있고 건강한 혈관으로 바뀐다.

④ 많은 공기를 흡입할 수 있도록 폐의 기능을 돕는 횡격막·늑간근육·폐포 등이 강화되어 폐 기능이 향상된다. 이 경우 흡입하는 산소의 양도 점차 증가하여 어느 수준(개인의 능력에 따라 다름)에 이르면 섭취되는 산소의 양은 더 이상 늘지 않고(이때가 최대산소섭취량) 일정한 수준을 유지하게 된다. 최대산소섭취량은 개인의 유산소운동 능력, 특히 전신지구력을 평가하는 데 이용되며, 따라서 유산소운동 처방을 내릴 때 기준이 된다.

⑤ 전신지구력이 향상된다.

⑥ 당과 지방 등에 산소가 합해져 연료로 사용되므로, 우리 몸에 쌓여 질병을 일으키는 불필요한 당과 지방을 제거할 수 있다.

3) 무산소운동(無酸素運動, anaerobic exercise)

운동을 할 때 산소의 이용 없이 자체 내의 에너지를 이용한다.

산소의 이용 없이 자체 내의 에너지를 이용하여 근력과 근지구력을 향상시키는 운동을 무산소운동이라 하며, 저항운동이라고도 한다. 즉 50m·100m 달리기, 근육 운동 등을 할 때 우리 근조직에 저장되어 있던 에너지를 사용하는데, 이는 외부로부터의 산소 공급 없이도 사용 가능한 에너지로서, 근조직은 수 초~수십 초 동안 사용할 수 있는 에너지만 보유하고 있다. 그러나 저항운동을 한다고 해서 우리 몸의 모든 근육이 발달하는 것은 아니다. 주로 뼈에 붙어 있는 골격근(骨格筋, 600개)은 우리의 의지대로 저항운동을 하면 발달하며, 우리 몸의 움직임을 가능하게 하는 수의근(隨意筋)이라고도 한다. 그러나 심장·혈관·내장에 존재하는 근육(내장근)은 우리 의지대로 저항운동을 해도 발달하지 않으므로 불수의근(不隨意筋)이라고도 한다.

이 운동은 과거에는 보디빌더나 근력을 이용하는 운동선수(레슬링 등)들이 주로 사용하였지만, 최근에 와서는 일반인의 건강에도 큰 장점이 있어 대중적인 인기를 끌고 있다.

근력의 증가는 일상생활에서 피로를 느끼지 않게 하고, 여기에 자신감이 더해지면서 삶의 질을 높일 뿐만 아니라, 근력과 근지구력의 개선 외에도 만성질환의 예방 및 성인병 위험요소 제거에도 큰 몫을 한다.

▶ 저항운동의 원칙

• 준비운동과 마감운동

보통 근력운동을 할 때 충분한 준비운동 없이 바로 시작하는 경우가 있는데, 준비운동을 하는 목적은 운동하는 부위에 자극이 올 것임을 미리 알려 혈액을 조금 유입하게 하여 갑작스러운 운동으로 부상이 생기는 부작용을 막는 데 있다.

• 체형과 자세

준비 체형과 자세를 먼저 갖추어야 한다. 체형이나 자세가 잘못되어 근육의 균형이 맞지 않거나 근육의 단축 등이 와 있는 상태에서 저항운동을 하면 더 나빠지게 된다.

우리의 근육은 외부에서 자극을 줄 때 움직이게 된다. 예를 들어, 친구를 만났을 때 손을 들어 반가움을 표시한다거나, 뒤에서 밀면 버티는 저항 등이다. 중력은 우리 몸의 앞과 뒤에 똑같은 힘으로 작용하여 영향을 미치는데, 우리가 사회생활이나 운동을 할 때에는 몸의 앞부분에는 신경을 크게 쓰지만 등에는 별로 관심을 안 두는 게 보통이다. 특히 운동선수가 아닌 일반인들은 더욱 그렇다. 따라서 앞뒤의 균형이 안 맞고 이로 인하여 문제가 발생하는 것이다. 또한 우리의 근육은 등장성 · 등척성 수축을 하는데, 이를 무시하고 한 가지 운동만 한다면 근육의 균형이 무너지게 된다. 게다가 근육은 부분적으로 작용하는 것이 아니라 거미줄 얽히듯 연관되어 있어, 약한 쪽은 강한 쪽으로 끌려가게 되며, 이로 인하여 통증이 생기고 운동 범위가 제한되는 것이다.

그 예로, 중년 이후의 많은 사람들이 등의 통증을 호소하여 마사지 · 부황 등을 하고 있으나, 이는 혈액의 증가를 도와 일시적인 효과는 낼 수 있으나 치료가 되는 것은 아니다.

- 과부하

평상시에 근육을 사용하는 강도보다 더 큰 강도로 운동을 해야 근육이 발달한다.

- 점증부하

갑작스러운 큰 힘의 가세는 부상의 위험이 따를 뿐만 아니라, 아주 힘이 약한 여성이나 노약자에게는 부상, 운동 후 통증 등을 유발할 수 있으므로, 처음에는 기구 없이 약한 운동(예: 무릎 땅에 대고 팔굽혀펴기 등)을 하면서 점차 강한 운동으로 늘려간다. 이와 같은 방법은 보통 사람의 경우도 마찬가지며, 근력이 확실히 발달되지 않은 사람은 점진적으로 늘려가는 것이 올바른 운동 방법이다.

- 몸의 중심 부위부터 운동을 한다

골반·허리·복부가 약하면 팔·다리가 강해도 올바르게 힘을 줄 수가 없다. 몸의 중심인 골반·허리·복부의 운동을 중심으로 팔·다리 등의 운동을 하는 것이 효과적이다.

4) 결론

건강을 위해서 하는 운동은 40분에서 1시간 정도 계속 걷는 유산소운동이 필수이며, 이와 더불어 무산소운동으로 우리 몸의 각종 근육을 단련하면서 부상이나 통증이 오는 것을 막아주는 것이 좋다. 또한 유연성 훈련은 "유연하면 부러지지 않는다"는 말과 같은 의미로 해석한다면 매우 중요하다는 점을 이해할 것이다.

앞에서 설명한 VO_2max는 우리가 운동을 할 수 있는 최대 능력을 말한다. 이 VO_2max가 높다는 말은 그만큼 운동 능력, 즉 지구력이 좋다는 뜻이지만, 건강이나 성인병 예방을 위해서는 여기에 구애되지 말고, 꾸준히 운동하는 동안에도 숨이 차지 않을 정도, 5층 이상 걸어서 올라가도 숨이 가쁘지 않거나 힘들지 않은 상태로 유지한다면 그것으로 충분하다고 본다.

19. 호흡기 질환 대기오염과 천식

오염된 공기, 기관지 과민성 야기천식 30% 대기오염 관련……. 자동차가 주범, 밀폐된 주거·담배 연기 등 실내오염도 문제, 기관지 천식은 선진국에서 발생이 더 많은 대표적인 선진국 질환이다. 우리나라도 소아 천식의 경우 최근 20년 사이에 3배가 증가하였고, 본 교실에서 최근 성인을 대상으로 조사한 바에 따르면 치료를 요하는 현증 천식 환자가 20대에는 2.1%, 30대에는 3.8%, 40대 3.7%, 50대 4.9%이지만 60대 이상의 노인에서는 11.8%로 급격히 높아져 고령화 사회에 접어드는 우리나라에서도 천식이 끼치는 사회경제적 영향이 매우 커질 것이 우려된다. 천식의 유병률은 우리나라를 포함하여 전 세계적으로 증가 추세에 있는데, 증가 이유에는 여러 가지가 있겠지만 가장 중요한 요인으로 알려진 것이 공해문제, 주거 식생활 형태의 변화, 새로운 알레르겐의 증가 등을 꼽을 수 있다.

특히 산업의 발달 및 자동차의 증가 등으로 대기오염은 점점 심해지고 있으며, 이산화탄소, 오존, 이산화질소, 미세분진들로 오염된 공기로 인하여 기관지 과민성의 증가를 초래하여 천식 증상을 유발하게 되고 기관지에 대한 비특이적 자극인자로 작용하여 천식환자의 증상을 악화시키는 요인이 되고 있다.

대기오염이 인체에 미치는 영향은 교통사고처럼 겉으로 확연히 드러나는 것도 아니고 암처럼 심각성이 널리 알려진 병도 아니어서 대기오염으로 인해 얼마만큼 피해를 입고 있는지 잘 모르고 있다.

하지만 대기오염은 비록 환경기준 이하라 하더라도 여전히 국민 건강에 위협을 주고 있으며, 특히 어린나 노약자 등의 천식이나 심혈관계 질환과 같은 만성질환자에겐 치명적이라는 조사결과가 나오고 있다.

WHO의 보고에 따르면 매년 약 300만 명이 대기오염으로 인해 사망하여 전 세계 사망 원인의 5%가 대기오염 때문이라고 하며, 보고되지 않은 경우까지 포함한다면 대기오염으로 인한 사망은 연간 최대 600만 명에 이를 것으로 추정된다.

또한 천식의 30~40%, 전체 호흡기질환의 20~30%가 대기오염과 밀접한 관련이 있다고 보고되고 있다. 대기오염이 천식을 악화시키는 기전으로는 대기오염 물질에 의해 항원에 대한 'T 조력세포'의 반응이 증강되거나, 이미 항원에 감작된 환자에서 염증을 증가시킴으로써 알레르기 염증을 악화시킨다고 알려져 있다.

실외 대기오염 대기오염물질의 종류는 많지만 미세먼지(PM - 10), 오존(O_3), 산화질소(NOx), 아황산가스(SO_2), 일산화탄소(CO) 등이 대표적이다.

산화질소의 30%, hydrocarbon의 50%, 일산화탄소의 60%는 자동차에서 배출되는데, 도심의 경우 자동차에서 배출되는 양이 일산화탄소는 95%, 산화질소의 경우는 70%에 달해, 급증한 자동차 수가 대기 오염의 주요한 원인이라 할 수 있다.

미세먼지(PM - 10)는 공기 중의 고체상태의 입자와 액체상태 입자의 혼합물을 말하며, 배출원으로부터 직접 배출되거나 아황산가스, 산화질소와 같은 가스상 물질에 의해 이차적으로 생성된다.

인체 폐포에 들어가 폐조직에 심한 해를 끼치는 분진의 크기는 주로 0.5~5㎛인데, 미세먼지는 공중에 떠다니는 지름 0.1~10㎛의 작은 알갱이로 우리가 호흡할 때마다 몸속으로 들어와 폐 깊숙이 침투, 폐손상을 일으킨다.

0.5㎛ 이하의 작은 먼지는 폐조직에 달라붙지 않고 숨을 내쉴 때 다시

밖으로 나간다. 오존은 자동차 배기가스가 햇빛을 받아 생성되며 대기오염 물질 중 가장 강력한 산화 물질이다. 5~6월쯤에 최고 농도를 보이며 동절기에 감소한다.

건강한 사람은 0.08~0.75ppm 오존 농도에서 2~4시간 폭로되면 폐 기능 감소를 일으키고 기도 수축을 일으키는 화학매체를 증가시켜 기도에 염증을 일으킨다. 천식환자는 정상인에 비해 더 심한 기도염증반응을 일으키는데, 국내 보고에 따르면 오존농도가 규제치인 0.1ppm을 넘게 되면 그 후 2~3일 동안 응급실을 내원하는 환자의 수가 급증하는 것으로 나타났다.

최근 국내에서도 대기오염 물질이 천식을 악화시킨다는 몇몇 역학조사 결과가 보고되었다. 서울시내 27개 대기오염 자동 측정소에서 측정된 오염물질(미세먼지, 오존, 아황산가스, 일산화탄소, 이산화질소)을 대상으로 날짜별 대기오염도와 천식 위해도, 입원 어린이 천식 환자 수 사이와의 상관관계를 분석하여, 미세먼지의 경우 약 $40\mu g/m^3$ 증가할 때 천식 관련된 병원 입원을 약 4% 증가시키며, 이산화질소의 경우 5% 증가된 위해도가 14.6ppb의 오염도 증가와 상관관계가 있음을 보여 대기오염도 증가에 따라 7~16%가량의 병원 입원자 수가 증가된다고 보고하였다.

그리고 의료보험 수진자료를 이용한 연구에서는 서울에서 미세먼지 등 6개 대기오염물질의 오염농도 변화를 일별로 추적하여 이들 물질이 호흡기 질환에 미치는 급성 영향을 분석한 결과, 오존과 아황산가스 등은 천식과 상·하기도 질환에 모두 영향을 주며 미세먼지의 경우 $30\mu g/m^3$ 증가할 때 급성 호흡기질환 환자 수가 7.5% 증가한다는 결과를 발표하였다.

우리나라도 그동안 대기오염 물질을 줄이기 위해 배출기준을 만들고 규제해 아황산가스의 경우 1997년을 기점으로 기준치 이하로 유지해 왔지만 산업화와 자동차 보급의 증가로 인해 질소산화물과 미세먼지는 여전히 증가되는 추세이다.

실내 대기오염, 집 안의 실내 환경은 가장 중요한 항원 폭로 환경이다. 고층빌딩과 아파트의 증가로 대부분의 시간을 실내에서 보내고, 요리와 흡연 등으로 인한 집 안의 공기 오염과 애완동물, 집먼지 진드기, 바퀴 등의 알레르겐 성분의 부유 및 환기의 제한으로 실내오염이 증가되고 있다.

전 세계적으로 200억 명 이상이 요리와 난방을 위해 나무나 생물자원(biomass)을 이용하고 있는데, 이러한 비효율적인 과정은 많은 공해물질을 배출하게 된다. WHO는 일부 개발도상국에서 실내 미립자(indoor particle)의 농도가 1만$\mu g/\text{㎥}$에 달하는데, 이는 아시아 대도시 대기의 분진 농도보다 훨씬 더 높은 농도라고 보고하였고, 실내 대기오염을 20% 감소시키면 급성 호흡기 질환으로 인한 사망을 최소 4~8%까지 감소시킬 수 있다고 하였다.

실내 대기오염 중 담배연기(ETS: Environmental Tobacco Smoke)는 천식의 유병률과 이환율 증가와 관련이 깊다. 실내에서 흡연을 하는 경우, 그렇지 않은 경우에 비해 실내 미립자의 농도가 7배나 높게 측정되는데, 흡연자의 가정에서 자란 소아의 경우 중이염, 상하기도 감염, 천명의 빈도가 현저히 높았다는 보고도 있고, 천식의 악화의 중요한 원인이라는 수많은 보고들이 있다. 또한 기도 점막의 투과성을 증가시키고, 면역기능에 직접적으로 영향을 미쳐 아토피의 증가와도 관련된다. 최근 이슈화된 바 있는 '새집증후군'도 화학물질로 인한 실내 대기오염의 심각성을 알려 주는 예라 할 수 있다.

<출처: 의학신문 04. 22, 조상헌 교수(서울의대 내과)>

20. 사정이 건강에 미치는 영향

한때 정액 한정설이 통용된 적이 있다. 정액 한정설은 남자가 태어날 때 이미 평생 동안 사용할 수 있는 정액의 양이 정해진다는 것이다. 그러나 정액 한정설은 의학적으로 전혀 근거가 없다. 나이를 먹게 되면 내분비기 능과 세포기능이 저하되어 정액의 양이 줄어들 수 있지만 정액의 풀(Pool) 이 줄어든 것은 아니다. 규칙적이고 건전한 섹스로 주기적인 사정을 이루 면 오히려 건강에 도움이 되는 것으로 알려져 있다.

최근 외신에 의하면 영국의 사우스 웨일스에 사는 45～59세 남성 918명 을 대상으로 1983년부터 10년간 조사연구에 의하면 가장 많은 사정횟수를 보인 남성이 가장 적은 사정횟수를 보인 남자에 비해 사망 위험도가 절반 수준에 불과하다는 것이다. 아직 종족보존 수단으로서의 사정이 인간의 수 명을 연장시킬 수 있는지에 대한 문헌은 없지만 사정과 장수의 강한 연관 성을 보여 주는 조사였다.

그 외에도 듀크대학의 25년간 연구결과와 1981년 스웨덴의 한 연구에서 도 성생활을 일찍 중단한 남자의 사망률이 높다는 것이다. 성생활이 생활 의 만족감을 향상시키고 대인관계를 원활케 하여 장수에 도움이 되기 때문 이라고 한다. 성의학자 테레사 크레이크 박사에 의하면 성생활이 건강에 좋은 이유를 다음과 같이 언급했다.

① 효과적인 운동수단이다.

② 세포의 산소 이용률을 증가시킨다.

③ 남성 호르몬을 분비시켜 근골격계를 단련시킨다.

④ 건강에 유익한 고밀도 지단백(HDL) 콜레스테롤을 높여 주고 총 콜레스테롤도 약간 낮춰 준다.

⑤ 관절통, 두통을 줄이는 통증해소 작용이 있다.

⑥ 345: 남성호르몬 대사물 오르가짐과 사정 직전에 DHEA의 혈중 농도가 올라간다.

⑦ 전립선에 쌓인 노폐물을 배출시켜 전립선 질환을 예방한다.

⑧ 섹스 후의 나른함과 만족감은 정신 및 심장건강에 좋다.

⑨ 애정 어린 접촉으로 인한 옥시토신 분비로 성생활이 원활해진다.

제4장

산소와 여성

1. 산소와 피부

1) 개념

피부의 표면에 있는 땀샘과 표피지방선으로부터 수분과 기름 성분이 신체의 밖으로 지속적으로 배출된다. 즉 우리 몸 안의 불필요한 노폐물을 조금씩 외부로 버리고 있는 것이다.

또 피부 전체로부터는 피부 호흡의 형태로 탄산가스를 끊임없이 배출하고 있다. 신선한 산소를 공급하는 것은 우리 몸 구석구석의 세포에 대사 활동을 활발하게 하고, 신선한 산소를 공급하는 것은 우리 몸 구석구석의 세포에 대사 활동을 활발하게 하여 체내의 가스 일산화탄소, 이산화탄소, 기타 불순물(특히 변비에 좋은)의 배설을 촉진하고 모든 기능의 조절을 하는 것이다. 이 때문에 충분한 산소의 공급은 자연스럽게 피부의 혈액 순환을 원활하게 하여 건강하고 탄력 있는 피부가 만들어지게 된다(산소 같은 피부).

호흡이라고 하면 코나 입을 통해서 폐로 하는 것이 보통이나 피부도 땀구멍을 통해 호흡하여 피부조직 내에서 당류를 연소하여 이산화탄소와 물로 분해시키는 반응과 함께 외기와 호흡한다. 피부 호흡을 통해 피부열 발산, 유독물질(피부독소) 배설, 수분증발 등 매우 중요한 역할을 담당하고 있기 때문이다. 피부 호흡은 폐호흡의 1% 정도의 적은 양이지만 피부 호흡을 차단하면 40분 이내에 사망할 만큼 중요하기 때문에 신체의 절반 이상 화상을 입으면 위독한 상태에 빠지게 되는 것은 호흡작용과 더불어 체온조절작용이 없어지게 되기 때문이다.

피부의 표면에 있는 땀 선과 표피 지방선으로부터 수분과 기름 성분이 신체의 밖으로 지속적으로 배출된다. 즉 우리 몸 안의 불필요한 노폐물을 조금씩 외부로 버리고 있는 것이다. 또 피부 전체로부터는 피부 호흡의 형태로 탄산가스를 끊임없이 배출하고 있다.

저녁시간은 피부를 회복시키는 데 가장 중요한 시간이다. 세포가 재생되는 동안에 피부는 충분한 영양소, 특히 산소를 필요로 한다. 잠자는 동안에도 신선한 산소를 충분히 호흡하는 것은 아주 중요한 일이다.

셀룰라이트는 지방과 체내의 수분, 노폐물이 혼합된 스펀지처럼 생긴 물질로 피부표면이 울퉁불퉁하게 되는 것이다. 여성들 중 85%가 가지고 있는 셀룰라이트를 없애는 효과적인 방법 중에는 마사지와 충분한 산소의 공급이 있는데 마사지는 임파선을 직접 자극하고, 셀룰라이트 덩어리를 깨뜨려서 피부표면의 부풀어 오른 부분을 부드럽고 매끄럽게 만드는 데 효과가 크고, 충분한 산소의 공급은 체내 탄산가스의 배출을 원활하게 하고 헤모글로빈의 활동을 왕성하게 하여 셀룰라이트를 줄여준다. 셀룰라이트는 수분·노폐물·지방으로 구성된 물질이 신체의 특정한 부위에 뭉쳐 있는 상태를 말한다. 이것이 뭉쳐서 튀어나와 있거나 움푹 들어가 있어 피부표면이 울퉁불퉁한 것처럼 보인다. 주로 혈액순환 또는 림프순환이 잘 안 되는 경우, 운동부족, 노폐물·독소·수분 등의 배출이 제대로 이루어지지 않은 경우에 생기며, 그 대부분은 진피 아래에 생긴다. 체내에 쌓인 노폐물 및 수분은 지방과 섞여서 셀룰라이트를 형성하는데, 이것이 진피층으로 밀고 올라와서 피부 표면이 고르지 못하게 된다. 특히 평소에 편식을 심하게 하는 사람, 동물성지방 또는 당분 등을 많이 섭취하는 사람, 스트레스를 많이 받거나 피로가 쌓인 사람, 임산부 등에게 많이 나타나는 경향이 있다. 전 연령층에게 나타나며, 특히 여성에게 많이 나타난다. 잘 발생하는 부위는 엉덩이·허벅지·팔·배·무릎 주위 등이며, 체형과는 상관없이 나타난다. 특별히 치료할 필요는 없으며 미용상 이유로 치료하고자 할 때에는 지방흡입술 등을 실시한다. 이것이 생기면 없애기가 힘들기 때문에 평소에 예방하려는 노력이 필요하다.

예방을 위해서는 매일 2ℓ 이상의 물을 마시고, 신선한 야채나 과일을 먹어서 노폐물이 잘 배출되도록 하고, 따뜻한 물에서 목욕을 하여 혈액순환이 잘되도록 한다. 또 운동·식이요법과 함께 셀룰라이트가 생긴 부위를 마사지하면 증세 완화에 도움이 된다.

특히 스케이트는 미용운동이라고 하는데 이는 낮은 기온에서 땀을 배출하게 되면 피부에 산소와 영양을 직접 공급하는 모세혈관의 수를 증가시킬 수 있다고 한다. 그래서 스케이트를 미용운동으로 부른다고 한다.

하지만 한겨울 외부에 있는 스케이트장에서 스케이트를 타게 되면 땀은 날지 모르겠지만, 차가운 바람 때문에 수분을 빼앗겨 각질이 생길 수 있다.

또한 스케이트를 타면 늙지 않는다고 하는데 노화의 적은 허약한 하체 근력이므로 스케이트를 타는 것만으로도 하체 근력을 강하게 단련시킬 수 있기 때문이다.

이외에도 스케이트는 대퇴부위, 허리부위, 뼈, 근육을 발달시킬 수 있는 성장운동이기 때문에 성장기 어린이들에게 좋은 운동이고, 스케이트의 기본자세 덕분에 요통치유에도 탁월하다고 한다. 또 스케이트를 할 때만큼은 스트레스가 해소된다고 하니 좋은 운동임에는 틀림없다. 스케이트는 한겨울에만 즐기는 운동이라고 생각할지 모르나 요즘에는 4계절 내내 실내 스케이트장이 운영되고 있으니 더운 여름철에 스케이트장을 찾는다면 시원하게 보내어 미용운동을 즐길 수 있다.

저녁시간은 피부를 회복시키는 데 가장 중요한 시간이다. 세포가 재생되는 동안에 피부는 충분한 영양소, 특히 산소를 필요로 한다. 잠자는 동안에도 신선한 산소를 충분히 호흡하는 것이 아주 중요한 일이다.

피부에 오물을 묻혔거나 팩을 한 후 씻어낼 때의 상쾌함을 기억하는 사람이라면 쉽게 이해가 갈 것이다. 피부의 표면에 있는 땀선과 표피 지방선으로부터 계속해서 수분과 기름 성분이 신체의 밖으로 배출된다. 또한 체내에 불필요한 노폐물을 외부로 분비하는데 탄산가스도 피부호흡을 통하여 끊임없이 외부로 배출된다. 위에서 언급한 바와 같이 신선한 산소를 공급하는 것은 우리 몸 구석구석의 세포에 대사 활동을 활발하게 하여, 자연스럽게 피부의 혈액순환을 원활하게 하여 건강하고 탄력 있는 피부가 만들어지게 되기 때문이다. 한방에서 피부의 트러블을 신진대사의 불순으로 설명하는 것도 이 때문이다. 또한 최근에는 피부에 직접적인 산소공급을 통해 피부주름을 없애는 기술도 개발되었다.

2) 산소가 피부미용에 어떤 도움을 주나?

피부에 산소가 부족하면 여드름 등의 피부질환이 일어나기 쉽다. 피부질환이 일어난 부위는 산소를 받아들이는 능력이 떨어지므로 산소가 부족하여 다시 피부질환이 악화되는 악순환이 계속된다. 산소를 충분히 공급해 준다면 손상된 피부가 정상적으로 회복시키는 속도가 빨라진다. 또한 나이가 들면서 피부에 전달되는 산소의 양도 점차 줄어들어 피부의 정상적인 신진대사에 필요한 산소가 충분히 공급되지 않으므로 피부노화가 초래된다. 따라서 피부에 충분한 산소를 공급하여 피부신진대사 과정을 돕고, 피부노화를 방지하고, 여드름 등의 피부질환을 예방하고, 손상된 피부를 신속하게 회복시킴으로써 건강한 피부를 유지하도록 도와줄 수 있다.

3) 산소가 피부에 미치는 효과는?

산소는 혈액순환작용으로 모세혈관까지 산소전달이 잘되면 피부가 건강하게 되는 것이다. 피부호흡을 통하여도 피부에 산소가 충만하면 같은 효과가 일어난다. 사우나에서의 땀은 이산화탄소의 노폐물을 배출하는 것이고 이때도 산소호흡을 하게 된다. 참고로 공군병영에서 피부가 제일 고운 사람이 파일럿이라는 사실은 이를 증명하고 있다(파일럿은 비행 중 산소를 많이 마심). 또한 피부표면에 있는 땀구멍이나 피지선에서는 끊임없이 수분이나 유분이 신체 밖으로 흘러나오고 있다. 즉 외부의 변화에 적응하기 위해 신체 중 불필요한 노폐물들을 조금씩 체외로 배출하고 있다. 그리고 피부 전체에서는 피부호흡으로써 탄산가스를 쉴 새 없이 배출하고 있다. 신선한 산소를 충분히 호흡하면 신체 전 세포기관의 대사 활동이 활발히 촉진되고 체내에 축적된 노폐가스(일산화탄소, 이산화탄소 등) 및 기타 불순물이 시원하게 배설되는 등(특히 변비에 좋음), 신체의 모든 기능이 균형 있게 조절된다. 따라서 산소를 충분히 마시면 자연히 피부나 살결이 고와지고 혈색이 좋아지며 건강한 신체로 다시 태어나게 된다. 이것이 바로 체내에서 이루어지는 자연 건강법이다.

4) 산소의 피부미용 효과

살아 있는 피부의 가장 중요한 생명요소는 맑고 깨끗한 산소이다. 나이가 들어감에 따라 신체 내 혈관을 통해 운반되는 산소의 양도 30대 여성은 25%, 50대 여성은 50% 이상이 줄어들어 피부노화의 주요 원인이 되고 있고, 산소결핍은 피부호흡과 신진대사 과정을 더디게 하여 궁극적으로 피부 표면의 신진대사 저하와 기능괴사를 초래한다.

따라서 피부의 정상적인 기능을 유지하고 노화를 방지하기 위해서는 충분한 산소의 공급이 필요하다. 또한 산소는 여드름 등의 피부질환의 예방 및 치료에 효과가 있다. 자주 생기는 피부질환들은 산소 부족이 그 근본 원인이다. 건강한 피부는 보통의 상황에서 체내의 혈류를 통해 산소를 받아들인다. 피부가 손상되면 이러한 수용능력이 떨어져서 산소 공급이 부족하게 되므로 자주 질병이 일어나게 된다.

이렇게 피부가 손상되면 또 산소가 부족해지고 다시 피부의 변질로 이어지는 악순환이 계속된다. 산소 자체가 여드름의 원인균을 없애는 것은 아니다. 피부의 염증을 일으키는 박테리아는 산소가 없는 무산소 환경에서 살기 때문에 산소가 있는 환경에서는 살지 못하므로 여드름의 원인균이 살아갈 수 없는 환경을 만드는 역할을 하는 것이다.

이처럼 충분한 산소의 공급을 통해 피부에 부족한 산소를 공급해 줌으로써 피부신진대사 과정을 돕고, 나이가 들어감에 따라 자연적으로 부족해지는 피부의 산소공급량을 보충해 줌으로써 피부노화를 방지하고, 여드름 등의 피부질환을 예방하고 손상된 피부조직의 신속한 회복을 도울 수 있다.

▶ 피부에 산소의 효과

한 산소공급은 세포의 대사활동을 활발하게 하여 일산화탄소, 이산화탄소, 기타 배설을 촉진한다.

- 젊고 탄력 있는 건강한 피부: 충분한 산소흡입은 모세혈관을 통해 산소가 신속하게 흡수 되어 피부세포의 독성을 분해, 건강한 피부를 만들어 준다.
- 다이어트로 인한 산소 부족 예방: 다이어트와 인스턴트 음식의 섭취는 급격한 산화작용으로 피부 산소 부족 상태를 야기하며 산소공급을 통해 피부 건강을 유지할 수 있다.
- 피부세포 활력 증진: 화장, 공기오염 등으로 지친 피부세포에 산소를 충분히 공급해 주면 세포의 활력이 증진되고 노폐물이 산화되어 아름다운 피부로 바뀌게 된다.

▶ 피부에 산소의 효능

- 호흡과 신진대사 과정의 필수적이며, 생명유지에 필요한 에너지인 산소는 피부와 호흡을 통하여 1일 430ℓ의 산소를 흡수한다. 공기 중의 산소비율이 20.9%로 현대화와 함께 점점 줄어들고 있으며 여성의 경우 나이가 들면서 50대에는 피부의 산소 수치가 50% 정도 감소되어 피부노화의 주요 원인이 되며, 모든 질병의 근원은 산소 결핍증에 기인한다고 할 수 있다.
- 순수 산소는 새로운 피부세포의 생성을 촉진시키고, 독성물질의 삼투작용을 원활하게 하여 스태미나와 지구력을 증대시키고 집중력과 주의력을 향상시키며 면역체계와 심장강화 세포분열과 신진대사개선 수면패턴 개선 및 휴식 근육이완 숙취 편두통, 두통해소에 효과가 있다.
- 피부에 적당한 산소, 수분, 영양분이 공급되어야만 건강한 젊음을 유지할 수 있다.

5) 피부에 산소 60～70%를 뿌려 주었을 때 미치는 영향

피부표면에 있는 땀구멍이나 피지선에서는 끊임없이 수분이나 유분이 신체 밖으로 흘러나오고 있다. 즉 외부의 변화에 적응하기 위해 신체 중 불필요한 노폐물들을 조금씩 체외로 배출하고 있다. 또한 피부 전체에서는 피부호흡으로써 탄산가스를 쉴 새 없이 배출하고 있다. 신선한 산소를 충분히 호흡하면 신체 전 세포기관의 대사 활동이 활발히 촉진되고 체내에 축적된 노폐가스(일산화탄소, 이산화탄소 등) 및 기타 불순물이 시원하게 배설되는 등(특히 변비에 좋음), 신체의 모든 기능이 균형 있게 조절된다. 따라서 산소를 충분히 마시면 자연히 피부나 살결이 고와지고 혈색이 좋아지며 건강한 신체로 다시 태어나게 된다. 이것이 바로 체내에서 이루어지는 자연 건강법이다.

6) 고농도 산소수가 피부미용에 미치는 영향

▶ 고운 피부 효과

산소는 세포의 대사 활동을 활발해지게 하는 기능이 있다.

대사 활동이 활발하게 되는 것으로 노폐물이나 불순물, 체내 가스 등의 배설이 촉진된다.

그것에 의해 노폐물의 적은 아름답고 고운 피부를 유지할 수 있다.

▶ 피부와 산소

신선한 산소를 충분히 호흡하면 신체 전 세포기관의 대사 활동이 활발히 촉진되고 체내에 축적된 노폐가스(일산화탄소 등) 및 기타 불순물이 시원하게 배설되는 등 신체의 모든 기능이 균형 있게 조절된다. 따라서 자연히 피부나 살결이 고와지며 혈색이 좋아지는 등 체내에서 이루어지는 자연 미용법이다.

호흡이라고 하면 코나 입을 통해서 폐로 하는 것이 보통이나 피부도 땀구멍을 통해 호흡하여 피부조직 내에서 당류를 연소하여 이산화탄소와 물로 분해시키는 반응과 함께 외기와 호흡한다. 피부 호흡을 통해 피부열 발산, 유독물질(피부독소) 배설, 수분증발 등 매우 중요한 역할을 담당하고 있기 때문이다. 피부 호흡은 폐호흡의 1% 정도의 적은 양이지만 피부 호흡을 차단하면 40분 이내에 사망할 만큼 중요하기 때문에 신체의 절반 이상 화상을 입으면 위독한 상태에 빠지게 되는 것은 호흡작용과 더불어 체온조절작용이 없어지게 되기 때문이다. 피부의 표면에 있는 땀선과 표피 지방선으로부터, 수분과 기름 성분이 신체의 밖으로 지속적으로 배출된다. 즉 우리 몸 안의 불필요한 노폐물을 조금씩 외부로 버리고 있는 것이다. 또 피부 전체로부터는 피부 호흡의 형태로 탄산가스를 끊임없이 배출하고 있다. 신선한 산소를 공급하는 것은, 우리 몸 구석구석의 세포에 대사 활동을 활발하게 하여, 체내의 가스 일산화탄소, 이산화탄소, 기타 불순물(특히 변비에 좋은)의 배설을 촉진하고 모든 기능의 조절을 하는 것이다. 이 때문에 충분한 산소의 공급은 자연스럽게 피부의 혈액 순환을 원활하게 하여 건강하고 탄력 있는 피부가 만들어지게 된다.

저녁시간은 피부를 회복시키는 데 가장 중요한 시간이다. 세포가 재생되는 동안에 피부는 충분한 영양소, 특히 산소를 필요로 한다. 잠자는 동안에도 신선한 산소를 충분히 호흡하는 것은 아주 중요한 일이다.

셀룰라이트는 지방과 체내의 수분, 노폐물이 혼합된 스펀지처럼 생긴 물질로 피부 표면이 울퉁불퉁하게 되는 것이다. 여성들 중 85%가 가지고 있는 셀룰라이트를 없애는 효과적인 방법 중에는 마사지와 충분한 산소의 공급이 있는데 마사지는 임파선을 직접 자극하고, 셀룰라이트 덩어리를 깨뜨려서 피부표면의 부풀어 오른 부분을 부드럽고 매끄럽게 만드는 데 효과가 크고, 충분한 산소의 공급은 체내 탄산가스의 배출을 원활하게 하고 헤모글로빈의 활동을 왕성하게 하여 셀룰라이트를 줄여준다.

7) 오투미 산소 나노스파 입욕법

　계절이 바뀌면서 피부가 거칠고 손상되었다면 각질 상태를 체크해 보아야 한다. 오래된 세포가 저절로 떨어져 나가야 정상적인 피부인데. 턴오버 기능이 떨어지면 묵은 각질이 쌓일 수밖에 없다. 피부가 좋아지는 방법으로는 스크럽이나 필링제품, 각질관리 클렌저 등을 이용하여 묵은 각질을 제거하므로 피부가 좋아지게 되는 것이다. 오투미 산소 나노스파 입욕법으로 피부에 충분한 산소도 공급하고 나노사이즈의 산소가 모공 속에서 터지면서 노폐물 및 모낭충 각질 등을 깨끗이 없애 주므로 탄력 있고 건강한 피부 미인이 되면서 다이어트에 도움되므로 스파 20분에 마치 2시간가량 운동을 하고 난 것처럼 시너지효과를 볼 수 있다.

　1회 20분 스파 후 산소수를 음용하면서 충분한 휴식을 취하면 된다.

8) 산소로 피부주름 제거술 선봬(산소로 피부 주름을 없앤다)

　주사나 수술이 아닌 산소 주입을 통해 주름제거 및 색소침착 치료를 할 수 있는 새로운 치료법이 선보여 관심을 끌고 있다.

　안건영 고운세상피부과 원장은 최근 독일에서 개발된 최첨단 미용치료기 옥시젯을 도입해 피부노화치료에 적용했다고 최근 밝혔다. 이 치료법은 특수 산소압에 의해 정화된 맑은 산소 및 특수영양물질을 피부 깊숙이 침투시켜 산소결핍으로 질식된 피부의 세포를 재생시킨다. 시술 과정은 피부에 좋은 특수 영양물질을 피부에 뿌린 후 옥시젯을 통해 정화된 산소와 함께 이를 피부 기저층까지 침투시킨다.

이렇게 하면 영양물질이 40배 이상 빨리 침투돼 세포와 세포를 유지시켜 주는 세포 간 지질 형성을 도와 처지고 주름진 피부와 얼룩진 노화피부를 개선시킬 수 있다.

안 원장은 나이가 들면 신체 내 혈관을 통해 운반되는 산소의 양이 감소한다면서 30대 여성은 25%, 50대는 50% 이상이 줄어 피부노화의 주요 원인이 되며 또 피부호흡과 신진대사 과정을 더디게 해 결국 피부표면의 신진대사 기능장애를 초래한다고 설명했다.

그는 지금까지 주름, 노화에 있어서 해결법은 주사나 레이저수술, 필링 등이 주였으나 시술 시 자극, 상처, 통증, 생활의 불편 등 피부트러블이 생길 가능성이 있어 부담을 느끼는 사람이 많았다고 지적했다.

옥시젯은 기계 자체 내의 특수 필터를 통해 대기 중의 산소만을 걸러내 정화된 맑은 산소를 피부에 침투시키기 때문에 다른 주름 치료법에 비해 통증이 없으며 부담 없이 간편하게 받을 수 있는 것이 장점이라고 강조했다.

9) 피부 산소요법

현대인의 피부는 심각한 산소결핍 상태에 있다. 성인의 일일 평균 산소량은 약 2.73kg. 하지만 환경오염으로 산소를 제대로 공급받지 못하고 있다. 한 연구에 따르면 대기오염으로 공기 중 산소비율은 38%에서 20% 이하로 그 비율이 대폭 낮아졌다. 특히 대도시에서의 산소비율은 6% 정도에 불과하다.

나이가 들어감에 따라 체내에서 산소를 운반하는 혈관이 손상되기 쉬우므로 혈관을 통해 운반되는 산소의 양도 30대 여성은 25%, 50대 여성은 50% 이상이 줄어들어 피부노화의 주요 원인이 되고 있다. 이러한 산소결핍은 피부호흡과 신진대사 과정을 더디게 해 궁극적으로 피부표면의 신진대사 기능을 망가뜨리고 피부노화를 촉진시키는 '피부의 적'이 되고 있다. 최근 피부에 산소를 공급해 피부를 젊고 건강하게 가꾸는 일명 '산소요법'이 뜨고 있다. 산소요법은 세포호흡을 강화시켜 주고, 체내의 에너지를 활력 있게 만들어 준다. 또 물을 마심으로써 산소를 받아들이게 되면 노폐물을 배출하는 신진대사 작용이 활발해지며 비타민이나 무기질 등 다양한 영양소의 흡수력을 높여 준다.

산소는 체내에서 노폐물을 제거함으로써 신진대사를 활발히 하고, 몸 깊은 곳에 있는 독소를 제거하는 역할을 한다. 피부의 혈액순환을 원활히 만들어 피부를 건강하고 탄력 있게 유지시켜 준다.

10) 피부조직에 산소를 더 잘 공급하는 방법은 무엇일까?

첫 번째는 피부조직의 이산화탄소 분압을 높이는 것이다. 즉 이산화탄소를 공급(**카복시테라피**)하여 피부조직에서 이산화탄소 분압이 높아지면 헤모글로빈의 산소에 대한 결합력이 떨어져 폐에서 혈액을 통해 운반된 산소가 피부조직에 보다 빨리, 효율적으로 공급될 수 있게 된다.

두 번째는 피부조직의 pH를 낮게 만드는 것이다. AHA(alpha hydroxy acid) 또는 BHA(beta hydroxy acid), PHA(poly hydroxy acid)라 부르는 산(acid)을 피부에 도포했을 때 일반적으로 진피의 결합조직 생성, 각질세포 정리 등의 효능을 언급하지만 적은 비중을 차지하지만 이런 pH변화에 의한 산소공급도 생각해 볼 수 있을 것이다.

세 번째는 온도이다. 온도가 올라가면 피부조직에서의 산소포화도는 떨어진다. 열심히 운동하는 사람을 상상해 보자. 숨이 차고 땀이 나면 온도가 올라가고 이산화탄소 분압도 올라가고 세포에서의 젖산 분비도 올라간다. 이것은 모두 산소포화도를 떨어뜨리는 방향으로 진행하는데 이렇게 되면 운동할 때 필요한 많은 산소를 보다 즉시 공급받게 되는데 이는 생명체의 중요한 항상성(homeostasis) 원리이다.

11) 피부조직에 산소를 직접 공급하는 것은 어떨까?

산소는 생명에 필수적이다. 우리가 호흡하듯이 세포도 호흡을 하는데 이때 생체에 필요한 에너지를 얻게 된다. 그러나 산소가 반응하는 과정 중에 활성산소라는 반응성이 높은 산소라디칼이 발생되며 이것은 몇 가지 노화이론 중의 중요한 이론일 만큼 노화의 중요한 원인이 된다. 산소는 체내 효소계, 환원대사, 화학약품, 공해물질, 광화학 반응 등의 각종 물리적, 화학적, 환경적 요인에 의해 슈퍼록사이드 라디칼, 하이드록실 라디칼, 과산화수소, 일중항산소 등의 산소라디칼이 생성되며 노화는 물론 암, 염증, 자가 면역질환, 류머티스 등의 각종 질병을 일으키는 것으로 알려져 있다. 따라서 피부에서의 산소를 과잉 공급하는 것은 피부조직의 산소분압을 높이고 이는 헤모글로빈과의 결합력이 높은 상태가 되는데 결국 혈액 중의 산소가 세포로 전달되는 것을 막게 되는 결과를 가져오게 되고 산소라디칼의 발생위험이 더 높으므로 보어효과에 의한 간접적인 공급이 더 좋을 것으로 생각된다.

12) 우리를 위협하는 '산소'의 두 얼굴

몸에 활력을 주고 머리를 맑게 하는 산소. 산소는 혈관을 따라 몸 구석구석 퍼지면서 생명체가 살아가는 데 없어서는 안 될 중요한 역할을 담당한다. 그러나 우리 몸에 들어온 이후 혈관을 따라 운반되는 과정, 음식물 소화 등 체내 대사 과정에서 불안정한 상태로 변하는데 이것이 바로 우리를 공격하는 또 다른 산소의 얼굴, '활성산소'다.

쉽게 말해, 좋은 산소와 나쁜 산소가 있다는 말. 나쁜 산소인 불안정한 상태의 '활성산소'는 스스로 안정성을 회복하고자 정상적인 세포막과 세포를 손상하고, 이렇게 손상된 세포가 다시 건강한 세포를 공격해 꼬리에 꼬리를 무는 손상 작용으로 여러 가지 질병을 일으키고 노화를 촉진한다.

활성산소가 생기지 않도록 막을 순 없다. 활성산소는 정상적인 인체 대사 과정에서 끊임없이 만들어지는 물질이기 때문에 우리가 호흡하는 산소의 2~5% 정도는 활성산소로 바뀐다. 활성산소가 위험한 이유는 무엇보다 즉각적으로든 장기적으로든 우리 몸에 손상을 입히기 때문이다. 활성산소가 몸속에서 강력하게 산화작용을 하면 세포와 단백질, DNA가 손상되어 세포 구조나 기능 신호 전달 체계에 이상이 발생한다. 또한 체내 유전자에 상처를 내고 지방분을 산화해 콜레스테롤을 만들며 암·당뇨·심장질환·고혈압 등 각종 성인병을 불러일으킬 뿐 아니라 노화를 촉진하는 원인이 된다.

▶ 피부가 녹스는 도미노 현상을 막는 방법

몸속에서 발생한 활성산소는 피부에도 영향을 미친다. 활성산소가 세포막을 공격하면 리포푸신이라는 대사성 쓰레기 물질을 생성하는데, 이것이 정상적인 세포 재생 능력을 방해하고 건강한 세포를 파괴한다. 활성산소로 인한 연쇄적인 세포 손상은 피부 속 콜라겐을 파괴해 피부를 늙게 하고, 기미와 잡티, 주근깨 등을 만든다.

뷰티 기사에서 한 번쯤은 들어봤을 '항산화'란 바로 이 활성산소를 제거하는 과정을 말한다. 우리 몸은 활성산소를 만들어 내기도 하지만 동시에 활성산소를 해가 없는 물질로 바꾸는 항산화 효소도 함께 가지고 있다. 그러나 공해와 스트레스에 싸여 생활하는 현대인들이 자체적인 항산화 효소만으로 건강을 지키는 것은 거의 불가능하다. 노화를 예방하기 위해서는 항산화 효소가 풍부한 음식과 화장품 등을 통해 우리 몸에 항산화 성분을 충분히 공급하는 것이 필요하다.

※ Check List 나의 활성산소 지수는?
□ 도시에 살고 있다.
□ 청량음료, 튀긴 음식, 카페인 음료 등을 좋아한다.

□ 패스트푸드를 일주일에 2회 이상 섭취한다.

□ 운동을 정기적으로 하지 않거나 격렬한 운동을 즐긴다.

□ 비타민제를 규칙적으로 먹지 않는다.

□ 아침에 일어나기 힘들고 피로를 자주 느낀다.

□ 과식을 자주 한다.

□ 손톱이 잘 부러지고 갈라진다.

□ 생리통이 심하다.

0~2개 활성산소안전지대	피부와 건강에 적극적으로 투자하는 당신. 지금까지의 생활패턴을 그대로 유지한다면 몸과 피부를 모두 젊고 건강하게 유지할 수 있다.
0~3개 방심은 금물	활성산소가 활개를 치는 단계는 아니지만 조금이라도 방심하면 건강 밸런스가 쉽게 깨질 수 있다. 위의 자가진단에서 해당하는 항목을 하나씩 줄여가며 비타민제를 섭취하기 시작할 때이다.
5~6개 당장 항산화케어를 시작할 것	단지 조금 피곤, 몸속 구석구석 활성산소로 녹슬고 있을 때. 그대로 놓아두면 몸과 피부가 급격히 망가지고 노화 증후도 빨리 온다. 건강을 위해 운동은 물론 피부를 위한 항산화케어를 동시에 시작해야 한다.
7·8개 라이프스타일을 구조 조정하세요	이미 활성산소로 인해 노화가 급격히 진행되고 있는 위험단계. 노화로 인해 체력과 건강은 물론 피부도 파괴되고 있다. 생활습관 전체를 뒤집어야 할 만큼 몸과 피부가 망가진 상태. 기름진 음식이나 패스트푸드는 멀리하고 채소 위주의 식습관을 고쳐야 하고, 스트레스, 과식, 술, 담배도 피하고 항산화에 효과 있는 화장품을 사용해 적극적으로 피부관리를 시작할 때이다.

solution 1. 피부 노화의 주범, 자외선 차단

파장이 긴 자외선A가 피부층으로 침투하면 피부를 검게 만들고 탄력섬유에 손상을 주어 피부가 늙는 원인이 된다. 또 자외선은 피부 조직에 활성산소 생성을 촉진하므로 1년 내내 자외선 차단에 신경 쓴다.

solution 2. 차(茶)를 규칙적으로 마시기

녹차·홍차 등 차를 규칙적으로 마시면 노화 속도가 늦춰진다는 연구 사례가 많다. 차에는 항산화제가 풍부해 노화를 촉진하는 활성산소를 막아내는 효과가 있다. 성분의 효과를 최대한 보려면 찻잎이나 티백을 뜨거운 물에 3분 이상 담갔다 마신다.

solution 3. 최고의 항산화제, 야채와 과일

비타민C와 E, 베타카로틴, 셀레늄 등이 풍부하게 든 야채와 과일을 충분히 섭취해 체내 활성산소의 양을 줄인다. 키위·양배추·오렌지·브로콜리 등의 녹황색 채소와 과일에 비타민C가, 아몬드·해바라기씨 등의 견과류에 비타민E가 풍부하다. 베타카로틴은 망고·당근·토마토·고추 등에, 셀레늄은 굴·참치 등 각종 해산물에 풍부하게 함유되어 있다.

solution 4. 혈액순환을 원활하게!

혈액순환이 제대로 되지 않으면 혈관 내에 노폐물이 쉽게 쌓이고 혈액순환이 더욱 악화되는 악순환에 빠진다. 혈액순환 장애는 활성산소의 양을 늘리는 주범이기도 하다. 몸을 꾸준히 움직이고 또 충분히 쉬는 것이 혈액순환을 돕는 지름길. 평소 스트레칭을 수시로 하고, 화장품을 바를 때 마사지를 병행하는 것도 도움이 된다.

solution 5. 유해물질 흡수를 최소화

담배 연기, 공해, 먼지, 중금속과 환경호르몬 등이 활성산소를 유발하는 유해물질이다. 먹을거리를 고를 때도 가능하면 식품첨가물이나 잔류 농약이 적은 유기농 제품을 선택한다. 일회용품 사용도 자제하는 것이 좋고, 실내는 공기청정기나 가습기 등으로 맑은 공기를 유지한다.

solution 6. 스트레스를 피하기

'활성산소는 인간의 욕심에서 비롯된다'는 말이 있을 만큼 활성산소는 대부분 현대인의 무절제한 생활습관으로 인해 생성된다. 특히 몸속 활성산소를 만드는 주요 원인은 바로 스트레스다. 자주 웃고, 긍정적으로 생각하고, 적당한 취미 생활을 즐기는 등 생활 속 작은 습관으로 활성산소를 방어하자.

※ 아름다운 피부를 갖기 위한 조건들

▶ '피부'미인은 잠꾸러기

사람에 따라서는 아침이 좋은 종달새형도 있고 밤이 좋은 올빼미형도 있겠지만, 피부가 좋아하는 시간은 단연 밤 시간이다. 외부로부터의 자극이 적은 밤 시간에 피부는 편안해지며 낮보다 활기차게 새로운 세포를 만들어낸다.

밤 10시부터 새벽 2시까지는 피부 세포들이 낮보다 훨씬 활동적이다. 피부 세포의 분열 속도가 빨라지고 동시에 스트레스가 적어지고 호르몬의 농도가 낮아지면서 낮 동안 지친 피부가 건강하게 될 수 있는 환경을 조성하는 것. 그러므로 이 시간에는 가급적 수면을 취해서 피부가 편안한 상태에서 활동할 수 있도록 해 주는 것이 좋으며 충분한 수면은 피부를 윤택하고 맑게 해 준다. 밤샌 다음 날 아침의 피부를 보라. 하룻밤 사이에 내 피부에게만 1년이란 세월이 훌쩍 지나간 듯한 기분이 들 것이다.

▶ 피부를 위한다면 절대 금연

흡연이 건강에 미치는 영향은 새삼 강조하지 않아도 될 만큼 매우 잘 알려져 있으며 특히 흡연은 폐암을 비롯한 호흡기 관련 질환의 발생에 있어 가장 중요한 원인 중 하나로 꼽힌다. 이와 함께 흡연이 피부에 미치는 영향에 대한 연구가 진행되면서 피부 노화나 각종 피부 질환 등에 있어 흡연의 영향에 대한 연구 결과가 많이 발표되고 있다.

얼마 전 TV에서 방영했던 공익광고 중 흡연이 피부에 미치는 폐해를 인상적으로 나타낸 장면이 있다. 젊은 여성이 탁자에 뺨을 문지르는 장면을 통해 흡연이 피부 손상을 유도하는 것을 드라마틱하게 나타낸 장면이다.

흡연은 혈액에 노폐물을 쌓이게 하고 피부로부터 수분을 빠져나가게 한다. 이러한 손상은 피부의 급격한 노화로 나타나며 소위 'smoker's face'라 불리는 현상으로 요약된다.

즉 주름살의 증가와 안면 수척, 색소침착 등 노화 현상이 특히 햇빛을 많이 받는 부위에서 강하게 나타나게 된다. 잔주름과 커다란 모공을 갖고 싶다면 흡연하라.

▶ 자외선 피부테러 꼼꼼한 관리 필요

갈색으로 그을린 피부는 보기에는 멋지고 건강해 보이지만 실제로는 자외선에 의해 피부가 손상됐을 가능성이 높다. 건강해 보이는 구릿빛 피부를 갖고 싶어서 선탠을 자주 즐긴다면 당장 그만두어야 한다. 자외선은 피부를 노화시키는 주적이라고 할 수 있다. 자외선의 UVB파장은 진피층의 콜라겐과 엘라스틴을 파괴시키고 색소침착을 증가시킨다. 또 자외선에 의해 몸속의 산소가 유해산소로 전환되고 이 유해산소는 그 강력한 산화력으로 피부조직을 손상시키므로 외출 시에 선블럭 제품은 필수이다.

▶ 당분의 섭취를 줄이고 과일·야채를 많이 먹기

당분이 많은 초콜릿, 사탕, 인스턴트식품은 활성산소를 많이 만들어 내는 대표적인 노화촉진 식품이다. 따라서 젊어지고 싶다면 과감하게 인스턴트와 이별하라. 토마토와 브로콜리는 항산화 물질이 많은 식품으로 피부노화 방지와 암을 예방한다. 비타민C는 미백효과가 있고 감기예방에 좋다. 따라서 비타민C가 많은 시금치, 고구마, 고추, 양파 등은 노화방지에 좋은 식품으로 꼽을 수 있다.

▶ 겨울철 피부관리 보습은 기본

겨울에는 찬바람, 건조한 공기, 더운 난방, 적은 운동량 등으로 피부에 변화가 나타나기 쉽다. 겨울철의 건조한 공기와 난방으로 인해 피부의 수분을 많이 빼앗기기 때문에 많은 여성들이 피부가 당기고, 조이는 느낌을 많이 호소한다. 또, 수분을 빼앗긴 건조한 피부는 하얗게 각질이 일어나 가려워지기도 하며 심하면 건성습진으로까지 발전할 수 있다.

직장인의 경우에는 사무실 컴퓨터 모니터나 각종 사무기기, 하루 종일 내리쬐는 조명은 피부를 건조하고 메마르게 하는 주범이다. 건조한 계절에 보습은 기본이고 실내습도를 높여서 피부가 건조해지지 않게 하자.

▶ 물 많이 마시기

인체의 70%가 수분으로 이루어져 있다. 하지만 물을 많이 마시지 않으면 체내의 수분함량이 떨어진다. 이렇게 되면 인체의 혈액순환과 신진대사 기능이 떨어져 피부가 건조해지고 각종 피부트러블이 생기기 쉽다. 그래서 평상 시 물을 많이 마시는 것이 좋다. 물은 체내에 들어가 피부를 건강하게 유지시켜 준다. 하루에 성인기준 1.8리터의 물을 마셔야 한다. 좋은 물은 피부에 가장 좋은 보약이다.

▶ 하루 10분 얼굴을 가볍게 마사지

아침에 일어나서 따뜻한 물로 샤워하러 가기 전에 마사지를 하면 정신적으로, 그리고 피부 미용상 큰 이득을 볼 수 있다. 양손으로 얼굴을 감싸고 따뜻한 온기를 준 후 마사지용 크림으로 얼굴 안쪽에서 바깥쪽으로 부드럽게 원을 그리듯 마사지하라. 거울 속에는 아기피부를 가진 당신이 환하게 웃고 있을 것이다.

13) 피부를 보면 내부 장기의 건강을 알 수 있다

피부는 신체의 일부분일 뿐만 아니라 우리 몸을 둘러싸고 있는 또 하나의 신체기관이라 할 수 있다. 그러다 보니 신체가 건강하고 원활하게 돌아가면 피부도 건강하게 유지되지만, 만약 체내에 약간의 문제가 발생하면 그것이 바로 피부에 나타나게 된다.

특히 간장, 신장, 위장 등의 기능과 내분비계통에 문제가 생기면 바로 피부에 영향을 준다. 그래서 피부가 좋지 않거나 뾰루지가 많은 경우 간장, 신장, 위장, 내분비계통의 건강을 체크하고 이를 치료하기도 한다. 따라서 피부에 영향을 미치는 기관을 알고 피부 건강을 위해 몸의 건강을 지키는 습관을 들여야 한다.

간장은 우리 몸에 영양을 공급하는 아주 중요한 신체기관이다. 간장의 기능이 나빠지면 영양공급이 원활하지 못해서 피부에도 충분한 영양을 주지 못하게 된다. 특히 피부조직 내의 모세혈관은 활동력이 왕성하며 영양과 산소가 교환되는 곳이다. 간의 기능이 약해져 해독하는 기능이 약해진다면 유독성 물질이 혈액 속에 들어가게 된다. 이것이 혈액을 통해 전신으로 이동한다면 피부세포가 손상을 입게 된다. 또 비정상적인 변이가 나타나게 된다. 피부는 약해지고 민감해지는 데 우선 건조해지고 쉽게 부종 현상이 나타난다. 또 심한 경우 반점이 나타나며 거미 모양의 혈관 확장 혹은 핏줄이 돋아 나오고 부스럼이 생기기도 한다. 따라서 이렇게 피부에 트러블이 일어날 경우 눈에 보이는 것만 치료한다고 해서 모든 것이 치료되는 것이 아니라는 사실을 기억해야 할 것이다. 평상시 간장이 건강할 수 있게 해야 피부도 윤기 있고 영양이 풍부할 수 있다.

신장 역시 피부와 연관되어 중요한 역할을 한다. 신장은 신체 내의 노폐물을 배설하는 기관으로 인체의 각 내장 기관에서 신진대사를 통해 독성 물질을 방출한다. 따라서 신장의 기능이 좋지 않으면 혈액 속에 노폐물이 머무르게 된다. 그래서 피부에 손상을 주고 피부조직 내의 수분이 증가해 얼굴은 물론 온몸이 부어오르는 증상이 나타난다. 또 피부에 탄력이 없고 색이 거무스름하게 변하기도 한다.

뿐만 아니라 몸속의 영양이 균형 있게 이루어져야 좋은 피부를 가질 수 있다. 그래서 섭취한 음식을 소화해 내는 위장이 이런 기능을 담당하기 때문에 위장 건강에 신경을 써야 한다. 위장이 약해지면 아무리 좋은 음식을 먹어도 충분히 흡수하지 못할 뿐만 아니라 우리 몸의 영양 균형이 깨져 피부에도 영향을 미치게 된다. 특히 위장에서 소화하고 남은 고체인 대변에 무리가 가서 직장의 흡수 작용에 의해 유해물질이 체내와 혈액 속에서 순환하게 된다. 이에 따라 피부도 거칠어지게 된다. 만약 이런 유해물질이 모낭의 모세혈관 속에 들어가게 되면 여드름이 생기는 것은 물론 점점 심해져 곪기도 한다. 따라서 간장, 신장처럼 위장의 흡수 배설 기능이 건강해져야지만 피부 역시 깨끗하고 아름다울 수 있는 것이다. 또 얼굴을 보면 건강의 상태를 정확하게 알 수 있다.

우선 얼굴을 크게 보면 이마는 심장, 볼은 대장과 간장, 인중은 위장, 턱쪽은 신장 자궁 방광을 나타낸다. 그래서 이 부위를 살핌으로써 사람들의 건강 상태를 체크할 수 있다. 얼굴에서 가장 위에 있는 이마는 심장과 폐를 나타낸다. 따라서 이마에 뾰루지가 난다면 폐를 보해 주어야 한다. 그리고 얼굴의 볼에는 위장 경락이 흐른다. 따라서 소화가 제대로 안 되면 볼에 여드름 혹은 뾰루지가 날 확률이 높다. 따라서 볼에 뾰루지가 많이 나거나 피부 상태가 좋지 않으면 위에 염증이 있는 것을 의심해야 한다. 또 입과 턱 주변은 신장과 자궁 등을 나타내는데 이 부분에 색이 거무스름해지거나 뾰루지가 생긴다면 신장과 자궁에 이상이 있음을 의심해야 한다. 왼쪽 뺨은 간의 상태를 나타내는 곳인데, 간 기능이 약해지면 코와 코를 중심으로 왼쪽 뺨에 있는 곳에 뾰루지가 나타나는 등 건강하지 않은 기색이 보인다. 따라서 이런 경우 간의 피로를 풀어주고 간을 보호하는 음식을 섭취하는 것이 좋다.

14) 자동차 히터가 피부에 미치는 영향

온도가 많이 떨어지게 되면서 차로 이동할 때 거의 모든 사람들이 히터를 가동한 채 이동하고 하고 있으며 오랜 시간 히터를 계속 가동하게 되면서 호흡기 질환도 발생하기도 하고 피부 건조증으로 인해 가려움을 느끼는 등의 피부트러블을 일으키기도 한다.

또한 술을 먹고 차 안에서 히터를 가동한 채 잠을 자다 산소의 부족이나 피의 순환이 느려져 혈전의 영향 등으로 의식을 잃고 사망하는 등의 불행한 일이 뉴스를 통해 방송되기도 한다.

인기연예인 고현정 씨는 얼마 전 자신만의 피부관리 방법으로 차 안에서 히터를 절대 틀지 않는다고 하여 주위를 놀라게 했는데 추운 날 차를 이용하여 이동할 때 히터의 가동은 피부에 어떤 영향을 미치며 히터의 가동으로 인한 피부트러블의 해결방법은 어떤 것들이 있을지 알아보겠다.

▸ 차 안에서 히터를 가동할 때 피부에 미치는 영향은

• 히터의 가동으로 실내와 실외의 급격한 온도 차이가 발생되어 피부는 체온 방어기능이 떨어지는 등의 면역기능을 떨어뜨린다.

- 차 안 공기가 히터의 가동으로 인해 건조하게 되어 피부에 있던 수분의 증발이 급격히 일어나면서 피부 건조증이 발생하게 되며 부족한 피부수분으로 인해 피부는 주름의 발생과 피부노화로 발전하게 되는 것이다.

- 밀폐된 차 안의 공기는 히터의 가동으로 인해 실내온도가 높아지고 해리가 빨리 됨으로써 호흡이 빨라지고 그만큼 산소 호흡량이 많아져서 차 안의 산소가 빨리 소비되므로 신진대사가 느려지고 피부호흡 역시 원활하지 못하게 된다.

- 차 부품 중의 공기필터가 청결하지 못한 경우 바이러스와 세균의 침투로 인한 피부트러블의 발생이 있을 수 있다.

▶ 차 안에서의 피부관리

- 환기

좁은 차 안에서 히터를 가동하고 오랜 시간 운행할 경우 온도와 습도의 영향으로 피부는 상당한 스트레스를 받을 수 있으므로 수시로 창문을 개방하여 건조하고 오염된 공기를 환기시켜 주도록 한다.

- 숯

차 내부에 숯을 가져다 놓게 된다면 먼지를 흡착하고 습도를 조절해 주는 기능이 있으므로 실내공기를 맑게 정화시켜 주는 기능이 있다.

- 허브

허브는 습도를 조절해 주고 공기정화에 좋은 효과가 있으며 허브의 향기는 사람을 편안하게 하는 기능을 가지고 있으므로 좁은 실내에서 잘 활용할 수 있다.

- 히터 가동

출발 전 미리 히터를 가동시켜 차 내부를 따뜻하게 데운 후 히터가동을 멈추고 출발하도록 한다면 직접적인 히터바람을 맞지 않을 수 있어 피부를 보호할 수 있게 된다.

- 수분보충

차로 이동 시 차 내부에 식수를 준비한 후 수시로 수분을 마셔주어 피부에 수분을 충분히 보충해 주도록 한다.

15) 피부 노화원인

보톡스, 필러, 고주파관리, 레이저 치료 등 피부관리를 받는 사람들이 늘고 있다. 비단 우리나라뿐 아니라 전 세계적인 현상이다. 생활수준이 향상되면서 삶의 질을 찾는 사람들이 늘고 있다는 의미다. 전 세계 피부관리 시장은 매년 약 450억 달러로 추산하고 있고 해마다 급성장하고 있다.

피부의 노화를 촉진하는 또 하나의 중요한 원인이 있다. 바로 다이어트다. 생각 없이 먹는 도넛이나 휘핑크림을 듬뿍 얹은 고급커피가 내 피부를 늙게 만든다.

피부의 탄력을 유지해서 젊게 보이는 건 피부의 콜라겐 때문이다. 콜라겐은 체내 단백질의 약 1/3을 차지할 정도로 많으면서도 우리 몸을 구성하는 데 꼭 필요한 단백질이다. 피부의 주름을 없애고 탄력을 유지하려면 피부의 75%를 차지하는 콜라겐이 얇아지거나 탄력을 잃지 않아야 한다. 피부에 고주파나 레이저로 열자극을 주거나 콜라겐 단백을 피부에 주입하는 등의 시술을 하는 것은 콜라겐 상태를 개선시키기 위해서다.

그런데 왜 도넛이나 휘핑크림을 듬뿍 얹은 고급커피가 콜라겐의 건강상태를 해칠 수 있을까? 이는 설탕이나 액상과당, 시럽 등이 들어 있는 음식을 먹으면 혈당이 빠르게 올라간다. 그러면 활성산소와 AGE(advanced glycation end-product, 최종당화산물)가 생긴다. 콜라겐은 특히 AGE의 공격에 약해 쉽게 손상을 입는다. 손상을 입은 콜라겐이 탄력을 잃게 되면 피부노화와 주름의 원인이 된다. 또한 "단순 당이나 빵, 면류 같은 정제탄수화물 섭취를 가급적 피하고 비타민과 미네랄이 풍부한 신선한 채소와 양질의 단백질 섭취를 늘리는 것이 피부노화방지의 비결"이라고 학자들은 말한다.

전문가들은 피부노화방지를 위해 과일을 많이 섭취하는 것은 "과일을 후식으로 섭취하는 것은 괜찮지만 주식으로 섭취하는 것은 문제"라고 말한다. 피부건강에 필요한 단백질을 충분히 얻지 못할 뿐 아니라 당질 섭취가 많아질 수 있다는 이유에서다.

그 밖에 오메가-3지방산이 풍부한 견과류나 해산물도 피부건강에 도움이 된다고 한다. 전문가들은 "건강다이어트 프로그램인 「8방미인」을 시행한 사람들을 보면 체중만 줄어드는 것이 아니라 피부도 젊어지는 것을 확인할 수 있다"고 강조했다.

16) 산소 피부 관리의 원리

세포기능 활성화 및 신선한 에너지 공급을 위한 산소는 세포분열에 필수이며 피부는 나이가 들어감에 따라 혈관은 좁아지고 산소량의 공급부족으로 재생능력이 약화되므로 피부의 탄력성, 긴장도가 감소되며 주름과 질식현상이 나타나게 돼 피부에 고순도의 산소를 공급해서 유해산소를 막아주고 보습력과 주름완화, 세포호흡을 촉진시키며 피부의 저항능력을 상승시키는 관리이다. 산소공급으로 인한 세포 재생에 효과적이며 관리 후 안색이 맑아진다.

하나, 기존의 화장품으로는 도저히 피부가 원하는 양의 산소를 공급할 수 없다. 이러한 점으로 볼 때 오투미 산소스파 시스템으로 피부관리를 병행해서 하면 보다 탄력 있고 건강한 피부로 환원될 수 있다.

17) 산소와 피부 그 양날의 칼

산소는 생명 유지에 있어 필수 불가결하지만 동시에 건강한 세포를 공격하는 요소이기도 하다. 에너지 대사과정에서 남은 산소나 처음부터 사용하지 않은 산소가 몸에 머물면서 유해산소로 변해 급격한 반응을 일으키기 때문이다. 특히 피부와 관절 등이 부드럽게 움직일 수 있도록 하는 콜라겐과 섬유질을 공격한다는 것이 가장 큰 문제다. 일반적으로 30대에 들어서면서 몸과 피부가 예전 같지 않다는 노화의 징후를 느낀다. 체력이 하강하면서 기초대사율이 떨어지고 30세를 전후로 최고치에 달했던 골밀도가 서서히 낮아지는 시기이기 때문이다. 거기에 오염된 환경과 스트레스 요인에 노출된 생활이 한몫을 거든다.

건강하고 젊은 피부를 위해서는 몸속을 관리하는 것이 중요하다. 아름다운 피부의 지름길은 항산화 성분이 풍부한 식품을 습관처럼 섭취하는 것, 토마토와 고구마의 리코펜, 당근의 베타카로틴, 레몬의 비타민C, 시금치의 코엔자임, 적포도주의 레스베라트롤, 고추의 캡사이신, 녹차의 카테킨, 콩의 이소플라본, 견과류의 비타민E 등은 건강한 아름다움을 지켜주는 항산화 성분이 가득한 것으로 알려져 있다. 자연식품을 섭취하기 어려울 때는 기능성 성분을 담은 전문 식품으로 영양소를 보충해 주는 것도 좋은 방법이다. 또한 물 부족으로 가장 큰 피해를 보는 곳이 바로 피부이다. 나이가 들수록 피부는 물을 저장하는 능력이 떨어지고 물이 부족하면 배설을 통한 노폐물 배출도 더뎌진다. 원활한 신체 활동과 촉촉한 피부를 위해서는 아무것도 섞지 않은 생수, 즉 용존산소량이 많고 각종 미네랄을 풍부하게 함유한 물을 하루에 8잔 이상 마셔야 한다. 여러 번에 나누어 천천히 조금씩 씹듯이 마시는 것이 포인트. 예를 들어 아침에 일어나자마자 두 컵을 마시고 아침식사 30분 전, 오전 10시, 점심식사 30분 전, 오후 4시, 저녁식사 30분 전, 취침 전에 각각 한 컵씩 이렇게 의식적으로 물 마실 시간을 정해 두는 것도 한 방법이다. 피지 분비량 감소와 건조한 환경은 피부의 수분을 빼앗는 원인이 된다. 이외에 스트레스, 공해, 수면부족, 다이어트 등도 피부를 건조하게 만든다. 수분이 부족하다고 느낄 때는 먼저 생활습관부터 바꾸어야 한다.

실내가 건조하다면 가습기를 틀어놓아 공기가 건조해지지 않도록 한다. 세안을 한 다음에는 물기가 마르기 전에 보습성분이 충분한 스킨과 로션을 발라 기초 손질을 꼼꼼하게 하고 보습크림을 바르거나 보습효과가 뛰어난 팩이나 시트마스크로 보충하는 것이 좋다. 또 수분과 비타민이 함유된 과일, 비타민A를 많이 함유한 브로콜리, 비타민 가 풍부한 땅콩이나 호두 등의 견과류, 콩, 올리브유, 등 푸른 생선 등을 자주 먹는다.

2. 산소수와 여성과의 관계

직접적인 원인은 아니라도 산소 부족이 질병의 원인으로서 작용한다는 것은 틀림없는 사실이다. 모든 것이 현대화, 산업화되는 요즘 자동차의 배기가스와 아파트와 공장, 사무실에서 내뿜는 유해가스는 우리의 호흡량에서 엄청난 산소를 뺏어간다. 편리한 생활로 체력의 저하와 운동부족으로 인한 호흡활동의 둔화는 우리 몸에 산소 부족 현상을 초래한다.

성인남성의 경우 인체의 60% 정도가 물이지만 여성은 피하지방이 남성보다 많아서 물의 비중이 55% 정도가 된다.

여성들은 남자보다 혈액의 양과 적혈구의 수가 적기 때문에 산소결핍에 대해 남성보다는 더 민감하다. 또한 임신과 생리와 같은 여성들만의 생리적 특징 때문에 여성들은 쉽게 산소결핍에 노출이 된다. 또한 맑고 깨끗한 피부와 날씬한 몸매를 유지하기 위해서 여성은 충분한 양의 물을 마셔야 한다.

고농도 산소수는 물에 많은 양의 산소를 용해시킨 물이다. 산소는 아주 미세한 분자이기 때문에 우리의 장에서 확산 형태로 혈관으로 바로 흡수가 되기 때문에 호흡으로 흡수하는 산소보다 그 흡수속도와 효과가 10배 이상 더 높다.

시대를 살아가면서 부족해지기 쉬운 산소를 물과 함께 흡수함으로써 저산소 상태와 수분부족으로 인해 발생할 수 있는 여러 가지 질병들로부터 건강을 지켜 나갈 수 있다.

오토닉 산소정수기는 80~120ppm의 신선한 산소수를 항상 생성해 낸다. 성인 여성들은 하루 1.5~2리터의 산소수를 조금씩 자주 마셔주는 것이 좋다.

1) 건강한 피부에 중요한 '물' 그리고 '산소'

물이 없으면 인체의 구조와 기능을 담당하는 단백질이 제대로 형성되지 않고 또 우리 몸의 모든 정보를 담고 있는 DNA도 그 역할을 다하지 못한다. 물은 인체의 70%를 차지하고 개개 세포의 90%를 차지한다.

물은 혈액과 섞여서 몸속을 돌다가 혈관에서 세포 외 액으로 들어간 다음 세포막을 통해서 조직의 세포 속으로 들어간다. 이렇게 물은 항상 세포를 드나들고 있다.

신생아의 경우 체중에 대한 물의 비율은 80% 정도지만 나이와 더불어 그 비율은 감소한다. 성인의 물의 체중에 대한 비율은 60%로써 20%나 차이가 난다. 체액 중 세포 외 액은 30세쯤까지 감소하다가 그 뒤에는 거의 일정하기 때문에 나이가 듦에 따라 인체의 물이 계속 감소하는 것은 결국 세포 내 액이 감소하고 있다는 것을 뜻한다.

가장 건강한 피부의 수분의 함유량이 15~20%, 만져보면 부드럽고 탄력이 느껴지는 수치이다. 노화가 진행되면서 피부의 수분이 점점 부족해지는데, 공해나 자외선, 바람 등으로 인해 환절기에는 특히 수분이 부족해지기 쉽다. 이런 심한 경우는 하루에 1ℓ의 물이 피부에서 증발된다. 수분이 10%

이하로 떨어지면 모공이 넓어지고 노화도 심화되어 피부에 활력을 잃어 주름이 생기고 피부색도 칙칙해진다.

산소를 가장 잘 표현하는 것은 '없으면 살 수 없는 것', 이 한마디이다. 인간이 1분 내지 3분만 안 마셔도 죽어 버리기 때문에 산소는 인간에게 가장 중요한 것이라 할 수 있다.

우리 몸은 스스로 산소를 원하고 있기 때문에 피부와 손발톱 등으로도 호흡 작용을 한다. 매니큐어를 발랐을 때 느껴지는 약간의 답답함은 바로 손톱이 산소를 마실 수 없어 나타나는 증상이다. 피부의 모든 구멍을 통해 산소를 듬뿍 받아들이고 있으니 그 많은 세포들이 충분히 살아갈 수 있는 것이다.

산소정수기를 통해 꾸준히 산소수를 마시는 것은 체내에 충분한 산소를 공급함으로써 자연스럽게 피부의 혈액 순환을 원활하게 하여 건강하고 탄력 있는 피부를 만든다. 즉 세포와 세포 사이에는 혈액이 흐르고 이 혈액은 산소와 더불어 흐른다. 이 산소가 세포에 도달하면 세포의 신진대사를 활발하게 한다. 피부 신진대사로 콜라겐과 엘라스틴의 생성이 활발해지면 피부조직은 탄력을 갖게 된다.

최근에는 피부에 직접적인 산소를 공급해서 피부 주름을 없애는 기술도 개발되었다. 하지만 근본적인 피부건강은 혈액순환과 노폐물의 배출이 원활하게 이루어져야 가능하므로 충분한 물(수분)의 공급도 함께 필요하다.

2) 다이어트와 운동에는 산소수가 최고!

비만이 현대인의 건강을 해치는 주범이 되고 있다. 10년 전에 비해 당뇨병 환자가 크게 늘어나고 있는 것도 비만인구의 증가와 무관하지 않다. 비만은 당뇨병뿐 아니라 심장병, 고혈압 등 만성질환을 유발한다. 하지만 날씬한 몸매만을 생각해 무리하게 운동을 하거나 다이어트 식품을 과신하는 것은 금물이다. 지나친 운동과 마구잡이식 건강식품 섭취로 부작용을 호소하는 사례가 적지 않기 때문이다.

식품의약품안전청의 허가를 받은 건강보조식품만 해도 4,500종이 넘고 시장규모가 3조 원에 달하지만 무허가 상품들도 수두룩하다. 이렇다 보니 건강보조식품 등을 마구잡이로 섭취해 부작용을 호소하는 사람들이 적지 않다. 한국소비자보호원에 따르면 지난해 접수된 건강보조식품에 대한 피해사례는 무려 7,700여 건에 달하고 헬스와 요가, 피트니스센터에 대한 피해사례도 3,800여 건에 이른다.

다이어트에 가장 좋은 것은 운동이다. 몸을 튼튼하게 하면서 살을 뺄 수 있기 때문이다. 운동을 하지 않으면 근육이 쇠퇴하고 기초 대사량도 줄어든다. 즉 지방이 쌓여 살이 쉽게 찌게 되는 것이다. 반대로 운동으로 인해 근육에 탄력이 생기면 산소공급량이 늘어나서 기초 대사량이 올라간다. 따라서 웬만한 거리는 걷고 하루에 단 10분이라도 정기적으로 운동을 하는 습관을 길러야 한다. 하지만 살을 갑자기 많이 빼기 위해 무리하게 운동을 하는 것은 오히려 건강을 해칠 수 있기 때문에 조심해야 한다.

사실 살을 빼는 가장 좋은 방법은 적게 자주 먹는 것이다. 비만은 나쁜 생활습관에서 비롯되는 경우가 많다. 하루 식사량을 평소보다 500~600㎉ 정도 줄이고 탄수화물을 적게 먹어야 한다. 육류를 조리할 때는 기름이 많은 부위를 제거하는 것이 좋다.

일반적으로 산소는 지방을 태우는 촉매로서의 기능을 하고 있으며, 산소가 충분하면 유산의 발생을 억제하여 스트레스 해소나 피로회복에 좋은 역할을 하고, 영양분이 각 근육조직으로 원활하게 공급되어 근육성장에도 큰 도움을 준다. 이러한 산소의 효능으로 인해 일반 생수보다 산소수가 다이어트에 큰 도움을 준다.

위와 장에서 흡수된 산소는 위장 내의 미세 순환에 도움을 주며, 산소가 충분해지면 예전에 산소 부족으로 원활하지 못했던 미세 혈관 순환에 도움을 줌으로써 위산 분비의 억제, 위산을 분비하는 효소 기능 조절, 위의 운동성 조절로 소화와 영양흡수에 도움을 주어 다이어트에 효과적이다.

3) 생리통은 스트레스, 환경호르몬, 기혈순환의 막힘으로 인한 자궁의 저산소증이 원인

여성들만이 아는 고통 생리통. 전혀 느끼지 못하는 여성도 있지만 견딜 수 없을 정도의 고통을 느끼는 사람도 있으며, 45% 정도는 진통제를, 30% 정도는 진통제를 복용해도 통증이 멈춰지지 않는다는 조사 결과도 있다.

스트레스와 환경 호르몬에 노출될 수밖에 없는 현대 여성들은 점점 더 극심해지는 생리통을 겪고 있음에도 불구하고, 생리통의 원인을 치료해 줄 마땅한 치료약이 없어 진통제로 일시적인 진통 효과만을 유지한 채 매달 똑같은 고통을 반복해서 겪고 있다.

생리통의 주원인은 생리 중에 분비되는 다량의 프로스타글란딘이 불규칙적인 자궁수축을 유발함에 따라 자궁에 산소공급이 떨어져 발생하는 것으로 알려져 있다. 이로 말미암아 자궁의 저산소증이 초래되어 자궁 내 혈액의 흐름이 방해를 받게 되는데 이렇게 되면 자궁 내 피가 모이는 충혈현상이 심해지고 골반 주위의 근육도 수축하게 되어 통증이 나타나게 된다.

산소정수기를 이용하여 충분한 산소수를 음용하게 되면 혈액 순환이 원활이 이루어져 조직의 저산소증, 즉 자궁에 부족한 산소를 충분히 공급한다. 또한 산소는 통증 완화에도 효과가 있다.

4) 임신과 태아

태아는 성장에 필요한 영양분과 산소를 오로지 모체를 통해서만 의존한다.

임신 초기에는 탯줄을 통해 태아에게 공급되는 혈액 속의 산소량이 적지만 임신 8～15주가 되면 산소량이 급격히 증가하는 현상이 나타난다. 여기에는 여러 가지 다른 요인이 복합돼 태아에게 스트레스를 주고 심한 경우 유산하게 된다.

산소 증가의 원인은 태반에 자리 잡고 있는 세포 영양막이 임신 초기에는 산소 공급량을 적절히 통제하지만 임신 8주 이상이 되면 세포영양막이 사라져 산소공급량이 급격히 증가하게 되기 때문이다.

태아의 뇌는 임신 4개월～6개월 사이에 사고, 감정, 운동중추가 있는 대뇌피질이 빠른 속도로 발달한다. 뇌가 활발하게 발달하는 이 시기에 충분한 산소와 영양소를 공급하면 똑똑한 아기가 태어날 가능성이 매우 높다.

산소정수기를 통해 산소수를 자주 마시는 것은 임산부에게 큰 도움이 된다. 임산부의 부족한 산소를 산소수를 마심으로써 체내에 충분한 산소를 확보함으로써 태아에게 신선한 산소를 부족함 없이 전달할 수가 있다. 또한 산소수를 자주 마시는 것은 몸속 노폐물을 빠르게 정화시켜 태아에게 깨끗한 혈액과 양수를 공급해 줄 수가 있다.

5) 여성의 변비

여성의 변비는 생리주기와 임신에 영향을 많이 받는다. 여성의 호르몬 중에 배란기에서 월경기까지 분비되는 황체호르몬은 대장의 운동을 억제하는 작용을 하여 그 시기에 변비가 많이 발생하게 된다. 이런 경우 황체호르몬의 분비가 줄어드는 시기가 되면 변비는 자연적으로 사라지기도 한다. 무리한 다이어트로 식사를 거르는 경우에 변의 양이 적게 되어 변비를 일으키게 되고, 체력이 약하여 신체활동이 적어 배변을 위한 대장의 운동이 원활치 않아도 변비에 걸리기 쉽다. 또한 스트레스를 많이 받으면 교감신경계가 과도하게 작용하여 장의 운동이 줄어든다.

상쾌한 배변을 위하여 별생각 없이 자극성하제(설사약)를 한 알, 두 알점차 사용량을 증가시키다 보면 자극성하제 없이는 변이 나오지 않는 '변비약 의존증'이 되어 버려 습관적 복용을 초래하게 된다. 이런 상태가 되면 자극성하제(설사약)의 양을 더욱더 늘리지 않으면 변이 나오지 않게 되고장의 기능을 약화시켜 변비도 점점 심해지는 악순환에 빠진다. 또한 변과 함께 많은 양의 수분도 함께 빠져나가게 되므로 변비로 고생하는 여성들은 피부는 수분부족으로 인해 피부트러블이나 피부 건조증상을 보이기도 한다.

변비에 제일 좋은 약은 물이다. 물만 자주 마셔도 변비의 증상을 많이 완화시킬 수가 있다. 산소정수기의 산소수를 자주 마시는 것은 장에 부족한 수분을 보충하고 장내에 산소가 가득한 여건을 만든다. 장내의 산소를 충분하게 되면 혐기성 세균의 증식은 억제되고 장에 좋은 호기성 세균은 늘어나 독소와 악취의 발생이 줄어든다.

6) 여성의 적-빈혈

여성에게 가장 흔한 증세 중 하나가 빈혈이다. 보건복지부가 최근 조사한 바에 의하면 17살 이상 여성 1백 명 가운데 34명이 빈혈 증세를 갖고 있다고 한다. 그런데 대부분의 여성들이 이를 대수롭지 않게 여긴다.

여성에게 빈혈 환자가 많은 것은 월경이나 임신, 출산 등으로 인한 혈액과 철분 소실이 크기 때문이라고 한다. 또 편식을 하거나 날씬한 몸매를 위해 무리한 다이어트를 시도하는 여성들이 많은 것도 이유다.

하지만 빈혈은 그대로 방치해 둘 경우 심하면 생명을 위협할 수도 있다. 특히 임신부의 경우에는 태아 발육에 나쁜 영향을 미치고, 난산이나 미숙아 출산의 원인이 될 수 있다.

우리 몸속에서 약 100일 정도 활동하는 적혈구는 매일 1억 개 이상 사라지며 또 생겨난다. 골수에서는 없어진 양만큼의 적혈구를 만들어 혈액성분을 일정하게 유지하게 한다. 그러나 골수에서 적혈구의 생산을 맞추지 못할 정도로 적혈구의 손실이 많다거나 골수자체의 문제가 있다면 필요한 양만큼 적혈구를 만들어 내지 못해 빈혈이 된다. 적혈구의 생산에는 산소와 함께 철분이 꼭 필요하다. 충분한 물 또한 반드시 필요하다.

사람의 몸은 스스로 철분을 만들어 낼 수 있는 능력이 없기 때문에 섭취를 통해 얻을 수밖에 없다. 철분은 혈액 중의 헤모글로빈으로 70% 정도, 나머지는 골수, 간장, 비장에 축적되어 있다. 혈중 적혈구가 줄어들면 이를 보충하기 위해 철분이 필요하다. 이때 골수나 간장, 비장에 축적된 철분이 적다면 결국 빈혈로 이어지게 된다.

산소정수기를 통하여 산소수를 마시게 되면 혈액 내의 산소분압이 증가한다. 이는 적혈구 생산을 촉진하는 호르몬(에리스로포이에틴)의 분비를 유발시켜 적혈구의 생산량을 늘리도록 도와준다. 또한 산소수는 체내에 충분한 물과 산소를 공급하여 적혈구가 생성되기 위한 최적의 조건을 만들어 준다. 적혈구의 증가는 체내의 산소의 공급을 원활하게 도와주어 빈혈 때문에 생기는 나른하고 어지러운 증상과 같은 빈혈의 여러 가지 증상들을 완화시켜 준다.

7) 전형적인 편두통?

의료 선진국인 미국이나 유럽에서조차 만성두통 및 편두통을 불치 내지 난치로 분류하고 있는 실정이다. 약을 먹고 견딜 만한 두통은 어떤 원인이 됐건 피가 탁해져서 혈액 속의 산소가 교환이 안 되면서 부피가 팽창하고, 이로 인해 두개골 내에 압이 차서 주변의 신경을 건드려 나타나는 증상이다.

편두통은 뇌혈관이 수축되면서 뇌조직에 혈액순환이 감소하는 혈관성 두통이다. 주로 아침에 머리 한쪽이나 눈 뒤쪽으로 심한 통증이 일어나는데 몇 시간에서 며칠까지 지속되기도 한다. 편두통은 오심 구토를 동반하고 빛에 예민한 경우가 있으며 약 2/3는 중년여성 환자이다.

이에 대한 치료는 혈관운동긴장(vasomotor tone)을 적절히 유지할 수 있도록 자율신경을 조절하고 허혈성 부위에 적절한 혈류량과 산소가 공급될 수 있게 해 주는 것이다.

편두통에 산소의 양을 늘리면 통증이 많이 가라앉는다. 산소수를 음용하여 체내의 산소량을 늘려주면 뇌의 원활한 혈액순환이 이루어져 통증이 많이 가라앉는다. 또한 산소수는 탁한 피를 정화시키는 작용을 하므로 근본적인 편두통의 치료에 도움이 된다.

8) 우울증에 산소 공급을 증가시키면 평안한 느낌 가져와

나이가 들면 불포화지방산 부족과 호르몬 불균형 외에 기분을 저하시키는 여러 가지 원인들이 있다. 우울증을 일으키는 원인 중 하나가 뇌를 비롯한 신체의 혈액순환장애다. '어지럽다'는 증상은 뇌혈류순환장애를 나타내는 대표적 증상이다.

어지럼증 환자에게서 일반인보다 적혈구가 부족한 것을 자주 확인할 수 있다. 우리 몸의 산소운반을 관장하는 적혈구의 수치가 낮으면 뇌의 산소 공급 저하 현상으로 인해 어려움을 겪게 되는데, 이것이 어지러운 증세를 유발하는 것이다.

우울증환자는 혈액공급이 유지되도록 운동과 정신적인 활동을 게을리하지 말아야 한다.

운동은 집중력과 침착성을 높이고 충동성을 낮춰 우울증 치료제인 프로작과 리탈린을 복용하는 효과와 비슷하다.

또한 운동은 뇌 조직에 에피네프린과 노르에피네프린 양을 증가시키는 효과가 있는데 이 호르몬의 저하는 우울증에 관계가 있다고 한다.

산소정수기를 이용하여 산소수를 꾸준히 음용하면 산소를 충분히 보충하면서 조깅과 걷기, 자전거 타기, 테니스 등과 같은 유산소운동을 꾸준히 하는 것은 산소순환을 촉진시켜 뇌를 자극하고, 뇌의 저장에너지를 높여 기분을 전체적으로 좋아지게 한다. 물론 심폐기능과 혈액순환도 개선시켜 건강해지므로 우울증의 완화에 도움이 된다.

또한 운동으로 인한 수분과 함께 체내 염분이 배출되므로 체내의 염분을 감소시키게 된다. 염분의 축척은 우울증과 관계가 있다고 한다. 산소수는 운동으로 인한 탈수를 예방하며 염분의 빠른 배출에 도움이 된다.

운동은 또한 만성적인 스트레스와 코르티솔과 같은 스트레스 호르몬의 높은 수치를 줄이는 데도 도움이 된다.

9) 산소와 여성의 흡연

한국 여자의사회가 주최하고 보건복지부와 조선일보 등이 후원하는 '여자의사회와 함께하는 여성건강 2002 심포지엄─여성과 흡연'이 5월 14일 서울 전경련 회관에서 열렸다. 여의사회 정수영 학술이사는 "특히 10대와 20대 젊은 여성의 흡연이 최근 폭증하고 있어 '여성 흡연'을 주제로 채택했다"고 밝혔다. 실제로 우리나라 여성 전체의 흡연율은 감소 추세지만, 20대 여성 흡연율은 1990년 1.5%에서 1999년 4.8%로 증가했다. 미성년인 여고생 흡연율은 8% 정도다. 이번 심포지엄에서 발표될 강연 내용을 요약·소개한다.

▶ 흡연과 피부 노화(이화의대 피부과 함정희)

피부 미용에 관심이 많은 여성이라면 당장 담배를 끊어야 한다. 일반적으로 흡연자는 비흡연자보다 피부가 거칠고, 건조하고, 주름이 많다. 담배를 피우면 피부를 매끄럽게 유지시키는 피부 각질층의 수분과 비타민A 농도가 감소되고, 피부에 있는 모세혈관이 막혀 피부가 만성 허혈(虛血) 상태에 빠지기 때문이다. 또 햇볕에 피부가 손상을 받는 광노화(光老化)도 촉진되는데, 비흡연자에 비해 흡연 남성의 광노화는 2.3배, 흡연 여성의 광노화는 3.1배다. 담배를 피우면 피부를 탄력 있게 만드는 탄력소의 결합도 파괴돼 피부가 더 쭈글쭈글해진다.

일반적으로 흡연자의 얼굴은 주름이 많을 뿐 아니라 눈이 퀭하고 광대뼈가 두드러져 보이고, 입술과 잇몸에 회색빛이 감도는데 이를 '흡연자의 얼굴'이라 부른다. 이는 담배를 피울 때 입을 오므리거나 눈을 가늘게 뜨는 흡연자 특유의 버릇과 밀접한 관계가 있다.

▶ 흡연과 태아·신생아 건강(순천향의대 산부인과 이정재)

담배 속 유해 성분은 피 속의 헤모글로빈과 달라붙어 태아에 대한 산소

공급을 차단한다. 이 때문에 무뇌아(腦兒), 선천성 심장기형, 구순·구개열 등 기형아의 출산 빈도가 높아진다. 기형이 생기지 않더라도 남자아이는 행동장애, 여자아이는 약물남용과 같은 정신적 장애를 겪을 확률이 높다. 한 연구에 따르면 주의력과 독서능력이 3~4% 떨어져 학업성적에도 나쁜 영향을 미친다.

그 밖에 태아의 발육이 저해돼 태아 체중이 평균 200g 정도 감소하며, 미숙아 출산이나 사산(死産) 위험이 높다. 아기가 태어난 뒤엔 유아돌연사 증후군 확률이 높아지며, 호흡기 질환과 알레르기 질환에 쉽게 걸린다. 한편 흡연은 여성의 수정능력을 떨어뜨려 불임을 유발하며, 자연유산이나 자궁 외 임신의 원인이 된다. 담배를 피우면 모유의 맛과 향도 달라져 아기가 일찍부터 '담배 맛'에 익숙해지게 된다.

▶ 흡연과 혈관질환(고려대의대 심장내과 오동주)

담배 한 개비를 피울 때마다 1분당 맥박수가 15~20회, 혈압은 10~20㎜Hg가 상승한다. 이 같은 일이 반복되면 혈관의 벽이 상저를 입게 되는데, 상처받은 혈관 벽이 아무는 과정에서 딱지 등이 생기고 그곳에 콜레스테롤 등이 들러붙게 돼 혈관이 좁아지게 된다.

혈관이 좁아지면 심근경색(심장마비)·뇌졸중·말초혈관질환이 크게 증가한다. 일반적으로 흡연 여성은 비흡연 여성에 비해 치명적인 관상동맥(심장혈관)질환 위험이 5.5배, 협심증 위험이 2.6배 높다. 최근 10~20대 여성의 흡연이 증가하고 있는데, 피임약을 복용하면서 담배를 피울 경우에는 관상동맥질환 위험이 급격하게 높아지므로 주의해야 한다.

10) 여드름, 뾰루지, 피부트러블의 발생과 깨끗한 공기, 피부호흡의 관계는 어떤 상관관계가 있을까?

피부는 자체로 호흡을 하는 신체 조직이다. 전체 호흡량과 비교할 때 1% 미만에 불과하지만 피부 컨디션에 중요한 역할을 하고 있다.

호흡이란 산소와 이산화탄소의 교환이며 피부 호흡은 피부에 분포된 모세혈관을 통해 외부의 산소가 혈관 속의 이산화탄소와 교환되는 것이다. 흔히 공기가 나빠서 여드름, 뾰루지, 피부트러블이 발생되는 경우는 주위에서 흔히 볼 수 있는 상황이다. 이런 피부트러블 발생의 경우들이 피부호흡과 관련이 있다고 보인다. 최근에 많은 사람들이 오염되지 않고 깨끗한 공기 중에서 삼림욕이나 풍욕 등을 즐기며 신체를 건강하게 유지하기 위한 노력을 기울이고 있는 것도 피부호흡과 상당한 관련이 있다고 할 수 있다. 공기 중의 활성산소는 피부를 지치고 늙게 만드는 요인이며 우리가 섭취하고 있는 음식도 신체 컨디션에 중요한 요인으로 작용하지만 대기 중 공기도 피부에 많은 영향을 미친다는 것을 인식하고 있어야 건강한 피부를 유지하는 데 도움이 된다. 공기 오염이 심한 곳에 있으면 피부는 유분을 많이 생산하게 된다. 따라서 기름기가 번들거리게 만들기도 하여 결과적으로 공기 오염이 심한 곳에 오랜 기간 머물게 되면 피부트러블과 여드름이 많이 발생하기도 하며 결국 아토피 피부로 체질이 바뀌는 경우까지 발생하게 된다.

아토피 피부를 치료하는 방법 중 오염되지 않고 맑고 깨끗한 공기가 있는 곳에서 생활하는 치료법도 좋은 효과를 거두고 있으며 맑고 오염되지 않는 곳에 살고 있는 사람들의 피부는 깨끗하고 피부트러블의 발생이 상대적으로 적다.

여러 가지 정황상 맑고 오염되지 않은 공기는 피부호흡을 원활하게 하며 여드름, 뾰루지, 피부트러블 등의 발생을 최소화시켜 주는 좋은 환경이라 할 수 있다.

▶ 원활한 피부호흡을 위한 생활습관

구 분	내 용
옷차림	몸에 꽉 끼는 옷보다 얇고 헐렁한 옷을 입도록 한다.
화장법	화장품 등 인위적 유분성분은 피부호흡을 방해하므로 되도록 가벼운 화장을 해 주며 외출 후 클렌징을 철저히 해 준다.
실내 환기	실내 공기가 탁하다면 피부호흡이 원활하지 못하므로 일정 시간 후 창문이나 출입문 등을 자주 개방시켜 외부공기와의 환기를 시켜 준다.
온습도조절	건조한 실내공기는 피부호흡을 방해하며 피부세포가 머금고 있는 적절한 물기가 공기 중의 산소를 빨아들이는 데에 용이하므로 가습기, 화분, 어항 등의 여러 기구를 활용하여 피부호흡이 원활할 정도의 습도를 유지시켜 준다.
수면시간	피부호흡이 왕성한 저녁시간대에 영양크림을 바른다거나 클렌징을 제대로 하지 않고 그대로 잠들어 버린다거나 하여 모공을 막는 일이 없도록 해야겠다.

▶ 피곤하면 피부트러블이 생기는 것일까?

피곤해진다는 것은 몸에 에너지가 모자란다는 말이다. 그 에너지는 저절로 만들어지는 것이 아니다. 산소와 에너지원의 생화학적인 반응에 의해서 만들어진다. 따라서 산소운반이 잘 되지 않아도 에너지를 만들지 못하는 것이며 에너지원에 해당하는 음식물을 소화시키지 못하거나 흡수하지 못해도 에너지는 만들지 못하는 것이다. 또한 산소와 에너지원을 운반해 주는 혈액이 지나가는 혈관이 막혀도 에너지를 만들지 못하는 것은 당연한 것이다.

피로하다는 것은 순환장애가 심각하게 발생한다는 것이다. 이것은 혈액의 정체현상이 곳곳에서 일어난다는 것이다. 정체가 심해지면 그 부분에 침투하는 병원균을 방어하지 못하고 트러블이 되는 것이다.

3. 산소와 활용

1) 화장품

뾰루지와 칙칙한 안색의 원인은 모두 피부의 산소 부족이었다. 노화와 직결되는 피부의 대사작용을 조절하는 확실한 산소성분의 화장품이 뜨고 있다.

▶ 요즘 '산소요법'이 뜨고 있다

도대체 산소와 피부가 어떤 상관관계가 있기에 요즘 산소 성분이 들어간 화장품이 이토록 이슈가 되는 걸까? 무엇보다 피부에 있어 산소의 역할은 피부 세포 간의 호흡을 강화시켜 피부 속 독소와 노폐물을 원활히 배출시키는 것. 이는 피부의 모든 대사작용을 활발하게 진행시켜 안티에이징의 새로운 대안으로 떠오르고 있다. 산소 성분이 들어 있는 화장품은 산소 발생 조성물이 피부에 닿아 산소가 생성되는 것이 원리. 이때 생긴 산소 성분은 각종 피부 영양물이 피부에 보다 잘 흡수될 수 있도록 하는 보조제 역할을 하고, 미세 산소 알갱이는 피부에 흡수되어 더욱 청량한 피부 상태를 만든다. 산소 성분 화장품 사용 후 피부가 한층 시원하고 상쾌해진 느낌이 드는 것이 바로 이러한 이유 때문이다.

▶ 산소로 하는 멀티 스킨케어

최근 주목받고 있는 카린허조그나 알앤디 랩 등 '산소'를 콘셉트로 한 브랜드는 피부 대사를 촉진하는 클렌징이나 팩 등의 제품은 물론 에센스나 크림과 같이 매일 사용하는 스킨케어 제품군까지 출시되어 있다. 매일 아침저녁으로 바르는 스킨케어 제품 속 산소 성분으로 피부의 세포 간 대사 작용이 촉진되면서 각종 영양 성분이 잘 흡수되는 피부 환경을 조성하는 것. 대표적인 산소 콘셉트 브랜드인 카린허조그 제품의 경우 바르면 산소 기포가 생기면서 크림이 피부로 흡수되는데, 이러한 산소 기포 덕분에 크림 속 영양 성분이 보다 온전히 피부 깊숙이 도달하는 멀티 시너지 효과를 발휘하게 된다. 뿐만 아니라 미세 산소 알갱이가 피부 속으로 침투되어 피부 속 산소율을 높여 주는 효과 또한 얻을 수 있다.

▶ 산소 화장품 사용 전 알아두어야 할 것들

그러나 산소 화장품 사용 시 주의해야 할 몇 가지가 있다.

첫째, 사용 시 눈이 시리거나 따끔거리는 증상이 나타나면 즉시 사용을 중단할 것. 산소 발생 조성물과 안 맞는 피부 타입이므로 피부트러블이 유발될 수 있다. 그러나 심각하지 않다면, 피부 속 유해 요소들이 배출되는 산소의 데톡시파잉 과정이므로 무시해도 좋다.

둘째, 대부분의 산소 제품이 유분감이 부족한 편이라 피부가 당길 수 있으므로 보습 제품과 함께 사용할 것. 영양크림이나 부스팅 제품과 함께 사용하는 것이 효과적이다.

셋째, 산소 클렌저 제품을 사용할 때에는 뻑뻑한 느낌이 들 수 있으니 물기가 있는 상태에서 사용할 것. 피부 자극도 줄이는 동시에 산소 거품이 더욱 원활하게 만들어져 효과를 업시킬 수 있다. 마지막으로, 산소 화장품을 사용하면서 피부가 순식간에 하얗게 변한다고 너무 놀라지 말 것. 특정 화학물질로 인한 표백 현상이 아닌 산소가 발생하면서 피가 아래쪽으로 확 끌어내려지면서 나타나는 일시적인 현상일 뿐이다. 또한 산소 화장품이 공기와 접촉되면 다른 제품들보다 빨리 산화되거나 변질되지 않을까 하는 우려가 있으나, 제품 안에 산소 성분 자체가 들어 있는 게 아니라 피부와 접촉하면서 산소 성분이 발생하는 것이므로 신경 쓰지 않아도 된다.

▶ 이제 결론은 산소 안티에이징

나이가 들어감에 따라 피부 속 산소 함량은 물론 산소 보유력도 떨어진다. 더불어 피부 속에 산소 공급도도 급감하여 피부조직의 신진대사 과정이 점차 느려지게 되는데, 그 결과로 나타나게 되는 게 다름 아닌 노화현상이다. 피부 노화가 시작되는 그 시점에 충분히 산소를 공급하면 정상적인 피부세포 분열을 도와 피부의 턴오버 작용이 원활하게 이루어진다. 이는 기미나 검버섯 등의 색소병변의 발생을 줄이고 피부 혈색을 맑고 환하게 만드는 역할을 해 직접적인 안티에이징이 가능해지는 것. 특히 산소는 여러 가지 비타민과 미네랄 성분과 더불어 피부세포의 활성화를 촉진시키는데, 콜라겐과 엘라스틴 분자에 산소를 결합시켜 피부 섬유조직의 점도를 높여 팽팽한 탄력이 느껴지는 피부로 가꾸어 준다. 결국 안티에이징에서 가장 중요한 피부 턴오버와 콜라겐 활성화의 두 가지 기능을 모두 산소 성분이 해내게 되는 것. 그러므로 탱탱한 피부를 원한다면 스킨케어의 최상위에 두어야 할 필요 성분은 이제 '산소'가 되어야 하는지도 모르겠다.

▶ **피부톤과 안색 개선의 놀라운 이중 효과, 산소 화장품 대표작**

어떤 제품을 사용해도 좀처럼 칙칙해진 안색이 회복되지 않는다? 확실한 피부 청정 효과와 영양 성분의 놀라운 흡수력을 자랑하는 산소 화장품을 발라보자. 바르는 즉시 환해지는 피부톤에 감동의 눈물을 흘리게 될지도 모르니. 산소 화장품의 가장 큰 효과인 피부세포 간의 대사를 활성화시켜 피부 노폐물을 방출하고, 피부 신진대사를 활성화시켜 피부 속부터 건강하게 지켜주는 놀라운 효능을 경험해 볼 것이다.

• 산소 안티에이징의 재생 효과 알앤디 랩 O_2 펩타이드 크림

O_2 펩타이드 성분 및 유기농 원료가 생기 없는 피부를 건강하고 환한 피부로 개선시킨다. 또한 피부 속 산소 농도를 높여 피부 세포조직이 보다 건강하고 탄력 있게 유지될 수 있도록 놉는 기능을 하는 제품.

• 몸 전체에 퍼지는 산소 공급 효과 카린허조그 실루엣

산소 발생 물질이 4%나 함유되어 있는 보디용 집중 관리 로션으로, 나이가 들면서 줄어드는 피부 속 산소 농도를 높여 주는 고기능성 제품. 촉촉하면서 생기 있고 매끈한 피부로 개선시키는 보디라인 로션이다.

• 칙칙한 안색 100% 개선 미샤 수퍼 아쿠아 산소마스크

산소 공급으로 인한 즉각적인 피부 청정 효과를 느끼게 해 주는 제품으로 모공 속 깊은 노폐물과 각질을 케어한다. 또한 천연 과일 에센셜 오일과

비타민C 유도체가 산소 성분으로 피부 깊숙이 흡수되어 맑고 투명한 피부로 가꾸어 준다. 무엇보다 피부 속 산소 농도를 높여 나이가 들수록 진행되는 피부 노화의 속도를 늦춰 탱탱하고 탄력 있는 피부로 가꾸어 준다.

• 산소의 놀라운 피부 청정작용 닥터 힐다 데톡신 O_2 포뮬러

산소 방울이 피부 내에 축적되는 유해물질을 제거해 맑고 깨끗한 피부로 만들어 주는 독소 정화 마스크. 제품 내에 들어 있는 모이스처라이징 성분이 사용 후 건강하고 촉촉한 피부로 가꾸어 준다.

• 산소 거품의 모공 청정 효과 라프레리 쎌루라 발란싱 마스크

딥 클렌징을 위한 산소마스크로 미세 산소 거품이 막힌 모공을 열어주고, 피부 불순물과 각질을 제거해 피부결을 매끄럽게 가꾼다. 사용 중 피부가 따끔거려도 조성 성분의 일반적인 증상이므로 너무 염려하지 말 것.

• 싱싱한 피부 컨디션의 회복 싸이닉 O_2 안티스트레스 마스크

날로 심각해져 가는 환경오염으로 지친 피부에 집중적으로 산소를 공급하여 스트레스 없이 생기 있는 피부를 만들어 준다. 피부에 닿으면 생기는 산소 거품이 피부 속 독소를 제거해 주는 워시오프 마스크.

• 바르는 즉시 느껴지는 산소 방울 에뛰드 하우스 보글보글 O_2 클렌저

피부와 접촉하면 산소 거품이 생기면서 피부 속 노폐물을 효과적으로 제거한다. 피부 정화작용이 강한 O_2 캡처 콤플렉스 성분이 맑고 투명한 피부로 가꾸어 주는 제품. 눈에 들어간 경우 즉시 씻어내야 하는 주의가 따른다.

▶ 피부에 생기를 전하는 산소 산림욕 라인 나와

싸이닉(www.SCINIC.com)이 스킨케어 메이크업 라인인 산소 산림욕 라

인을 출시한다고 한다.

산소 산림욕 라인은 BB크림, 미네랄 팩트, 버블 클렌저, 미스트 등 총 4종으로 구성됐다. 싸이닉 산소 산림욕 라인은 피부에 산소수와 피톤치드 성분을 공급해 두꺼운 메이크업으로 칙칙해지고 탄력이 떨어진 피부에 산소를 제공한다.

산소 산림욕 라인을 통해 피부에 제공된 산소는 피부 세포를 활성화해 노폐물 배출을 돕고 신진대사를 원활히 해 탄력 저하 등 피부 노화를 예방해 동안 피부로 만들어 준다. 또한 함께 함유된 식물의 자연 살균 성분인 피톤치드 성분은 피부로 흡입되는 나쁜 균을 선택적으로 살균해 피부 보호 및 진정에 도움이 된다.

싸이닉 산소 산림욕 라인을 개발한 관계자는 "산소 산림욕 라인은 피부에 신선한 산소수와 피톤치드가 건강한 산소를 제공해 줘 피부의 산소함유량을 높이는 데 도움을 준다"며 "피부의 신진대사가 원활해져 하루 종일 생기 있는 피부를 유지시켜 줘 환절기 피부의 건조함을 걱정하는 소비자들에게 큰 인기를 끌 것으로 예상된다"고 전했다.

싸이닉 산소 산림욕 라인은 출시에 발맞추어 다가오는 '추석 선물세트'도 함께 출시한다. 싸이닉 산소 산림욕 라인 추석 선물세트는 BB크림, 미스트로 구성된 2종 선물세트와 BB크림, 미네랄 팩트, 버블 클렌저, 미스트 등 신제품이 모두 들어 있는 4종 선물세트로 제작됐다.

각 선물세트에는 BB크림 15㎖가 추가로 증정되며, 특히 신선하고 푸르른 산소 산림욕을 즐기는 이민정의 팝업 사진이 들어 있는 고급스러운 패키지로 명절로 맞아 특별히 고마움을 전하고 싶은 분들께 선물하기 적합하다.

2) 산소필링

▶ O$_2$, 현대인의 산소 결핍 위기

오늘날 공기 중 산소는 오염된 공기로 인해 38%의 산소에서 20% 이하의 산소로 그 비율이 현격히 격감되었으며, 더욱이 오염과 공해에 찌든 대도시에서의 산소는 6%밖에 안 될 정도로 현대인은 산소결핍으로 육신이 시들어 가고 있는 심각한 상황에 있다.

사람의 나이가 들어감에 따라 신체 내 혈관을 통해 운반되는 산소의 양도 30대 여성은 25%, 50대 여성은 50% 이상이 줄어들어 피부노화의 주요한 원인이 되고 산소결핍은 피부호흡과 신진대사 과정을 더디게 하여 궁극적으로 피부표면의 신진대사 기능괴사를 초래한다. 따라서 순수한 메디컬 에너지 산소를 풍부하게 공급함으로써 신진대사 균형을 재건하여 노화를 퇴치할 수 있음이 입증되었으며, 특히 피부에 있어서 Collagen 및 Elastin Fiber 증가 및 강화 개선뿐만 아니라 Acne유발의 Bacteria를 제어함에 지대한 역할을 한다.

아름다운 신체와 피부를 가꾸고자 하는 현대인에 있어서 가장 소중한 생명요소는 부족한 순수 산소의 충분한 보충! 우리 피부는 지금 푸른 산소가 그립다. 산소가 그리운 당신의 피부에 OxyJet이 필요하다.

▶ O₂, 호르몬 결핍 위기

• Estrogen(여성호르몬)의 변화

여성이 나이가 늘수록 그리고 월경(Menstruation)이 멈추고 폐경기(Menopause)가 시작되면 Estrogen의 감소가 50%에서 많게는 60% 이상 감소하게 된다. 호르몬 불균형으로 인하여 신진대사가 저하되고, 탄력섬유(Collagen Fiber)는 폐경기 후 5년 이내에 약 30% 이상이나 격감되어 피부 처짐, 피부노화의 현상이 급격히 나타난다. 따라서 내적으로 부족한 Estrogen과 아주 유사한 식물성 호르몬(Phyto - hormone)을 피부에 직접 도포하고 Oxyjet을 통해 다량의 좋은 산소(Triplet O₂)와 함께 피부 기저층까지 즉시 침투시킨다면 처지고, 주름지고, 얼룩진 노화피부를 개선시킬 수 있다.

▶ OxyJet 2

독일 NORA BODE사가 이뤄낸 최첨단 Non - Invasive Transdermal Drug Delivery & Skin Remodeling Medical OxyJet System.

지금까지 주름, 노화에 있어서 해결법은 주사, 레이저수술, 필링 등이 성행이었으나 시술 시 자극, 상처, 통증, 생활불편, 색소침착 등의 피부트러블이 발생하곤 하였다. 그러나 이제는 Purest Medical Oxygen의 피부 기저층까지 투입만으로도 주름진 흔적을 지울 수 있다.

세계적으로 저명한 프랑크푸르트 의과대 피부과 교수진의 자문과 독일 Fraunhofer 생명의학기술연구소 vivo(MRI)실험에서 그 연구 결과 안전성, 유효성이 과학적으로 입증되었다.

▸ CE/DIN/EEC 안전형식/규격/특허획득

특수 산소압에 의해 Purest Medical Oxygen 또는 특수영양물질 투입만으로도 산소결핍으로 질식된 세포 하나하나를 재생시킨다.

O_2, OxyJet2의 장점
- 경피 흡수가 즉시 일어난다.
- 피부조직학적 변형이 전혀 없고 안전하다.
- 자극이나 출혈 및 통증이 전혀 없다.
- 시술 후 관리의 불편으로부터 해방될 수 있다.
- 시술시간이 짧고 간편하다.
- 시술 후 홍반 및 색소침착/탈색이 없다.
- 일반 주름 레이저 가격의 20~30% 수준이다.
- 시술 후 세안/메이크업이 즉시 가능하다.
- 일반 초음파와 전기이온 영동법 등으로도 침투가 불가능한 성분까지 침투시킬 수 있다.
- 단 1회 시술만으로도 피부를 현격히 개선시킨다.
- Peeling/Laser/Dermabrasion 및 pre/post 적용 시 시술결과를 극대화할 수 있다.

3) 산소의 필링관리

▶ 특징

- 각질세포와 각질세포 사이의 간격을 느슨하게 하고, 모공 속을 열어 놓는 작용을 하면서 산소를 끌고 들어간다.
- 다양한 AHA 성분들이 플루로 비타민C 파우더와 믹싱하여, 캡슐이 터지면서 산소발생이 활발히 시작된다.
- 마사지 작용으로 인해 더 많은 캡슐이 열리고 산소발생이 더욱 활발하게 된다.
- 각질층 전체에서 커다란 변화가 발생한다.
- 각질층은 천연 보습인자(NMF)들이 증가한다.
- 모공 속에서 서식하는 P. Acne 박테리아 GA와 산소 공급으로 인해 자연 살균된다.
- 비타민C와 산소공급으로 기저층에 있는 멜라노사이트의 멜라닌 생성을 억제한다.
- 비타민C의 공급으로 콜라겐Ⅲ 타입의 생성이 증가되어, 탄력강화효과를 가져온다.
- 확장된 모공과 피지 많은 피부, 잡티 많은 피부의 미백효과가 가장 뛰어나다.

▶ 장점

- 피부조직학적 변형이 전혀 없고 안전하다.

- 자극이나 출혈 및 통증이 전혀 없다.
- 시술 후 관리의 불편으로부터 해방이다.
- 시술 후 즉시 일상생활이 가능하다.
- 시술 후 세안, 메이크업이 즉시 가능하다.
- 시술 후 홍반 및 색소침착, 탈색이 없다.

4) 첫 우주인 이소연 '피부 노화 빨라질 수도'

- 우주복 속 산소 때문…… 노화·주름 막으려면 참고해야

한국 최초의 우주인 이소연 씨. 10일간의 우주실험을 위해 지난 8일 지구를 떠나 우주에 머물고 있다. 그녀의 피부는 우주 체류 중 상당히 노화될 것이라는 이채로운 주장이 제기됐다. CNP차앤박 피부과 차미경 원장은 "이는 우주 생활 중 이 씨의 피부가 활성산소의 공격을 많이 받기 때문"이라고 말했다. 이 씨는 우주 생활 중 우주복을 입는다. 우주 환경에 영향을 받지 않고 중력 및 산소 조절이 가능하도록 만든 특수 여압복이다. 우주복 안은 100% 산소로 채워진다. 우주비행사들은 우주선이 출발하기 몇 시간 전부터 순수한 산소로 호흡한다. 피 속에 녹아 있는 질소를 완전히 빼내기 위해서이다. 혈중 질소가 우주에서 기화돼 혈액 속에 공기방울을 만들 우려가 있기 때문이다.

그러나 이 산소가 문제다. 산소는 생명유지를 위해 꼭 필요한 성분이지만 지나치면 우리 피부에 나쁜 영향을 미친다. 차 원장은 말한다.

"피부 노화의 가장 큰 원인은 활성산소다. 지구의 대기는 산소 20%와

질소 80%로 채워져 있다. 반면에 우주복은 100% 산소로 채워져 있어 우주생활을 하면 지구에서보다 더 많은 활성산소가 생긴다. 활성산소는 유해산소라고 불린다. 정상세포를 파괴해 노화를 촉진하기 때문이다. 활성산소와 노화와의 관계는 쇠못이 공기 중의 산소와 만나 녹이 스는 산화 과정과 같다." 차 원장은 산소에는 야누스의 두 가지 얼굴이 있다고 말한다. 혈관을 따라 몸 구석구석 퍼지면서 생명체가 살아가는 데 반드시 필요한 역할을 한다. 산소는 그러나 우리 몸에 들어와 혈관을 따라 운반되는 과정, 음식물 소화 등 체내 대사 과정에 불안정한 상태로 변한다. 이것이 바로 우리 몸을 공격하는 활성산소다. 현대인 질병의 90% 정도가 활성산소 때문이라고 한다. 몸속에서 발생한 산소는 피부에도 영향을 미친다. 활성산소가 세포막을 공격하면 리포푸신이라는 대사성 쓰레기 물질이 나온다. 이는 DNA · RNA 합성, 단백질 합성을 방해하고 중요한 화학적 대사과정에 필요한 세포효소를 파괴한다.

활성산소로 인한 손상은 태어나면서부터 시작돼 사망할 때까지 지속된다. 젊은 나이에는 신체가 광범위한 회복 · 대사 능력을 갖고 있어 그 영향이 상대적으로 적다. 하지만 나이가 들면 그로 인한 손상이 늘어나고 그에 대항하는 항산화 능력도 떨어져 세포는 노화한다.

활성산소는 또 우리 몸을 자외선에 더 노출시켜 멜라닌 색소를 생기게 하고 기미 · 주근깨의 원인이 된다. 피부를 구성하고 있는 콜라겐을 산화하고 이로 인해 피부는 탄력을 잃게 돼 주름이 생기는 것이다.

이소연 씨가 노화를 방지하고 싶다면 귀환 후 먼저 체내 활성산소를 제거해야 한다고 차 원장은 지적한다. 활성산소를 없애는 과정을 항산화라고 한다. 우리 몸은 활성산소를 만들어 내기도 하지만 동시에 이를 무해물질로 바꾸는 항산화 효소도 함께 가지고 있다. 하지만 공해나 스트레스에 시달리는 현대인들이 자체적인 항산화 효소만으로 건강을 지키는 것은 거의 불가능하다.

노화 예방을 위해서는 항산화 효소가 풍부한 음식과 화장품을 통해 항산화 성분을 충분히 체내에 공급해야 한다. 열무·피망·시금치·딸기·오렌지·사과 등 과채류를 많이 섭취하자. 눈가·입가 등 예민하여 주름지기 쉬운 부위에 고농축 아이·영양크림을 펴 바른 후 1주일에 한두 차례 마사지해 주면 좋다고 차 원장은 말했다.

<출처: 중앙일보, 2008. 04. 16>

5) 고압산소

▶ 고압산소의 원리

용해산소(가압산소)란 헤모글로빈과 결합하지 않고 혈액에 녹아 들어간 산소를 말한다. 인간이 섭취하는 산소는 크게 나누어 두 가지 형태다. 호흡으로 들어온 산소의 대부분은 적혈구 안의 헤모글로빈과 결합되어 운반되는 '결합형 산소'가 된다. 이 밖에 헤모글로빈과 결합되지 않고 체액에 분자 그대로 녹아 들어가 있는 산소가 있다. 이것이 바로 '용해성 산소'이다. 용해형 산소는 결합형 산소와 비교하여 정상적인 상태에서 혈중농도가 매우 낮다(결합형 산소: 98%, 용해형 산소: 2%). 하지만 적혈구가 통과할 수 없는 모세혈관도 통과할 수 있으며 적혈구가 닿지 않는 몸의 구석구석까지 산소를 전하는 것은 용해형 산소이며 매우 중요한 산소이다.

요가나 기공은 폐의 기압을 올려 몸의 용해성 산소의 농도를 올려 활력을 이끌어 내고 있다고도 말해지고 있다.

스킨플렉스의 가압 쳄버는 몸 안의 용해성 산소를 증가시켜 몸이 가진 본래의 활력과 아름다움을 이끌어 내는 과학의 기구이다.

용해성 산소가 늘어나면, 즉 혈중에 산소가 늘어나게 되면 그것을 전신에 운반하기 위해 혈류도 역시 좋아진다.

호흡법이나 유산소운동 등 의식적으로 산소를 보급한 때, 땀을 많이 흘린다거나 손발이 따뜻하게 되거나 피의 흐름이 좋게 되는 것은 혈관 내의 산소가 늘어날수록 그것을 전신에 전하기 위해서 산소를 운반하기 위한 혈류가 자연히 증가하게 되기 때문이다. 그 결과, 몸에 무리를 주는 마사지 등의 방법 없이도 마사지 이상으로 몸이 개운해지는 효과를 누릴 수 있다. 또한 혈중의 산소가 충분히 공급되는 사람일수록 모세혈관의 말단까지 산소가 구석구석 퍼지기 쉬운 신체구조가 된다. 그 결과 산소가 충분히 보급된 혈관세포가 활성화되어 혈관이 본래 가지고 있는 혈류촉진능력을 스스로 증가시키는 것에 이어져 장기적으로 혈류개선은 기대할 수 있는 것으로 생각되고 있다.

▶ 산소와 피부미용

충분한 산소는 피부세포를 활성화 건강한 생얼피부의 근원이다. 피부의 건강은 낡은 세포가 새로운 세포에 의해 밀려 올라와 벗겨져 나가 교체되는 것에 의해 유지되고 있다. 그 주기는 건강한 피부에서 약 20일이다. 그러나 대사기능이 쇠퇴하게 되면 그 주기가 늦어지게 되는 데다가 낡은 세

포 등의 노폐물이 표피에 남아 거친 피부나 기미 등의 원인이 되어 버리게
된다. 이러한 피부의 대사기능에도 산소는 중요한 기능을 한다.

그러나 피부세포 부근의 모세혈관은 외부공기, 스트레스 등의 영향에 의
해 수축되기 쉽고 따라서 일반적인 경우 산소 부족에 빠지기 쉬운 부분이
기도 한다. 세포 내로 충분한 산소가 공급되면 세포의 에너지대사 효율이
촉진되게 된다. 그리하여 세포가 건강하게 되어 낡은 피부세포와 젊은 피
부세포의 교체는 건강한 몸 본래로 원활하게 해 준다. 즉 윤기 있고 촉촉
한 생얼피부를 이끌어 내게 된다.

▶ 산소수와 피부미용

- 산소 결핍은 피부의 적: 화장, 다이어트, 대기오염 등은 피부에 산소
  결핍을 초래하게 되고 피부세포의 노화를 촉진시켜 빨리 늙게 만든다.
- 신선한 산소 공급: 신선한 산소를 공급하면 세포의 신진대사가 활발
  해져 체내의 노폐물, 배설물을 촉진하고 모든 기능이 원활하게 된다.
- 산소와 피부 건강: 피부의 혈액순환이 원활해지고 피부세포의 재생능력
  이 증가하여 노화를 방지하고 건강하게 탄력 있는 피부를 유지시켜 준다.

고농도의 산소수 음용, 즉 물을 마심으로써 산소를 빨아들이게 되면 호흡
보다 더욱 효율적으로 산소를 공급할 수 있고 수분도 함께 공급이 되어 세
포의 신진대사가 더욱 원활하게 이루어지며 아래와 같은 효과를 나타낸다.

① 붉은 피부, 모세혈관 확장피부, 알레르기 피부개선
② 피부의 노화방지 및 탄력, 투명도 확보

③ 팔꿈치 무릎의 검은 부분 개선

④ 다이어트에 도움

⑤ 기미, 여드름, 주근깨 개선

▶ 산소다이어트

산소는 지방분해 효소의 발생을 활성화한다. 체내에는 '리파아제'라는 지방분해효소가 있다. 이 '리파아제'는 지방을 분해하여 혈액 중에 보내 이것을 연소시키는 기능을 한다. 즉 '리파아제'는 지방연소에 없어서는 안 되는 효소이다. 그러면 이 '리파아제'가 활발히 활동하게 하기 위해서는 어떻게 하면 되는가? 바로 산소를 효율적으로 마시면 된다. '리파아제'의 기능을 활발히 하기 위해서는 산소가 필요하다고 알려져 있다. 그러나 몸의 산소가 부족하다면 '리파아제'가 제 기능을 하지 못하고 지방 분해나 연소가 제대로 이루어지지 않게 되어 다 타지 못한 지방이 몸에 쌓이게 된다. 단거리를 달리는 무산소운동에 비해 걷기 등의 유산소운동이 다이어트에 좋다고 하는 것은 그런 까닭이다.

실제 산소 챔버를 경험한 사람들은 시원한 느낌과 더불어 체온이 올라가는 체험을 하게 된다. 대사가 활발하게 되는 사람들은 땀을 흘리는 경우도 있다. 그리고 나온 직후 공복감을 느끼며 이때 식사를 자제하면 며칠 후 체중계 앞에서 가벼워지는 몸을 경험할 수 있다. 몸 안의 용해산소를 늘려주는 산소 셰이프업 플랜은 다음과 같은 특징을 갖고 있다.

• 격한 운동 없이도 캡슐에 출입하는 것만으로 체지방이 줄어든다.

• 지방 배출로 살이 빠져나간 피부에 주름 등이 남지 않는다.

- 살이 빠진 후에도 피부가 처지지 않고 오히려 더욱 탄력 있는 피부로 변한다.
- 1~2의 이유로 몸매라인의 형성이 간단하여 빠르다.
- 지방분해역할을 하는 리파아제효소가 활성화되어 지방축적을 시술 후에도 계속 막아 요요현상이 일어나기 어려운 체질로 변하게 된다.
- 식이요법, 외부적 다이어트요법의 적용효과가 빠르고 효과적으로 일어난다.

우리 몸에서 분비되는 효소인 '리파아제'는 몸 안의 지방축적을 막고 지방의 연소를 촉진하는 기능을 가지고 있음을 이미 언급한 바 있다. 건강한 몸이라면 이 효소의 작용이 활발하여 지방축적이 더디게 일어나게 되어 살이 찌지 않게 되는 것이 우리 몸의 자연스러운 대사과정이다. 그러나 몸의 기능이 악화되면 이러한 대사과정이 일어나기 힘들게 한다.

적게 먹더라도 살이 찌는 일이 발생하는 것도 이런 이유다. 결국 몸의 대사기능을 올리지 않으면 적게 먹어도 살이 찌게 되는 것이다. 몸 안으로부터 바로잡지 않으면 살이 찌며 설사 다이어트에 성공했더라도 요요현상은 피하기 힘든 것이 사실이며 이것의 해결을 위해서는 대사량 회복을 위한 넘치는 산소공급이다.

6) 산소 테라피

피부의 산소 부족현상을 흡입과 피부에 직접적인 투입으로 해소하며 신선한 산소가 직간접적으로 작용하여 불순물 배출을 촉진하고 세포기능을 조절하여 피부에 탄력을 준다.

현대인은 대기오염 등 지구 환경적으로도 혈관이 더러워지거나 스트레스나 운동부족 등의 체내 환경적 요인으로도 산소 부족 현상에 빠지기 쉽다. 산소 테라피는 기압이 높은 캡슐 안에 일정시간 누워 일상의 호흡보다 많은 산소를 신체에 공급하는 치료이다, 혈액 중의 헤모글로빈과 결합해 옮겨지는 결합형 산소 외에 기압상승에 의해 혈액이나 체액에 용해해 모세혈관에도 두루 미치기 쉬운 용해성 산소가 증가하면서 신체의 구석구석까지 효율적으로 산소가 공급된다.

▶ 산소테라피의 원리

액체 속에 분해되는 가스의 양은 그 가스분압에 비례한다는 Henry Law의 법칙을 바탕으로 고농도의 산소를 흡입하면 산소분압이 올라가고 혈액 속에 용해하는 산소와 헤모글로빈과 결합하는 산소도 증가하기 때문에 산소 부족으로 유발되는 모든 질환들을 치료할 수 있다.

- 압력효과: 고농도의 산소 압력을 증가시켜 혈액의 흐름을 개선시킨다.
- 산소 분압 효과: 산소의 용해도가 상승하여 조직에 산소의 공급이 개선된다.
- 약리작용: 호기성 대사를 촉진함으로써 세포 재생의 신속한 치유효과를 가져온다.

▶ 산소테라피의 효과

- 만성피로, 스트레스 해소, 피로회복 촉진

산소가 부족하면 나른함을 느낀다. 산소는 유산 등의 피로물질의 분해 제거를 촉진하는 기능이 있으므로 피로나 근육통을 경감해 준다. 올림픽팀, 축구, 야구팀 등에서 이미 다수 이용되고 있다.

- 두뇌 집중력 향상 및 정서적 안정

  뇌는 전 산소 소비량의 20~25%를 소비하고 있다. 뇌의 세포가 만성 산소 부족에 피로해지면 머리가 멍해지거나 기억력에도 영향이 미친다. 고압산소로 산소가 골고루 미치면 맑아지는 효과를 기대할 수 있다.

- 숙면 촉진 및 맑고 상쾌한 기분 유지

- 흡연에 의해 손상된 폐의 회복

- 음주 후 숙취해소

- 노화방지

  피부는 산소가 두루 미치기 어렵고 노화되기 쉬운 곳이다. 융해성 산소에 의해 산소가 공급되면 혈이 좋아져 신진대사가 활발하게 되므로 피부가 건강해진다.

7) 당신의 피부는 기관이다

심혼 또는 폐같이, 피부는 기관이고 산소를 제대로 작용하며 필요로 한다. 그러나 산소는 피부를 통해서 효과적으로 흡수될 수 없다. 대신 산소는 순환 체계에 의한 몸을 통하여 흡수한다. 진피의 밑에 정맥은 혈류량을 통해서 산소를 수송한다.

산소는 증가되는 압력으로 산소를 흡입하기 위하여 느린 치료 부상을 가진 개인이 고압 산소실에서 둘 때 치유하는 부상의 정도를 파악하기 위하여 확인된 몸은 감염과 싸울 때 산소를 더 이용한다. 산소는 또한 결합 조직의 생산 증가에서 도움이 될 수 있다.

8) 피부를 위한 산소공급이란 말이 맞는가?

화장품 업계가 얼마나 어처구니없는지 보여 주는 딱하고도 극명한 예가 있다.

산소가 피부에 미치는 영향을 방지하는[항산화제(안티옥시던트), 항산소제라고 이해하면 된다] 제품들을 팔더니 이제는 피부에 산소를 공급한다는 제품들은 팔기 시작했다. 그런 제품을 파는 화장품회사들은 도대체 무슨 생각을 하는 것일까? 화장품업계가 이러한 발상을 하게 된 원인이나 산소가 피부에 미치는 영향 등에 대해 알아보자.

<출처: 뉴스와이어, 2009. 06. 12>

▶ 피부에 일어나는 산소 감소 현상

산소 감소는 피부가 노화되면서 일어나는 현상 중 하나이다. 불행히도, 피부에 산소를 공급한다고 해서 자연적인 감소현상을 뒤바꿀 수는 없다. 피부 표면의 산소는 피부 가장 바깥층에 영향을 미칠 수는 있지만, 그게 무슨 소용인가? 피부는 어느 정도의 부가적인 산소량을 필요로 하는 것일까? 그건 아무도 모른다. 그럼 피부가 산소를 흡수할 수 있을까? 대답은 "아니다"이며 게다가, 활성산소(free-radical)에 의한 손상에 대해서는 답

변하고 있지 않다.

▶ 산소가 젊음을 돌려준다?

산소가 젊음을 복원한다는 이 갑작스러운 주장은 어떻게 시작된 것일까? 내 생각엔 피부 치료의 효과가 있는 산소 부스(oxygen booths)와 연관이 있는 것 같다. 의학적으로, 산소 부스(고압 산소 치료장치)는 치료가 어려운 피부 궤양이나 상처를 치료하는 데 사용된다. 미국 당뇨병 협회(American Diabetes Association)의 「Diabetes Forecast」(1993년 6월호, 57페이지)에 의하면 "좀처럼 낫지 않는 상처가 있을 경우 백혈구가 상처의 염증과 싸워 박테리아를 죽일 때 20배의 산소를 필요로 한다. 또한 몸에 산소가 많을수록, 더욱더 효과적으로 상처치료에 필요한 조직을 만들 수 있다. 하지만 상처의 치료를 촉진하는 산소는 상처부위를 지나치는 산소가 아니라 들이마셔서 혈액에 흡수되는 산소이다"라고 말하고 있다.

또한, 다리 궤양이나 상처는 일시적인 현상이다. 하지만 피부 노화는 지속적인 문제이다. 때문에 산소 치료가 노화현상이나 주름에 효과가 있다고 말하는 것은 농담하는 것이나 마찬가지다. 그러한 효과를 입증하는 연구결과는 존재하지 않는다. 그러나 산소에 의한 산화 현상이 일반적은 주름이나 피부 노화와 부분적인 원인이라는 연구 결과는 있다.

과산화수소(Hydrogen Peroxide, 하이드로젠 퍼옥사이드) 활성산소에 의한 손상에 대해 알려진 사실을 바탕으로, 과산화수소를 여드름 국부 살균제로 사용하는 것은 바람직하지 않다. 산소는 명백히 피부에 문제가 되며, 과산화수소는 중요한 산화제이다. 과산화수소는 불안정한 산소분자를 피부에 내보내어, 활성산소에 의한 손상을 초래한다. 과산화수소에 들어 있는 여분의 산소분자는 극도로 불안정하다. 그 이유는 주로 밀폐되고 어두운 갈색 용기에 과산화수소가 포장되어 있기 때문이다. 공기에 노출되면 과산화수소 여분의 산소 분자가 방출되어 단순한 물이 되어 버린다. 여드름성 피부의 경우 이 여분의 산소 분자가 여드름을 유발하는 박테리아를 죽일 수 있다. 여드름 박테리아는 무기 호흡을 하는데, 그것은 산소를 좋아하지 않는다는 뜻이다. 그러나 활성산소에 의한 손상을 유발시키는 성분을 사용하므로, 다른 옵션들은 찾아봐야 할 것이다.

위 글은 『나 없이 화장품 사러 가지 마라』의 저자 폴라 비가운이 25년간 연구 개발한 폴라초이스 화장품들을 국내에 소개하고 폴라 비가운이 제시하는 유익한 화장품 정보를 국내에 소개하고 있는 칼럼의 글이다.

9) 산소피부치료

특수 산소압에 의해 정화된 맑은 산소(Purest Medical Oxygen) 또는 특수영양물질을 피부 깊숙이까지 침투시켜 산소 결핍으로 질식된 피부의 세포 하나하나를 재생시킨다. 산소 치료는 산소를 피부 깊숙한 곳에 투입할 뿐 아니라 여러 가지 약물이나 영양물질을 피부 깊숙이 진피층까지 투입시킬 수 있다. 즉 그냥 약제를 발랐을 때보다 기기를 이용한 경우 즉시 침투속도와 침투량이 30~40배 증가한다.

산소 부족 → 피부질환 발생 증가

▶ 산소치료의 효과

- 피부 깊숙한 곳(진피층)까지의 세포재생 – 손상된 세포를 회복
- 피부면역력 증강 – 예민한 피부의 재생에 도움
- 혈액순환과 피부대사 증진 → 노화방지, 탄력 있고 맑은 피부가 됨. 안색 개선
- 피부질환 개선 – 여드름 진정, 기미 개선
- 성형수술 등의 이후에 치료와 회복에 도움(ex. 마이클잭슨)

▶ 산소필링

- 각질화 현상이 없이 바로 일상생활이 가능
- 피부자극 없이 할 수 있는 스케일링 정도의 개념
- 필링과 동시에 산소와 비타민C를 주입하여 피부를 맑고 화사하게 만듦
- 예민한 피부나 염증이 있는 피부에도 적절히 활용

산소필링은 천연 계피나무 추출 성분의 탁월한 산소공급효과와 멜라닌 효소 억제 효과로 피부를 맑고 투명하게 하는 동시에 필링의 단점인 각질화 현상이 없는 새로운 개념의 필링방법이다. 주위에서 일명 연예인필로 널리 알려져 있으며 바로 화장과 일상생활이 가능한 것이 큰 장점이라고 할 수 있다.

피부의 제일 바깥을 구성하는 각질 세포에 작용하여 각질 세포와의 결합을 느슨하게 해 주어 쓸데없는 갈질 세포를 떨어뜨림으로써 피부를 부드럽게 해준다. 이와 함께 비타민C의 피부 진피층 전달을 쉽게 해 주어 비타민

C의 미백 기능을 수행할 수 있도록 한다.

이러한 과정에서 발생하는 형광빛 산소는 피부를 보다 밝고 화사하게 만들어 주는 역할을 하게 된다.

과색소 침착, 모공 확장, 자외선 손상, 활동성 여드름과 여드름 자국, 피부 탄력 손상 등에 효과가 좋으며 특히 생기 없는 피부에 산소를 공급하여 혈액순환을 촉진시키므로 피부에 윤기를 더해 준다.

4. 산소 캡슐

자동차가 연료와 산소의 결합으로 움직이듯이 사람은 단백질, 탄수화물, 물, 에너지, 네 가지 요소로 생명을 유지할 수 있는데, 이 네 가지 요소를 만들 때 꼭 필요한 것이 바로 산소이다. 우리가 섭취한 영양소는 산소에 의해 연소되어 에너지가 된다. 그 에너지의 힘으로 눈을 뜨고, 뇌를 쓰고 움직이며 살아가고 있는 것이다.

산소는 혈액 속 헤모글로빈을 통해 온 몸의 세포에 전달되며 세포에 전달된 산소는 에너지를 생산하고 노폐물을 분해하여 배출하는 기본적인 역할을 한다. 대기오염, 스트레스, 음주 및 흡연, 인스턴트 음식섭취, 유산소운동 부족, 무산소운동 등은 체내의 귀중한 산소를 빼앗아 산소결핍의 직접적 원인이 되어 체내에 노폐물이 쌓이면서 뇌기능에 심각한 장애를 일으켜 두통, 기억력 감퇴, 치매, 뇌연화증이 발생하기도 하며, 또한 간기능은 물론 심장의 혈액순환이 둔화되면서 심폐기능을 약화시켜 동맥경화, 협심증, 심근경색 등 혈성 심장병이 발생하는 등 산소 결핍증이 오게 된다. 충분한 산소 섭취는 체내 노폐물 분해를 원활히 하여 면역체계 기능강화의 결정적 역할을 하고 각종 인체 유해균인 바이러스 등을 산소로 인해 차단할 수 있으며 세포에 산소공급이 높아지면 악성세포의 증식을 억제할 수 있다.

1) 산소 캡슐이란 무엇인가?

산소 캡슐이란 사람이 살아가는 데 가장 중요한 역할을 하는 산소를 현재의 자연계에 없는 더 좋은 공기를 만들어 내는 기계로서, 사람이 캡슐 내부에서 수면을 취하면서 피부 미용 및 건강까지 가꾸어 주며, 인간의 몸에 최고로 좋은 환경을 만들어 인간이 갖고 있는 자연 치유력을 스스로 높일 수 있도록 도와주는 장비이다.

일본에선 베컴캡슐이라고 많이 알려져 있으며, 건강기구로 인식되어, 피부숍이나 건강센터 등의 가맹점 형식으로 현재 한 개 업체가 판매 5개월 만에 가맹점 30여 개 이상 실제 운영 중으로 사전예약을 하여야만 이용할 수 있을 정도로 웰빙, 헬스, 스포츠, 미용업계에선 신업종으로 반응이 폭발적일 만큼 각광받는 제품이다.

2) 산소 캡슐의 효능 및 이점

효능	이점
1. 피로 회복·어깨 결림·요통 등의 경감을 바라는 분 2. 숙취해소를 원하시는 분 3. 고운 피부와 피부의 탄력, 노화방지를 원하시는 분 4. 다이어트(지방분해)를 하고 싶은 분 5. 부상의 조기회복을 원하시는 분 6. 기억력·집중력을 높이고 싶은 분 7. 생활 습관병 예방을 하시고 싶은 분 8. 수술 전후 빠른 회복을 원하시는 분	1. 자고 있는 것만으로, 몸에 유익한 '용해형 산소'를 전신으로부터 흡수할 수 있다 2. 무리한 운동을 하는 일 없이 '유산소운동' 이상의 산소 흡수를 얻을 수 있다 3. 고기압 작용으로 활성화 수소를 발생시켜, '활성산소(노화 요인)'가 중화된다 4 고기압 작용으로 몸 전체에 균일하게 압력을 가할 수 있으므로, 골격이나 근육이 조절된다 5. 사용 후 부작용이 전혀 없다

3) O₂ 산소 캡슐의 주 고객

▶ Beauty Shop(피부, 미용, 헬스), 뱃살방 등

현새 우리나라에 있는 **Beauty Shop**의 주 고객층은 여성이다. 여기에 산소 캡슐 장비를 갖춘다면 남녀노소 구분 없이 언제든지 이용 가능할 수 있게 하여 더 많은 고객을 유치할 수 있게 되며 더 나아가 대한민국 국민 모두가 고객이 될 수 있는 **Beauty Shop**으로 거듭나게 될 것이다. 그리고 헬스클럽, 골프장 등 운동 전후의 피로회복에 효과적으로 작용한다는 점에서 널리 이용될 수 있는 제품이다.

▶ 병원

한의원 및 일반외과나 정형, 성형외과, 산부인과, 피부과, 치과 등의 임상 관련 자료, 논문에도 여러 차례 발표된 만큼, 수술 후 조기회복을 위해 산소캡슐이 필요시되고 있다. 지금 일본에서는 산소캡슐을 사용해 본 결과 상처가 빨리 아물거나, 부상 등의 회복 기간이 훨씬 단축된 것으로 알려져 있다. 한 예로, 영국의 축구선수인 '웨인 루니'가 월드컵 전 부상으로, 산소캡슐을 이용한 결과, 예상과 달리 빠르게 회복하여, 월드컵에 출전한 것은 외신을 통해서도 널리 알려진 사실이다. 그 밖에, 일본의 프로야구선수들도 경기 후 피로회복을 위해 산소캡슐을 이용하고 있는데 최근 이승엽이 소속된 요미우리구단에서도 산소캡슐을 별도 구입한 걸로 이미 국내신문에도 보도된 바 있다.

▶ 각종 스포츠 관련 단체

본 산소캡슐은 운동 및 경기 후의 빠른 신체 기능 회복을 위한 탁월한 작용이 있는 만큼 기존에 운영되고 있는 축구, 야구, 농구, 배구 등의 스포츠 관련 구단이나, 단체, 골프장 등의 스포츠 관련 시설에서도 이용될 수 있다는 장점이 있다.

베컴, 루니, 박지성, 이승엽의 공통점은 바로 산소치료를 받은 경험이 있다는 것이다.

<출처: 쿠키 건강>

4) 산소 캡슐치료

산소 캡슐이 일반인에 알려지기 시작한 것은 데이비드 베컴(영국, 축구선수)이 2002년 한일 월드컵 직전 왼발 골절을 당한 뒤 산소 캡슐 치료를 받고 빠르게 회복되면서부터다.

이후 맨체스터 유나이티드의 웨인 루니와 박지성이 산소 캡슐 치료를 받고 역시 부상에서 빠른 회복속도를 보였고, 최근에는 이승엽도 이를 구입해 사용하면서 큰 효과를 본 것으로 전해진다. 산소 캡슐 치료가 피로 회복과 컨디션 조절은 물론 부상이나 수술 후 치료 기간을 단축하는 데 큰 효과가 있는 것으로 알려지면서 유명 운동선수는 물론 일반인들 사이에서도 이에 대한 관심이 높아지고 있다. 고압산소요법(hyperbaric oxygen therapy, HOT)은 인위적으로 대기압보다 높은 기압 환경을 만들어 그 속에서 환자로 하여금 고농도 산소를 일정한 시간 동안 계속 흡입하게 함으로써 여러 가지 원인에 의한 저산소증을 신속하게 개선하고자 하는 산소요법의 한 가지 방법. 이 같은 산소 요법은 부상 재활에 도움을 주는 것은 물론 바이러스, 곰팡이, 박테리아 감염과 순환기 질환, 관절염 등에도 효과가 있는 것으로 알려져 있다.

▶ 현대인들에게 부족한 산소

현대인들은 산소가 부족하다. 현대 문명의 발전이 우리도 모르는 사이에 자연과 인간에게 산소결핍이라는 것을 안겨 주고 있는 것이다. "독일의 노벨상 수상자인 오토월드 박사(의학)는 암은 산소결핍증에 의한 것이라고 발표한 바도 있다. 산소결핍에 의한 질병에 대해서 학자들은 심신의 피로뿐 아니라 신경질환까지도 영향을 준다"며 "충분한 산소공급은 피로를 줄이고 신체 및 두뇌활동을 증진시키지만 반대로 산소가 부족할 경우 답답함과 시력 감퇴, 빈혈, 무기력증 등을 유발할 수 있다"고 말한다. 또한 우리의 식생활도 문제로 지목된다. 인위적으로 키워지는 채소, 가축, 인스턴트식품들은 우리 몸에 좋지 못한 물질을 생성시키고, 배출 또한 원활하게 만들지 못한다. 또 여러 가지 합성 조미료는 우리 몸에서 중화시키는 과정에서 다량의 산소를 필요로 해 위, 간, 대장에 부담을 줘 변비와 숙변을 만들며, 일산화탄소를 발생시켜 각종 질병의 원인이 되고 있다. 학자들은 "산소공급에서도 현대의 대기오염과 건축구조, 건축자재, 특히 요즘의 실내 냉·난방으로 인해 실내공기가 오염돼 산소의 공급량이 적어져 각 세포의 산소부족을 일으키고 있다"고 말하고 있다.

5. 산소부화막

1) 산소부화막이란

산소부화막은 일본의 대기업 마쯔시다전기(＝Panasonic)에서 약 20년간 개발한 산소발생전용막이다. 마쯔시다가 만든 산소부화막의 특징은 이하와 같다.

2) 산소부화막의 특징

① 산소부화농도 30%를 발생할 수 있는 다른 산소발생방식에 비해 저가격
② 발생하는 산소부화공기가 Clean
③ 장수명 고신뢰성 → 즉 Maintenance Free
④ 소형, 경량으로 심플한 구조

3) 산소부화막의 용도

① 가정용: 산소발생기, 산소청정기, 산소에어컨, 건강기기
② 자동차용: 엔진연소용, 차내쾌적용, 연료전지용
③ 농업용: 수경재배, 식품보존
④ 공업용: 고온연소용

4) 산소효과에 대한검증

① 심신의 재충전
　　30%의 산소농도에서 운동후 혈중젖산의 소실이 촉진
　　30%의 산소농도에서 스트레스의 해소
　　30%의 산소농도에서 심리적인 피로의 재충전

② 상쾌함

    30%의 산소농도에서 졸음이 개선

    30%의 산소농도에서 각성감의 향상

③ 집중력의 회복

    30%의 산소농도에서 집중력의 회복

    30%의 산소농도에서 집중력 판단력의 개선

<출처: http://3acc.co.kr/main/pro-3php>

제5장

산소와 환경

1. 산소가 많은 음식

공기 다음으로 많이 섭취하는 것이 물과 음식이다. 70세를 기준으로 평생 섭취하는 음식의 양이 자그마치 50톤을 섭취한다고 한다. 이 어마어마한 음식물의 양이 입에서부터 8.5m 거리를 이동하면서 인체 유익한 에너지를 섭취하고 노폐물을 버리게 된다.

물은 생명체의 근원이요 음식이나 양분은 생명체가 성장하는 에너지원이다. 먹지 않고 살 수 없다고 해서 아무것이나 닥치는 대로 먹을 수만은 없다.

정결하고 깨끗한 물을 마시며 신선하고 산소가 다량 함유된 음식을 섭취하는 것은 건강을 유지하는 최상의 방법이 될 수 있다. 먹는 음식은 각종 양분이나 영양소를 지니고 있으므로 가급적 건강에 유익한 에너지원을 고루 섭취할수록 좋다.

건강한 신체를 유지하고 장수하려는 인간의 욕망은 끝이 없다. 그러나 정작 음식을 대할 때면 분별없이 먹는다. "먹고 죽은 귀신은 때깔도 좋다"라는 속담이 있는 것만으로도 먹고살기가 암담했던 과거의 허기진 배를 움켜잡던 시절의 속담을 되뇌며 짐승처럼 먹어대는 경우를 많이 본다. 그러나 많이 먹을수록 빨리 죽는다. 사람의 위장은 수명이 있고 위장에 부담을 주면 췌장의 기능이 떨어지고 신장이나 간에서 소장, 대장 등 오장육부의 기능저하를 가져오게 되고 결국 에너지원이 문제가 되어 살이 붓는 듯 찌는 악순환이 반복되는 것이다. 정작 자신의 음식 섭생은 원시인처럼 살아남기식의 폭식을 하면서도 21세기 정보화니 지식산업이니 하고 지껄이는 우스운 세상에 살고 있다. 배가 부르다고 느끼면 과식인데 과식에 의한 과대영양 섭취로부터 자신을 되돌아보아야 한다. 천천히 적게 먹을수록 장수한다. 터질 듯 위를 채우는 풍만함의 식생활 문화에서 위장의 부담을 덜어주는 소식생활에 귀를 기울여 보자.

▶ 산소가 풍부한 음식을 왜 먹어야 하나?

물이나 밥과 같은 음식물은 며칠 굶어도 살 수가 있으나 호흡은 수 분간이라도 멈추면 생명은 끝나게 된다. 잠시라도 쉴 수 없는 호흡은 식물 또한 예외가 될 수 없다. 우리는 하루의 식사량의 수천 배에 달하는 많은 공기를 마시며 살고 있으므로 신선한 공기를 섭취하거나 호흡방법을 개선하면 건강을 찾을 수 있다.

문제는 현대인들이 폐기능이 점점 제 기능을 잃어가고 있다는 사실이다. 각종 유해성 공기나 무분별한 항제의 오남용으로 폐경기를 하여 정상적인 공기로 가득 차야 할 폐포에 백혈구 농과 같은 액상으로 막혀 있어 허파로 산소를 공급하는 기능이 현저하게 떨어져 있다는 것이다. 그리하여 조금만 계단을 오르내려도 숨이 차거나 약간의 각종 유해 공기만 들이켜도 천식이나 비염 등 호흡기 질환자가 많다는 사실이다.

따라서 이러한 폐활량이 적은 현대인들에게는 무엇보다 중요한 것이 음식을 통해 산소를 공급해 주는 생활의 지혜를 살려야 한다. 허파로부터 부족해진 산소량을 음식을 통하여 소화기관에 보내 줌으로써 세포분열을 촉진하여 건강한 생활을 할 수 있게 되는 것이다.

▸ 산소가 풍부한 녹조류의 식품을 섭취하면 건강을 되찾을 수 있다

신선한 공기와 물이 건강한 환경을 만드는 데 중요한 기초가 되는 것처럼 우리가 하루 세 끼 먹는 음식 또한 건강을 찾는 중요한 요인 중의 하나이다.

음식물은 인체를 움직이며 삶을 영위하는 에너지원이므로 어떤 종류의 음식을 어떻게 섭취하느냐에 따라 건강이 좌우될 수 있다. 식품은 가급적 소화기계통에 부담을 주지 않으면서 산소가 다량 함유된 채소나 야채를 섭취하는 것이 위장에 부담을 줄이고 에너지원을 손쉽게 만들 수 있다.

그러나 동물성 식품은 산소가 식물성에 비해 부족하고 지방질을 분해하는 데 위장 장애를 초래하거나 산화되는 시간이 길어져 소화기관에 부담을 주므로 건강의 저해 요인이 되기도 한다. 대부분의 식물성 식품은 동물성 식품에 비하여 산소와 수분이 풍부하고 섬유질이 많으므로 소화 기관을 개선하는 데 유익한 건강식품에 해당된다.

▸ 산소를 풍부하게 만드는 요리를 하자

식품의 신선도도 중요하지만 어떻게 요리를 하느냐에 따라 인체에 유익할 수도 있고 악영향을 끼칠 수도 있다. 흔히 우리 민족을 국물을 많이 섭

취하는 '탕족'이라 얘기들 한다. 이것은 유해한 동물성 식품을 끓는 물에 고아서 인체에 유익한 성분으로 전이하는 과정이라 할 수 있다. 선인들의 지혜를 빌리자면 식생활뿐만 아니라 생활 전반에 슬기로운 생활 과학이 숨겨져 있는 것들은 차츰 예를 들어 보기로 하고 요리 방법에 따른 건강에 유익한 식품의 순서는 다음과 같다.

① 날것 먹기: 날것이나 생식은 산소 함유량이 가장 높고, 영양소가 체내에 바로 흡수된다.

② 데쳐 먹기: 생식의 맛을 일부 음미하면서도 고유의 양념 영양을 섭취한다.

③ 익혀 먹기: 생식의 맛이 사라지긴 하나 먹기는 편하고 소화 작용을 돕는다.

④ 끓여 먹기: 위장의 부담을 줄여 주면서 국물에 녹아난 유익한 영양을 섭취한다.

⑤ 고아 먹기: 위장의 부담이 가장 적으면서 탕 속의 유용한 영양소를 듬뿍 흡수시킨다.

날것으로 먹을 수 있는 식품들은 건강을 찾는 가장 좋은 식품으로 식물성의 채소류나 과일, 어패류의 횟감, 동물성의 육회 등은 완벽한 건강식품이다. 여기에 첨가될 좋은 식단은 발효식품을 첨가하면 금상첨하일 것이다.

물속에서 요리되는 음식은 보약이다. 물은 아무리 끓여도 100℃를 넘지 않으며 그에 따라 물속에 용존 산소가 풍부하게 녹아 있기 때문이다. 생것의 성분이 일부 파괴되거나 변이되어도 끓는 물속에서는 인체에 유익한 성분으로 잔류되어 있기 때문이다. 한약을 달일 때를 생각해 보면 이해가 빠를 것이다. 보통 탕재는 두세 시간 달이는데 제대로 유익한 성분을 뽑아내기 위해서는 적어도 5시간 이상을 달여야 약효의 효험을 제대로 볼 수 있는 이치와 같다.

▶ 노점상의 음식에서 어묵은 보약이나 핫도그는 쥐약이다

길거리에서 허기를 달래기 위해 간간이 손쉬운 음식을 들 경우가 있다. 그러나 자칫 배는 채울지 몰라도 백해무익한 행동을 하는 경우가 종종 있다. 은근하게 끓어오르는 물에 있는 어묵(오뎅)은 그나마 괜찮지만 돼지기름(쇼팅)에 튀긴 핫도그류는 오히려 들지 않음만 못 하다는 것이다. 왜냐하면 기름이 끓는 온도가 대부분 200℃ 넘기 때문이다. 식용유(면실유)의 끓는 온도가 240℃라면 음식이 누렇게 변하는 온도가 되려면 적어도 300℃가 되어야 하기 때문이다. 즉 기름에 구워내는 모든 음식은 용존산소가 없다. 더구나 모든 영양소는 파괴되어 버린 채 체내 축적되는 것이다. 즉 산소가 없기 때문에 세포분열을 저해하는 요소로 작용하여 살이 붓거나 찌는 요인 또는 암세포가 가장 좋아하는 요소로 작용한다.

햄버그를 오랫동안 먹으면 돼지가 되고, 기름에 튀긴 라면을 줄곧 먹으면 얼굴이 부옇게 부어오른다. 이러한 것을 보고 살이 쪘다고들 하는데 살이 찌는 이유가 바로 세포분열의 문제가 생길 때 나타나는 현상임을 명심해야 한다. 돼지고기도 삶아 먹으면 보약이 되지만 삼겹살 기름이 지글지글 끓은 상태로 노랗게 변한 것은 쥐약이다. 따라서 다음은 금기해야 할 음식이다. 즉 음식의 산소 용존량이 낮아지는 순서이다.

① 기름에 볶아 먹기: 낮은 온도에서 살짝 볶아내는 것이 현명하다.
② 구워 먹기: 불에 살짝 데쳐 먹을 정도가 좋은데 보통 새까맣게 태워 먹는 경우가 많다.
③ 기름에 튀겨 먹기: 누렇게 변한 튀김은 삼가야 한다. 삼겹살을 누렇게 태우는 것 또한 마찬가지다.

④ 태워 먹기 순이다: 태워 먹는 것은 바보짓이고 안 먹음만 못 함을 명심해야 한다.

기름으로 요리되는 먹을거리는 인체에 유익하지 못하므로 가급적 삼가는 것이 좋고 가장 해로운 음식은 지나치게 태운 것은 독약을 마시는 격이므로 외식 또는 야외 요리 시에 고기를 지나치게 태워 먹는 것은 먹지 않는 것만 못 함을 명심하는 것이 좋다.

2. 발효와 발효식품

인류의 역사는 식품의 역사, 발효식품개발의 역사이다. 오래전부터 많은 전통식품들이 발효라는 인류가 발견해 낸 지혜로운 식품처리 방식으로 생산되었다. 벌써 기원전 6,000년에 효모가 맥주 제조에 사용되었으며, 그리고 치즈 생산에 곰팡이와 식초 생산에 초산균이 역시 오래전에 이용되었다. 한국인들도 발효식품을 개발하였고, 다양하고 조화된 향을 오랜 기간 동안 즐겨왔다. 한국인이 애호하는 발효식품은 장, 김치, 젓갈, 식초, 식혜, 술 등이 있다. 발효식품은 세상 모든 곳에서 대중화되어 있다.

발효식품은 미생물 혹은 효소를 이용하여 먹을거리의 특성을 변형함으로써 얻어진다. 식품을 발효하는 목적은 먹을거리의 맛과 물성 향상 그리고 냉동이나 식품저장을 위한 다른 형태의 기술을 사용하지 않고 저장성을 증진시키기 위한 인류의 식품가공 지혜이다.

음식과 약은 한 뿌리이다.

발효식품은 단순한 음식을 인간의 미각과 건강, 장수를 위한 식품으로 바꾸는 전통적인 지혜를 그 원리와 근원을 파악하고 분석하고 개량하는 인간을 위한 과학이다.

신비하게만 알려지던 발효식품의 기능을 과학적으로 해석해 내는 - 전통의 과학을 통한 발전은 지속적으로 이루어지고 있다. 이들 식품은 장수식품으로서 건강에 좋다.

발효식품은 미생물(효모, 세균 등)이 갖는 효소의 작용에 의해 원료가 원래 갖고 있는 성분이 분해·재합성되어 보다 높은 성분을 함유하게 된다. 또, 최근에 식품과학의 발전에 의해 청국장에는 혈전을 용해시키는 작용을 하는 낫토키나제 된장에는 혈압상승을 억제하는 아디오텐신 변환효소 저해물질이 포함되어 있는 등 발효식품이 건강의 증진에 도움이 된다는 것이 연구결과로 알려져 있다.

예를 들면, 일본에서는 미소시루(된장국)를 먹는 사람이 먹지 않는 사람보다 암 발생률이 낮다는 기록도 있으며 앞으로도 발효식품의 여러 가지 작용이 밝혀질 것으로 기대된다. 이와 같이 발효를 사용한 된장이나 간장, 낫토 등의 훌륭한 식품이 많이 나오고 있다. 만다 효소는 이 '발효' = '미생물의 효소작용'을 이용하여 독자적인 기술로 이루어 낸 제품이다.

발효는 유사(有史) 이전부터 알려져 있는 현상으로서, 인류에 의해서 과실주·맥주·빵·치즈 등의 제조에 경험적으로 또한 전통적으로 이용되어 왔다. 그러나 그 원인은 19세기까지 알지 못하였다. 근대화학의 시조인 A. L. 라부아지에는 1787년에 포도즙 속에 있는 포도당이 정량적(定量的)으로 알코올과 이산화탄소로 분해되는 과정이 발효라고 기록하였고, 19세기로 접어들자 J. J. 베르셀리우스나 J. 리비히 등 유력한 화학자들에 의한 발효의 촉매설(觸媒說)과 L. 파스퇴르를 중심으로 하는 미생물학자와 세균학자들에 의한 발효의 효모설(酵母說) 사이에 격렬한 논쟁이 벌어졌다.

파스퇴르는 1857년에 우유의 락트산 발효 및 당(糖)의 알코올 발효를 치밀한 실험에 의해서 조사하여, 자연발생설을 부정함과 동시에 발효를 '산소 없는 미생물의 생활'이라고 단정하기에 이르렀다. 그러나 그가 죽은 후 1897년 E. 부흐너가 살아 있는 세포 없이, 즉 효모 추출법에 의해서 수크로오스[蔗糖]가 발효하는 것을 발견하여 발효가 효소에 의한 촉매반응임을 실증하였다. 그 후 1900년대 초에 A. 하든이나 영을 비롯한 많은 효소 화학자에 의하여 효모즙의 발효에 관여하는 효소와 조효소(助酵素)가 잇따라 발견되고 분리되면서 발효의 전모가 밝혀졌다.

한국산 김치와 일본 기무치의 유산균수 비교실험 결과, 김치에는 1 g 당 8억 마리의 유산균이 들어 있는 반면 기무치인 '아사즈케'는 1 g 당 480만 개에 불과한 것으로 나타났다. 이는 국산김치의 유산균 수가 일본 기무치보다 무려 166배나 많은 것으로 특히 요구르트 유산균 수와 맞먹는 수준이다. 김치의 경우 젓갈에 있는 동물성 단백질과 다른 재료들이 함께 엄청난 양의 유산균을 만들어 내고 특히 이 유산균은 위산에 강해 장까지 살아서 도달한다.

서양의 대표적인 발효식품인 야쿠르트는 몸에 해로운 대장균이 자라기 쉽기 때문에 우유에 대한 인위적인 살균과 멸균작업을 해야 하지만, 김치는 채소와 젓갈, 소금, 고춧가루 등이 섞인 그 자체 내에서 해로운 균을 살균하기 때문에 따로 살균작업을 할 필요가 없다. 또한 김치에는 유산균 음료인 요구르트의 4배에 해당하는 유산균이 함유되어 있다.

3. 미생물의 종류와 역할

▶ 유산균군(Lactic acid bacteria)

유산균은 광합성 세균, 효모균으로부터 받은 당류 등을 기질로 하여 유산을 만들어 낸다. 또 혐기상태에서는 단백질을 아미노산에까지 분해한다. 유산에는 강한 정균력이 있으며, 특히 유해한 미생물의 번식과 유기물의 급격한 부패분해를 억제한다. 또 유산균은 리그닌이나 셀룰로스 등의 난분해성 유기물을 가용화하는 동시에, 미분해 유기물이 일으키는 갖가지 폐해를 없애고, 유기물을 발효 분해시키는 중요한 활동이 있다. 또한 유산균은 연작장해의 원인인 후사륨의 증식을 억제하는 활동이 있다. 일반적으로 후사륨이 증식하여 식물을 약화시키면 유해선충이 급격히 증가하지만 유산균이 후사륨의 번식과 활동을 억제하면 서서히 유해선충도 모습을 감추어 버린다.

그리고 유산균이 배출하는 유산은, 균핵균의 번식과 활동을 억제하기 때문에 포유류의 장 안에 서식하는 삽균에 의한 이상발효를 방지하는 중요한 세균이다.

▶ 효모균군(Yeasts)

효모균은 다양한 발효를 수행하고 낮은 산도에서도 잘 성장한다. 토양에서 작물뿌리로부터 나온 분비물, 광합성 세균이 배출하는 아미노산, 당류, 기타 토양유기물 등을 이용하여 작물에 유효한 물질을 생산하는 것으로 보고되고 있으며, 효모균이 만들어 내는 호르몬 등 생리활성물질은 뿌리와 세포의 분열을 활성화한다. 또한 다른 유효한 미생물(유산균, 방선균)을 증식하기 위해 필요한 기질을 만들어 낸다.

▶ 방선균군(Actinomycetes)

방선균은 세균과 곰팡이의 중간적인 형태를 하고 있는 균으로 광합성 세균이 만들어 내는 아미노산 등을 받아서 항균물질을 만들어 낸다. 그 항균물질은 병원균을 억제한다든지 유해한 곰팡이나 세균류가 증식하는 데 필요한 물질(키틴질)을 선취하여 증식을 억제하고 다른 유용한 미생물을 위해 살기 좋은 환경을 만든다. 방선균은 광합성 세균과 공존하기 때문에 방선균 단독보다 광합성 세균과 혼재하는 상황을 만들면 정균작용은 배가된다. 방선균은 아조토박타와 VA균근균의 활동을 조장하는 역할도 한다.

▶ 사상균군

사상균(곰팡이)이라면 부패, 변질을 연상하지만 유효미생물에 사용되고 있는 사상균은 알코올발효에 사용되는 아스펠지루스속이 중심이 되어 효과적이다. 알코올의 생성력이 강하기 때문에 구더기나 그밖의 유해 곤충의 발생을 방지하는 힘이 있으며 악취의 분리에도 효과가 확인되고 있다.

▶ 광합성 세균

광합성 세균은 지구가 탄생할 때 나타난 최초의 균이라 해도 과언이 아닐 것이다. 즉 지금 공해지구같이 이산화탄소(CO_2)와 유화수소(HS) 높은 압력과 온도, 즉 지금의 환경과 반대되는 조건에서 생존하면서 산소를 발생 지금의 지구로 환경정화한 공로가 있으나 내호흡 관계로 당초의 조건이 아닌 광합성이 불리한 조건에 존재하게 되었다. 현대에 와서 광합성의 여러 가지 유익한 점이 하나 둘 밝혀지면서 다시 각광을 받고 있다. 토양이나 물에도 상당량 존재하고 있으나 광합성 세균이 나타내는 효과가 나타나기 위해서는 일정량 이상이 존재하여야 한다.

광합성 세균은 주변의 유익균을 불러 모으는 역할과 생리활성물질을 생산 공급하여 작물에게 도움을 주며 작물에 높은 항산화 효과가 나타나게 한다. 이러한 작용은 광합성 세균이 토양에서 받는 빛과 열을 에너지로 하여 식물 뿌리에서 나오는 분비물, 유기물 또는 유해가스(황화수소 등)를 먹이로 하여 질소화합물인 아미노산, 핵산과 생리활성물질, 당류 등 식물의 생육과 생장을 촉진시키는 많은 유용물질을 생합성하는 독립영양미생물이며, 카로티노이드를 가진 홍색의 생균체이다.

광합성 세균은 일반토양에도 상당량 존재한다. 그러나 일반적인 존재량으로는 부족하여 인위적인 증식이 될 수 있어야 광합성이 내는 효과를 낼 수 있다.

토양 중 광합성 세균 보유량

도랑(BOD 250ppm)	$10^6 \sim 10^7$
호수(BOD 10ppm)	$10^2 \sim 10^3$
하천(BOD < 1.0ppm)	$+ \sim 10$
하수처리장(활성오니식)	$10^6 \sim 10^7$
논토양	$10^5 \sim 10^6$
해안토	$10^3 \sim 10^4$

이러한 대사물들은 식물에게도 직접 흡수되지만, 다른 미생물이 번식하는 먹이도 되며, 또 토양에서 광합성 세균이 증가하면 다른 유효한 토양미생물도 증가한다. 예를 들면 광합성 세균이 분비하는 질소화합물(아미노산)을 먹이로 VA균근균이 늘어나, 식물의 뿌리에서는 흡수할 수 없는 불용성 인산을 식물에게 공급한다. 또 질소고정균의 일종인 아조토박터(호기성)와 공생하여 질소고정능력을 촉진한다.

지력이 떨어진 농지에서 광합성 균을 유기질 비료와 함께 사용하면 높은 효과가 나타난다. 광합성 세균은 균체 내에 비타민 B_6, B_{12}, E 및 다수의 아미노산, 카로티노이드 등을 포함하므로 식물의 생육에 유익한 효과를 주어 식물의 생장을 돕는다. 또한 토양장해의 억제, 식물의 생육촉진, 과실의 비대촉진, 당도의 향상, 수량 및 품질의 향상 등 다양한 효과를 기대할 수 있기 때문에 유기농업 경영에서 필수적인 미생물이라 할 수 있다.

▶ 광합성 세균을 작물에 시용했을 때 기대되는 효과

• 공기 중의 질소를 고정하고 토양을 비옥하게 한다.
• 채소, 하우스 내 토양의 여러 가지 장해를 억제한다.
• 논에서 발생하는 황화수소를 제거한다.
• 작물의 수량, 품질, 저장성을 향상시킨다.
• 과수, 과채의 당도, 색도, 비타민 함유량을 증가시킨다.
• 뿌리 뻗음과 잎의 색을 좋게 하고 생육상태를 개선한다.
• 산성토양을 중화하는 작용이 있다.
• 식물의 활착, 발근, 발아, 화아, 착과, 등숙을 촉진한다.

- 토양잔류양분, 미분해유기물을 효과적으로 이용한다.
- 연작장해를 해소, 경감시킨다.
- 토양유용미생물군을 증식시켜 공존함으로써 토양을 활성화시킨다.
- 유해미생물균(곰팡이 또는 사상균)의 번식을 억제한다.

▶ 미생물 사용의 결론

토양 중에도 미생물이 상당량이 있다. 그래도 보통 이야기하는 미생물의 효과는 미약하거나 나타나지 않는다. 또한 한 가지 미생물에서 나타나는 효과보다 여러 가지 유효 미생물이 존재할 때 나타나는 효과가 더 크고 단독으로 존재할 때 나타나는 효과와 다른 효과가 난다. 이것을 공동효과라 한다.

토양에 존재하는 미생물량은 토양의 조건에 결정되기에 토양이 미생물을 더 보하게 하는 능력을 높여야 한다. 이는 곧 영양과 환경을 조성해야 된다는 말이다.

균근균

VA균근균은 균근균 중의 한 그룹으로 균근균이란 균사를 만드는 균이라는 의미가 있고, 균근으로는 식물의 뿌리와 어떤 종류의 미생물이 공생하는 상태의 뿌리가 있다. 이 균근균은 곰팡이의 중간이다.

균근균과 관계가 있는 예로는 송이버섯균이 있다. 송이버섯균은 송이의 뿌리에 붙어, 송이로부터 양분을 얻고, 그 균사는 뿌리로부터 토양중으로 길게 뻗어 있다. 송이버섯도 균사가 흡수하는 무기 양분을 얻는 혜택을 받고 있다. 균근균은 내생균근균과 외생균근균의 2개 그룹으로 분류된다. 송이버섯균은 외생균근균의 하나로, 균사는 송이의 뿌리에 침입하지만 세포간극에 시리어 말리는 만큼 세포내에 침입하지 못한다. 한편 내생균근균은 균사가 식물세포내에 까지 들어간다. VA균근균은 내생균근균의 하나이다. V, A는 이 균이 식물세포내에 침입하여 형성하는 특별한 형태를 가지는 2종류의 기관의 영어명의 앞글자이다.

4. 발효와 부패

발효식품은 미생물의 작용으로 배추나 콩 등 본래 재료가 가진 성분이 새롭게 바뀐 먹을거리다. 발효 과정에서 독특한 향이 생기고 영양가와 저장성이 높아진다.

발효가 과학적으로 규명된 것은 네덜란드의 레이우엔훅(1632~1723)가 현미경을 발명해 눈에 보이지 않던 미생물의 존재가 알려지면서부터다. 프랑스의 파스퇴르(1822~95)는 포도주와 맥주 발효를 연구한 결과 효모는 공기가 없는 상태에서 포도당을 알코올과 이산화탄소로 발효시킨다고 밝혔다.

발효란 미생물이 스스로 가지고 있는 효소(촉매 역할을 하는 단백질)를 이용해 탄수화물과 같은 유기물을 분해하는 과정을 말한다.

발효가 되려면 미생물인 효모 등 발효균이 필요하다. 발효균은 **산소가 없는 상태**에서 영양분을 분해한 뒤 또 다른 물질을 만들어 낸다. 유기물을 완전하게 분해하지 못하고 중간물질을 만드는 셈이다.

발효는 부패와 다르다. 둘 다 미생물이 유기물을 분해시켜 다른 성질로 변하게 한다는 점에선 같지만, 발효로 만들어진 물질은 향이 좋고 사람이 먹을 수 있는 맛과 영양가를 지닌다.

이에 비해 부패로 생긴 물질은 악취가 나고 식중독을 일으켜 사람이 먹을 수 없다.

▶ 우리나라의 발효식품

저장 발효식품은 예부터 곡류 위주의 우리 식생활에 중요한 영양 공급원이었으며, 지금은 우리 식문화의 대표 식품으로 자리 잡았다.

중국의 『삼국지』 「위지동이전」 고구려 편에 "고구려인은 술 빚기와 장 담그기, 젓갈 등의 발효 음식을 매우 잘한다"는 구절이 있는 것으로 봐 이 시기에 이미 발효식품이 나온 것으로 보인다. 우리나라에서 김치와 젓갈 등 발효식품이 일찍이 발달한 이유는 기후와 연관이 있다. 우리 민족은 쌀 위주의 식사에 채소를 즐겨 먹었으나 겨울엔 채소가 나지 않는 데다 저장 하기도 어려웠다. 그래서 채소를 오랫동안 저장하기 위해 소금에 절이거나 건조시키는 방법이 이용됐다. 하지만 소금에 절이거나 건조시킨 채소는 조 리하면 원래 맛을 잃고 영양소가 파괴된다. 이때 채소와 생선류를 버무려 농도가 묽은 소금에 절이면 발효 작용으로 아미노산과 젖산이 만들어져 맛 이 좋고 저장성이 뛰어나 두 가지 문제를 동시에 해결할 수 있었다.

▶ 김치의 발효

우리의 대표적 발효식품인 김치는 삼국시대부터 등장했다.

김치를 담그면 처음엔 여러 가지 미생물이 재료 속에 든 당분을 분해한 다. 이 과정에서 이산화탄소가 나와 김치 포기 속의 공기를 밀어낸다. 이때 부터 공기를 싫어하는 유익한 유산균이 번식하며 발효가 일어나면서 김치 가 익는다. 유산균은 김치를 숙성시키고 부패균을 막아준다. 유산균 작용으 로 생긴 젖산과 초산, 알코올 등은 김치 특유의 상쾌하고 새콤한 맛과 향 을 내게 한다.

유산균은 장에서 다른 유해균의 작용을 억제해 이상 발효와 병원균의 증 식을 막고, 위장의 단백질 분해효소인 펩신 분비를 촉진한다. 또 배추에는 섬유소가 많아 변비를 예방한다.

▶ 장류 담그기

간장은 콩과 소금을 주원료로 메주를 만들어 소금물에 담가 발효시킨다. 나머지 건더기는 된장을 만드는 데 사용된다.

적당한 크기로 쪼갠 메주를 항아리에 반 정도 채운 뒤 소금물을 가득 채운다. 그리고 햇볕이 잘 드는 곳에 보관하고 매일 뚜껑을 열어 일정 기간 발효시킨다. 그 다음 메주를 건져내 채로 쳐 간장을 얻는다. 간장은 면역 기능과 항암 효과를 높이는 단백질 분해 효소가 풍부하다. 된장은 발효된 메주를 걸러내 액체는 간장을 만들고 남은 건더기에 소금을 더 넣어 다른 항아리에 재워 만든다. 식물성 단백질이 풍부하며 항암 효과가 탁월하고 간 기능을 강화해 준다.

고추장은 찹쌀 등의 탄수화물이 가수분해(무기 염류가 물과 작용해 산과 알칼리로 분해되는 반응)돼 생성된 당의 단맛, 메주콩의 가수분해로 생성된 아미노산의 구수한 맛, 고추가루의 매운맛, 소금의 짠맛이 조화를 이룬 발효식품이다. 메주가루에 찹쌀밥과 물을 섞어 반죽한 뒤 따뜻한 방에서 반죽이 묽어질 때까지 보관한다. 여기에 고춧가루와 소금을 넣고 골고루 섞은 뒤 항아리에 담아 햇볕에 일정 기간 두면 숙성돼 고추장이 된다. 고추의 성분인 캡사이신은 항균, 항암 작용을 하고, 혈액 순환을 촉진한다.

5. 발효와 숙성

▶ 숙성

식품 속의 단백질·지방·탄수화물 등이 효소·미생물·염류(鹽類) 등의 작용에 의하여 부패하지 않고 알맞게 분해되어 특유한 맛과 향기를 갖게 만드는 일을 말한다.

청주·맥주·포도주·된장·간장·식초·치즈 등은 그 제조 과정에서 반드시 특정한 시간·온도·습도 등의 조건하에서 숙성시켜 각각 특수한 향기와 조직을 가진 것을 얻을 수 있다. 또 도살 직후의 조수육(鳥獸肉)은 살이 단단하고 풍미(風味)도 없으나, 일정시간 찬 곳에 두면 자체 소화에 의하여 살이 부드러워지고, 보수성(保水性)도 증가하여 맛·향기도 좋아진다. 이것을 육류의 숙성이라 한다. 메커니즘이나 성분변화 등은 각 식품에 따라 다르다.

▶ 발효

넓은 뜻으로는 미생물이 자신의 효소로 유기물을 분해 또는 변화시켜 각기 특유한 최종산물을 만들어 내는 현상, 좁은 뜻으로는 탄수화물이 무산소적으로 분해되는 복잡한 반응계열로 이루어지는 과정. 발효와 **호흡**과정이 포함되는데, 먼저 **호흡**은 산소를 이용할 수 있을 때 작동하여 이산화탄소와 물을 방출한다. 그리고 이것은 피루브산회로, 시트르산 회로, **호흡**사슬의 과정으로 구성된다. 다음으로 발효는 산소가 없는 조건하에서도 세포가 살아남기 위하여 에너지 생산과정을 하는 과정이다. 즉 발효는 혐기적 과정으로 해당과정에서 만들어진 피루브산이 알코올, 산, 그리고 이산화탄소 기체와 같은 다른 유기 사물로 전환된다. 발효는 산소의 결핍 시 혹은 산소 수준이 아주 낮을 때 효모세포와 같은 미생물 종을 왕성하게 증식하도록 한다.

발효는 유사(有史) 이전부터 알려져 있는 현상으로서, 인류에 의해서 과실주·맥주·빵·치즈 등의 제조에 경험적으로 또한 전통적으로 이용되어 왔다. 그러나 그 원인은 19세기까지 알지 못하였다. 근대화학의 시조인 A. L. 라부아지에는 1787년에 포도즙 속에 있는 포도당이 정량적(定量的)으로 알코올과 이산화탄소로 분해되는 과정이 발효라고 기록하였고, 19세기로 접어들자 J. J. 베르셀리우스나 J. 리비히 등 유력한 화학자들에 의한 발효의 촉매설(觸媒說)과 L. 파스퇴르를 중심으로 하는 미생물학자와 세균학자들에 의한 발효의 효모설(酵母說) 사이에 격렬한 논쟁이 벌어졌다.

파스퇴르는 1857년에 우유의 락트산 발효 및 당(糖)의 알코올 발효를 치밀한 실험에 의해서 조사하여, 자연발생설을 부정함과 동시에 발효를 '산소 없는 미생물의 생활'이라고 단정하기에 이르렀다. 그러나 그가 죽은 후 1897년 E. 부흐너가 살아 있는 세포 없이, 즉 효모추출법에 의해서 수크로오스[蔗糖 → 설탕]가 발효하는 것을 발견하여 발효가 효소에 의한 촉매반응임을 실증하였다. 그 후 1900년대 초에 A. 하든이나 영을 비롯한 많은 효소화 학자에 의하여 효모즙의 발효에 관여하는 효소와 조효소(助酵素)가 잇따라 발견되고 분리되면서 발효의 전모가 밝혀졌다.

1) 메커니즘

발효는 호흡과 더불어 생물이 에너지를 얻는 대사반응(代謝反應)의 대표적인 형식인데, 산소적 및 무산소적 호흡이 산소 또는 다른 무기물을 산화제로 사용하는 것과는 달리, 발효는 무산소적 조건하에서 유기화합물 자신이 산화되는 기질(基質)과 산화제를 겸하는 것이 특징이다.

엄밀한 무산소성 생물은 극히 일부의 세균(예를 들면, 가스 괴저균 등)에 한정되고, 대부분의 미생물은 임의(任意) 무산소성이어서 산소적 조건하에서는 에너지 효율이 뛰어난 산소에 의한 완전산화(호흡)를 영위하지만, 산소가 없는 환경에 놓이면 유기물(특히 당)의 발효적 분해를 일으켜 생명을 유지하려고 한다. 당의 발효활성과 산소부분압력과의 관계는 파스퇴르의 효모를 사용한 연구에 의해서 발견되어 파스퇴르효과라고 한다.

즉 산소의 존재에 의하여 조직세포의 해당 작용이 약화되는 현상을 말하며, 외계(外界)의 조건에 적응하는 생체 조절기능의 하나로 생각되고 있다.

2) 종류

전형적인 당(糖) 발효는 그 주요 반응경로가 해당 작용에서의 엠덴－마이어호프계 경로와 같다. 간단히 설명하면 (1) 먼저 당이 인산화되어 프룩토오스이인산을 생성하고, (2) 이것이 분열하여 2분자의 글리세르알데히드인산으로, 다시 산화·인산화되어 글리세르산인산이 되며, (3) 이것을 ADP→ATP계와 공액(共)한 형태로 탈인산되어 피루브산이 된다. (4) 피루브산은 각 생물의 특유한 발효에 최종 생성물이 되는데, 1분자의 헥소오스(육탄

당)가 2분자의 피루브산이 되는 전 과정을 통해서 ATP 2분자가 소비되어 4분자가 형성된다.

헥소오스 발효에는 이 밖에 포스포글루콘산을 거치는 비해당형 경로(非解糖型經路)에 의하는 것도 있으나, 이것 역시 피루브산에 도달한다. 여하튼 미생물에 의한 발효형식은 피루브산에서 앞의 종말 반응생성물이 되는 분해에 의하여 여러 가지로 분류된다. 대표적인 것으로는 효모에 의한 알코올 발효, 젖산균에 의한 젖산 발효, 장 내(腸內) 세균에 의한 포름산 발효, 클로스트리듐속(屬) 세균에 의한 부티르산 – 부탄올 – 아세톤 발효, 프로피온산균에 의한 프로피온산 발효, 메탄 세균에 의한 메탄 발효, 또한 수소 발효와 글리세르 발효 등을 들 수 있다.

멕시코의 용설란술을 만드는 세균 Zymomonas lindueri는 세균에 의해 순수 알코올 발효를 하는 유일한 종류이다. 이 밖에 엄밀한 뜻에서의 발효는 아니나, 분자상(分子狀) 산소가 관여하는 발효적 불완전분해로서 산화 발효가 있는데, 이것도 역시 축적되는 생성물의 이름을 앞에 붙여 부르며, 아세트산 · 글루콘산 · 코지산 · 이타곤산 · 시트르산 · 푸마르산 · 옥살산 등의 발효가 있다. 또, 당류(糖類)가 환원적 아미노화 작용을 받아 아미노산을 생성하는 아미노산 발효가 Micrococcus glutamicus에 의해 알려져 있고, 또 아미노산 자신도 탈(脫)아미노를 수반하여 발효되는 경우가 있다.

3) 이용

발효는 여러 가지 생리현상 중에서 그 대사양식 · 기서(機序)가 가장 깊이 밝혀진 것 중 하나이며, 복잡한 여러 반응경로의 상관성(相關性), ATP 계와의 공액과 에너지 생산, 효소활성의 유도·조절, 나아가서 개개 효소의 정제(精製)와 그 작용메커니즘의 효소화학적 해석이 진전되고 있다. 보조인자(補助因子)로는 티아민피로인산·NAD(조효소1)·ATP 외에 마그네슘·칼슘·칼륨 등의 이온이나 무기인산 등이 관여하고 있는 것이 알려져 있다.

생물 진화의 입장에서 보면 원시생물은 산소가 없는 조건하에서 무산소적 발효에 의해서 에너지를 얻었다고 생각된다. 그 후 진화과정에서 지상에 산소가 출현하는 것과 함께 산소를 이용하는 갖가지 산소적 에너지 획득 형식으로 이행하였을 것이다. 그러나 오늘날의 어떠한 산소적 생물도 에너지 생성의 제1단계로서 먼저 유기물의 무산소적 분해과정(해당 또는 발효)을 거쳐야 한다는 것은 흥미 있는 일이다. 발효는 미생물 이용공업, 발효공업으로서 널리 인류에게 활용되고 있다.

공업약품·의약품으로서의 에탄올·부탄올·아세톤·시트르산·이타곤산 외에 글루탐산이나 리신 등 아미노산의 제조, 발효양조 식품으로서 갖가지 알코올성 음료, 조미료, 유제품(乳製品), 빵의 제조(이 경우는 발효에 의해서 생기는 이산화탄소를 이용한다) 등이 있다. 알코올성 음료의 경우는 에탄올이 생길 때 생성하는 미량의 갖가지 알코올성 물질(푸젤油)이 각 음료에 특유한 냄새와 맛을 제공한다. 맥주의 고미(苦味) 성분은 티로졸이라는 일종의 알코올이며, 티로신의 발효 생성물이다.

발효는 식품이 부패하는 원인이기도 하나, 한편 락트산처럼 다른 미생물에 의한 오염·부패를 방지하는 뜻에서 피클스나 사일로 안의 목초(牧草) 보존에 락트산균이 이용된다. 이 밖에 엄밀히 따지면 발효라고 할 수는 없으나 편의상 미생물 발효공업에 포함시키고 있는 것에 페니실린 · 스트렙토마이신 등 항생물질을 비롯하여 비타민B2 · C 또는 코티존의 조제 등을 들 수 있다.

6. 가공식품 속에 들어 있는 '산소흡수제'의 용도는?

▶ 美 기업, 식품의 신선도를 유지시키는 산소흡수제 개발

최근 다양한 산소흡수제가 새로이 출시됨으로써 유제품 가공업체들 및 치즈 제조업체들이 제품을 상하지 않게 보호할 수 있게 되었다. 미국의 Multisorb Technologies는 첨가제 및 방부제 없이도 포장 치즈 및 치즈 가공 제품의 품질과 유통기한을 연장할 수 있는 FreshPax 산소흡수제를 개발했다. Multisorb Technologies에 의하면 FreshPax는 포장재 내부 환경에서 산소를 효율적으로 제거함으로써 음식의 맛과 색상을 유지한다고 한다. 이 포장방법은 치즈, 요구르트, 사워크림 등에 사용되어 제품에 곰팡이가 피거나 상하는 것을 방지하는 역할을 한다.

현대의 소비자들은 식품에 최소한의 첨가제만을 사용할 것을 요구하고 있다. 따라서 첨가제를 줄이면서도 안전한 식품을 제공하려는 제조업체들에게 '박테리아를 물리치는 포장재'라는 콘셉트는 상당한 관심을 끌 수밖에 없는 것이다.

시장 분석기관인 BCC는 이와 같은 포장재의 개발이 식품 가공산업에 있어 무척 중요한 전기가 될 것으로 본다. 최근 BCC가 펴낸 「식품과 음료를 위한 능동적이고, 제어 가능한 스마트 포장재」보고서에 따르면, 산소흡

수제, 항균성 필름 및 기체 투과 포장재가 개발되고 있으며, 제어 가능한 포장방식으로 변형 환경 포장, 흡습제 및 식품을 신선하게 유지할 수 있는 다양한 포장방식이 개발되고 있다.

포장재에서 산소를 제거하게 되면, 식품 본래의 색상과 영양가를 오래 보존할 수 있게 된다. FreshPax는 식품의 유효 기간 중 발생하는 산소를 지속적으로 모두 흡수함으로써 BHA, BHT, 황산화물, 소르빈산염, 안식향 산염 및 여타 식품 첨가제의 필요성을 최소화한다.

필요한 산소 흡수 능력을 제공하고 유효 기간을 연장할 수 있도록 다양한 사이즈의 산소 흡수제 봉투가 출시되어 있다. Multisorb Technologies 측은 이 제품이 산소 수준을 빠르게 감소시켜 포장 봉투 내의 산소 함유량을 0.01% 이하로 유지시킨다고 한다.

식용 소재로 만든 산소 흡수제 봉투는 단독으로 사용될 수도 있고 진공 포장 방식과 함께 사용될 수도 있다. 진공 포장의 경우 포장되는 순간 식품을 둘러싼 산소를 감소시키므로 그 안에 산소흡수제를 넣으면 포장 봉투 내에 거의 모두 산소를 흡수하는 것이 가능하다.

Multisorb Technologies는 지난 40년 동안 흡수제 기술을 개발해 온 업체이다. 이 업체는 이제 미국 최대의 산소 흡수제 업체이자 세계적으로도 능동적인 포장 기술을 선도하는 업체가 되었다.

BCC는 특히 이미 조리되었거나 반조리 상태 혹은 편리하게 포장된 식품의 경우 화학적 첨가물이 적으면서도 유효 기간이 긴 제품의 인기가 높아질 것으로 예상하고 있다. 따라서 Multisorb의 시장 전망은 밝은 편이다.

소매 기준으로 식품류 중 신선 식품의 비중이 이미 50%를 넘고 있으며, 이러한 제품은 모두 신선도를 지키기 위해 기체를 투과할 수 있거나 사용

후 다시 잠글 수 있는 포장방법을 사용하고 있다. 빠르게 상하지 않는 건조한 식품의 경우에도 유효기간을 늘리는 것이 필요하다. 전문가들에 의하면, 소매업체들은 건조식품의 유효 기간이 적어도 1년 이상은 되어야 한다는 데 동의하고 있다.

<출처: Food Production Daily.com>

1) 철분은 공기와 접촉하면 산소와 결합하는 특성이 있다

우리 ㈜TPG에서 이 원리를 이용하여 만든 세계 선진제품이 바로 산소흡수제 O_2 – zero이다. O_2 – zero는 밀폐 용기 내의 산소를 흡수하여 산소 농도를 0.1% 이하로 낮추어 산소에 의한 제품의 변형 및 변질 가능성을 원초적으로 제거해 주며 높은 안정성이 확인된 철분 유기화합물을 산소흡수물질로 채용하여 식품·의약품·반도체 등 장기 보존이 필요한 산업 전 분야에 폭넓게 사용할 수 있는 제품이다.

산소흡수제 포장지는 인체에 무해한 포장지인 PET(poly ethylene terephthalte)와 PE(polyethylene)재질로 일반적인 식품 포장에 널리 사용되고 있는 재질이다. 이를 식품과 함께 끓여 조리하거나 직접 불에 닿게 조리하여 섭취한 예도 많이 있으나 산소흡수제 포장 재질 자체가 열에 우러나오거나 성분이 분리되어 식품에 이행되는 것이 아니므로 걱정하지 않아도 된다.

7. '왜, 적게 먹으면 더 건강해질까?'

예부터 적게 먹는 것이 몸에 좋다고 한다. 적게 먹는 것이 왜 몸에 좋을까? 일반 백혈구의 활동 방식을 알면 그 해답이 풀린다. 그러나 음식을 무조건 적게 먹기보다는 지혜롭게 먹어야 하는 것이 정답이다. 건강은 건강할 때 지켜야 한다. 어떻게 하면 날씬한 몸매를 유지하면서 건강을 지킬 수 있는지 그 비법을 알아보자

▶ 병을 불러오는 원인은 '과식'과 '냉증'

우리가 배부르게 먹으면 영양소가 위장에서 혈액으로 흡수되어 혈중 영양 상태가 좋아진다. 그러면 영양소를 잔뜩 먹은 백혈구도 배가 불러 알레르기를 일으키는 물질인 알레르겐이나 미세한 균, 체내에 암세포가 생겨도 먹으려고 하지 않는다. 따라서 면역력이 떨어지게 된다. 거꾸로 배가 비어 있을 때는 혈중 영양 상태가 좋지 않아 배고픈 백혈구가 알레르겐, 균, 암세포를 먹고 처리하는 능력이 높아진다.

즉 면역력이 강해진다. 누구나 병에 걸리면 식욕이 없어지는 것은 백혈구의 힘을 강하게 하여 병을 물리치려는 반응 때문이다. 이렇게 보면 병을 낫게 하려는 반응이 '식욕 부진'과 '발열'이라면 병을 불러오는 원인은 '과식'과 '냉증'임을 알 수 있다. 그러니 평소에 적게 먹고 몸을 따뜻하게 하는 운동을 꾸준히 하면 오던 병도 달아나게 된다. 반대로 배부르게 먹으면 여러 가지 병에 걸리기 쉬운 상태가 된다.

▶ 과식은 면역력을 떨어뜨린다

하루에 한 끼나 두 끼만 먹으면 저혈당 증상이 일어날 수 있다. 공복 때문에 혈당이 내려갔을 때 혈당을 올리는 호르몬은 아드레날린, 노르아드레날린, 글루카곤, 사이록신, 코르티솔 등이 있지만 과식 때문에 혈당이 지나치게 올라갔을 때 떨어뜨려 주는 호르몬은 인슐린 하나밖에 없다. 따라서 공복에는 어떻게든 대응해 살아갈 힘이 있지만 과식했을 때는 당을 비롯해 고혈당(당뇨병), 고지혈증(동맥경화, 지방간) 등의 병이 생긴다.

또 과식을 하면 많은 음식물을 소화하려고 위장 쪽으로 혈액이 집중된다. 따라서 각 세포의 신진대사가 떨어지고 영양소의 연소와 배설이 방해를 받으며 혈액에 불순물과 노폐물이 남아 혈액을 오염시킨다. 이처럼 과식은 각가지 면역력을 떨어뜨리게 되어 건강에 위험신호 등이 커지는 것이다. "사람은 먹는 양의 4분의 1로 산다. 나머지 4분의 3은 의사를 배부르게 한다"는 말은 병은 과식에서 오는 것임을 말한다.

▶ 어떻게 먹으면 좋을까

반찬을 통째 꺼내 먹기보다 큰 접시에 먹을 양만큼을 덜어 먹으면 적은 양을 먹을 수 있다. 따라서 음식은 먹을 양만큼만 덜어서 먹자. 또 식사 시간은 가능하면 길게 하자. 음식을 먹은 후 약 20~30분이 지나면 먼저 소화된 포도당이 뇌하수체의 만복중추신경을 자극해 포만감이 생기므로 천천히 먹으면 적은 양을 먹게 된다. 건강해지려면 30번, 살 빼려면 50번을 씹어야 하며 식사는 배가 부르지 않을 정도로 먹는 것도 방법이다.

처음에는 쉬운 일이 아니지만 습관이 되면 위 사이즈가 줄어 적당히 먹어도 배가 부르게 된다. 또 밤에는 음식을 저장하려는 성향이 있으므로 7시 이전에 식사를 끝내야 한다. 그렇다고 너무 일찍 저녁을 먹으면 아침까지 시간이 길기 때문에 간식을 먹게 되는 경우가 있다. 한편 식곤증이 오는 이유는 잘 씹지 않고 넘긴 음식물을 소화시키려고 위장이 고생하기 때문인데 뇌에는 피가 잘 가지 않고 위장 근처에 피가 몰려서 산소 부족으로 졸리는 것이다.

▶ 남들 찔 때 나는 빼는 다이어트 비법

흔히 겨울을 살찌기 좋은 계절이라고 한다. 넉넉하고 두꺼운 옷이 몸매를 가려주어 늘어나는 살을 자기 자신조차 인식하기 어렵기 때문이다. 추운 날씨 탓에 활동량이 적어 섭취 칼로리가 소비 칼로리보다 많다는 것도 살이 찌는 이유 중 하나이다. 특히 운동량 부족으로 찐 살은 근육량은 적고 지방량이 높기 때문에 힘없고 처져 몸매를 더 엉망으로 보이게 할 수 있다. 노출의 계절을 당당하게 맞이하려면 겨울부터 방심하지 말고 다이어트에 도움이 될 만한 습관들을 찾아서 지키는 것이 좋다.

▶ 지금 당장 시작하는 겨울철 다이어트 습관

겨울철 추위를 견디기 위해 우리 몸은 스스로 피하지방의 양을 늘리게 된다. 때문에 피하지방을 쌓지 않으려면 최대한 몸을 따뜻하게 유지해야 한다. 이때 두꺼운 옷을 입는 것보다는 얇은 옷을 여러 겹 입는 것이 보온에 훨씬 효과적일 뿐만 아니라 얇은 옷이 몸매에 대한 긴장감을 갖는 데 도움이 된다.

또 겨울에는 추위에 구애를 덜 받는 실내 운동이 적합하다. 겨울철 체온 유지를 위해 쌓인 피하지방은 유산소운동으로 태워야 하는데 실내에서 하기 적합한 유산소운동으로는 수영, 러닝머신, 배드민턴 등이 있다. 근육과 관절이 움츠러든 겨울에 갑작스럽게 운동을 시작하면 근육 및 관절의 부상 위험을 불러올 수 있기 때문에 운동을 시작하기 전에 충분한 준비운동을 해야 한다.

춥다고 방 안에만 웅크리고 있기 좋은 겨울, 날씬한 몸매를 가꾸려면 그 만큼의 노력이 따라야 한다. 잠시의 방심으로 나도 모르게 불어난 군살 때문에 스트레스를 받게 될 수 있다.

8. 건강에 좋은 식물성 식품

1) 식물성(植物性) 식품이란?

태양 에너지를 이용하여 여러 가지 영양소를 스스로 만들어 생존해 가는 생물을 식물이라고 하고, 이들이 만들어 놓은 영양소를 식품으로 이용할 때 식물성 식품이라고 부른다. 흔히 채식(菜食)이라는 말로 부르기도 하나 약간의 혼란이 생기므로 식물성 식품이라고 부르는 것이 더 적합하다. 식물성 식품이란 곡식, 견과, 감자, 고구마, 채소, 과실, 해조류 등을 일컫는다. 동물성 식품이란 식물이 생산해 좋은 영양소를 먹고 생존해 가는 생물을 말하며 이것을 식품으로 이용할 때 동물성 식품이라고 부른다.

2) 몸을 활성화하는 7가지 성분

한번 몸을 활성화시키는 7가지의 식품성분을 섭취해 보는 건 어떨까? 6대 영양소인 탄수화물, 지방, 단백질, 비타민, 미네랄, 식물섬유 외에 다른 7가지 좋은 식품성분이 있다.

▶ 세사민이 가장 많이 함유된 식품 → 참깨

호흡으로 몸속에 들어오는 산소의 대부분은 세포를 산화하고 녹을 슬게 하는 유해한 활성산소로 변화시킨다. 이 활성산소는 피로와 노화를 촉진시키고 생활습관에 의한 병을 불러온다. 또 활성산소의 해는 피부와 내장, 혈관 등 세포기관에 불러온다. 특히 내장으로는 24시간 쉬지 않고 움직이는 간장이 해를 입기 쉽다. 참깨에 포함된 세사민은 활성산소의 발생을 막고, 간기능을 높여 준다. 또 지방간이 되는 걸 막고, 숙취를 방지하고 HDL콜레스테롤을 증가시키며 발암을 예방하는 효과들이 동물실험으로 밝혀졌다. 참깨는 섭식하는 편이 소화가 잘되고 세사민의 효과가 높아진다고 한다.

▶ 카테킨이 가장 많이 함유된 식품 → 녹차

차에 포함된 떫은맛은 카테킨 때문인데 카테킨은 폴리페놀의 일종으로 여러 건강효과를 불러온다. 먼저, 활성산소에 의한 산화에서부터 몸속 세포를 지켜주는 강한 항산화 작용에는 비타민E의 20배 정도라고 한다. 또 혈압을 낮춰줌으로써 고혈압 예방과 개선에 효과가 있을 뿐만 아니라 혈당

수치의 상승을 막고 당뇨병을 예방, 콜레스테롤과 중성지방 등 피 속에 있는 지방수치를 정상으로 지켜주는 작용을 가지고 있다고 한다. 게다가 항균작용으로 충치와 감기 예방을 할 수 있다고 한다. 카테킨을 건강지킴이로 쓰려면 하루에 따뜻한 녹차 10잔 정도 마시는 게 좋다고 한다.

▸ 알리신이 가장 많이 함유된 식품 → 양파, 마늘

양파와 마늘에는 알리인이라는 성분과 알리나제라는 요소가 다 들어 있다. 양파와 마늘을 잘라 구워서 세포가 상처를 입으면 그 두 개의 요소가 반응하여 유황화합물인 알리신을 생성한다. 피로해소에 효과적인 비타민B1은 알리신과 결합하는 것으로 몸과 뇌의 혈액 안에 길게 존재하므로 몸과 뇌의 피로를 덜고 활성화를 시킨다. 알리신에는 혈전을 예방하고 개선효과가 있으며 감기예방에 효과적인 항균작용을 한다.

▸ 리코펜이 가장 많이 함유된 식품 → 토마토

토마토의 붉은 색소성분인 리코펜에는 베타카로틴 이상의 활성산소 제거 작용이 있다. 그래서 동맥경화와 암 예방에 효과적이라고 한다. 또 혈당수치를 개선하고 당뇨병을 예방하는 효과도 주목되고 있다. 리코펜은 잘 익은 빨간 토마토에 많이 함유되어 있다.

▸ 타우린이 가장 많이 함유된 식품 → 조개, 문어, 오징어

타우린은 아미노산 일종으로 조개와 오징어, 문어, 생선의 붉은 살 등에 많이 함유되어 있다. 타우린에는 간장이 담즙산 분비를 촉진시켜 주고, 간

세포의 재생을 촉진시켜 준다. 담즙산에는 혈액 콜레스테롤수치를 낮춰주고 콜레스테롤을 원인으로 하는 담석과 동맥경화 등을 예방한다. 그리고 일본에서 타우린이 비만을 예방한다는 보고가 있었다.

▶ 안토시아닌이 가장 많이 함유된 식품 → 블루베리

우리의 눈이 보이는 건 망막에 분포한 로드피신이라는 색소가 분해와 재합성을 계속하므로 빛의 자극을 뇌에 전달하기 때문이다. 블루베리에 있는 풍부한 안토시아닌에는 이 로드피신의 재합성을 성화해 주는 것으로 눈의 기능을 향상시켜 준다. 또, 안토시아닌에는 노인성 백내장의 원인인 활성산소를 막아주며 전신의 혈액순환을 촉진시켜 주고 동맥경화를 예방한다고 한다.

▶ 엽산이 가장 많이 함유된 식품 → 녹황색 채소, 간

비타민B군의 동료이기도 한 엽산은 녹황색채소와 간에 많이 함유되어 있다. 적혈구의 합성에 불가결한 성분으로 빈혈 예방에 빠뜨릴 수 없다. 또 동맥경화의 예방효과도 있다. 엽산은 마음의 건강에도 좋으며 부족하며 우울증, 초조함, 불면증을 불러온다고 한다.

3) 채식과 탈모

① 음식이 서구화되면서 대머리 빈도가 증가

우리나라 사람에 비해 서양인들에게서 대머리가 5배 이상 많은 것은, 물론 유전적인 요인도 있겠지만 식생활 습관의 차이와도 어느 정도 연관이 있는 것 같다. 채식을 주로 하던 고려시대나 조선시대에는 대머리 유전자를 가졌다 해도 대머리가 별로 없었으나, 최근에 우리나라 음식이 서구화되면서 대머리 빈도가 증가하는 추세를 주목할 필요가 있다.

② 채식을 주로 하면 대머리 발현을 어느 정도 억제

대머리가 동맥경화증 환자들에게 많다는 사실도 식이(食餌)습관과 대머리 발현이 어느 정도 관련이 있음을 나타낸다. 따라서 대머리의 유전적 소인을 지닌 사람은 동맥경화증을 예방하는 식이, 즉 채식을 주로 하면 대머리 발현을 어느 정도 억제할 수 있다. 해산물, 채소류, 과일 등에는 대머리 발생의 원인인 다이하이드로테스토스테론(DHT, Dihydorotestos-terone)의 생성을 억제하는 물질인 식물성 에스트로겐(phytoestrogen), 플라보노이드(flavonoid) 등이 많이 함유되어 있기 때문이다.

③ 싱싱한 야채를 충분히 섭취하는 것이 중요

대머리는 유전과 남성호르몬에 의해 생기지만 스트레스, 음식, 노화 등이 탈모 진행에 영향을 준다고 한다. 즉 유전적 소인이 있는 사람이 사춘기

이후 남성호르몬이 분비될 때부터는 스트레스나 식생활 습관이 탈모의 진행에 영향을 준다는 것이다. 서양인이 동양인보다 대머리가 많은 것은 동물성 지방을 많이 섭취하기 때문으로 유추할 수 있다. 싱싱한 야채를 충분히 섭취하는 것이 모발성장과 유지에 중요한 미네랄을 골고루 섭취하는 가장 좋은 방법이다

④ 채식 위주의 영양소를 골고루 섭취하는 것이 좋다

모세혈관을 통한 영양 공급이 원활해야만 머리카락이 제대로 자라므로 균형 잡힌 식생활이 매우 중요하다. 특히 해조류와 녹황색 채소를 많이 먹어 비타민과 미네랄, 아미노산 등의 영양소를 골고루 섭취하는 것이 좋다.

4) 식물성 식품

사람에게는 어떤 영양소가 필요한가?사람이 살아가는 데는 몇 가지의 영양소가 필요하다. 단백질, 탄수화물, 지방, 비타민, 미네랄, 섬유질 등이 필요하며 이것을 흔히 6대 영양소라고 부른다.

① 단백질

단백질은 분자량이 큰 물질로서 20종류의 아미노산이 중복해서 결합된 물질이며 체내에서 주로 조직을 만드는 성분으로 이용된다. 따라서 평상시에는 소모되는 성분이 아니기 때문에 사람에게는 적게 필요한 성분이다.

또한 여분의 단백질은 체내에 저장이 불가능하다.

단백질 중에서 동물성 단백질이 사람에게 필요한 것은 아니다. 단지 동물성 단백질에는 식물성 단백질에 비해서 필수 아미노산이 더 많이 들어 있다는 사실이 확인되었으나 사람에게 필수 아미노산이 많이 필요한 것은 아니다. 필수 아미노산의 필요량은 전체 아미노산의 12%에 불과하다.

② 탄수화물

탄수화물은 당(糖), 당분(糖分) 등으로 부르기도 하며 포도당, 과당(꿀의 주성분), 설탕, 맥아당(엿기름의 단맛을 내는 성분), 녹말 등의 성분을 일컫고 에너지를 내는 성분으로 연소되어 없어지므로 지속적으로 많이 공급되어야 한다.

③ 지방

지방은 단일 물질이 아니고 성질이 약간씩 다른 여러 가지 물질을 포함하는 성분이다. 지방에는 콜레스테롤, 포화지방산(중성지방을 만드는 일부분), 불포화지방산과 그 외에 여러 가지 성분들이 있다. 이 중에서 콜레스테롤과 포화지방산은 체내에서 합성이 되므로 먹어서는 안 되고, 불포화지방산은 체내에서 만들어지지 않으므로 음식을 통해서 섭취해야 한다.

④ 비타민

비타민은 여러 종류가 있다. 베타카로틴, 비타민 B군, C, D, E, K 등이다. 이들은 모두 체내에서 합성되지 않으므로 음식을 통하여 섭취하여야 한다.

⑤ 미네랄

사람에게는 많은 종류의 미네랄이 필요하며 모든 음식을 통하여 섭취하여야 한다. 그중에서 중요한 몇 가지를 들면 Na, Cl, K, Ca, P, Mg, Fe, I, Se, Al, Zn 등이다.

⑥ 섬유질

섬유질은 다른 물질과는 다르게 흡수되는 성분은 아니지만 장내에서 여러 가지 중요한 역할을 담당한다. 변비를 예방하고, 탄수화물의 흡수를 조절하여 혈당치를 안정시키고, 혈중 콜레스테롤을 감소시키고, 공복감을 줄여 줌으로 과식을 하지 않게 한다.

▶ 식물성 식품에는 사람에게 필요한 모든 영양소가 들어 있다.
　　식물이 필요로 하는 모든 영양소는 식물성 식품에 충분히 들어 있다.

• 단백질은 모든 곡식과 견과류에 들어 있다.
현미에는 8%, 밀에는 10～15%, 콩에는 40%의 단백질이 함유되어 있으며 사람에게 충분한 정도의 양인 7%보다 더 많이 들어 있다. 흔히 동물성 단백질이 사람에게 필요한 것처럼 주장하는데 곡식에 있는 단백질로 결핍이 발생하는 것은 아니다.

• 탄수화물
영양소 중에서 사람에게 가장 많이 필요한 것은 열량식품(소모성)인 탄수화물이다. 현미에는 탄수화물이 칼로리 비율로 86%를 차지하고 있으며,

대부분의 다른 곡식도 비슷한 비율이다. 이에 비해서 동물성 식품은 탄수화물이 전혀 없거나 거의 없다.

- 불포화지방산

지방 성분 중에서 사람에게 꼭 필요하지만 몸에서 만들어지지 않는 성분인 불포화지방산은 모든 씨앗(곡식)에 많이 들어 있다. 모든 곡식은 짜면 기름이 나오고 그 기름성분 중에 불포화지방산이 차지하는 비율이 매우 높다. 이에 비해서 동물성 식품에는 불포화지방산의 양이 아주 적다.

- 비타민

식물성 식품에는 사람에게 필요한 비타민이 골고루 충분히 들어 있다. 특히 비타민C는 동물성 식품에 전혀 들어 있지 않는 성분이다. 건강하게 오래 살려면 우리 몸을 구성하고 있는 세포들을 가능한 한 상하지 않도록 해야 한다. 상처를 입은 세포는 금방 노화하고 또 암을 발생시킬 가능성이 높기 때문이다. 비타민 중에서 비타민C, 베타카로틴, 비타민E는 바로 이런 역할을 하는 항산화 비타민이다. 이 항산화 비타민은 곡식, 채소, 과일에 많이 들어 있다.

- 미네랄

식물성 식품에는 사람에게 필요한 모든 미네랄이 들어 있다. 최근 골다공증이 많아지므로 관심의 대상이 된 칼슘, 많아지는 여성 빈혈의 원인이 되어 관심이 높아진 철분 등은 곡식과 채소와 과일에 많이 들어 있다.

- 섬유질

식물성 식품에는 사람에게 필요한 만큼의 섬유질이 들어 있으나 동물성 식품에는 전혀 없다. 섬유질 섭취량에 가장 큰 영향을 미치는 것은 곡식 (쌀)이다. 여러 차례 도정한 백미에는 아주 적게 들어 있고 현미에는 많이 들어 있다. 채소나 과일을 많이 먹어도 현미를 안 먹으면 전체 섭취량은 많지 않다. 그러므로 쌀의 종류가 섬유질 섭취량을 결정짓는다.

▶ 식물성 식품에는 사람에게 불필요한 성분은 없다

• 과도한 단백질

사람에게는 적은 양의 단백질이 필요하며, 과도한 양의 단백질은 몸을 해친다. 식물에는 사람에게 적절한 정도의 단백질이 함유되어 있으며 동물성 식품처럼 과도하게 들어 있지 않다.

• 포화지방산

포화지방산은 사람에게 필요한 성분이지만 몸에서 적절하게 합성이 되므로 먹을 필요가 없거나 아주 적게 필요한데 식물성 식품에는 이런 성분이 아주 적게 들어 있다.

• 콜레스테롤

콜레스테롤은 사람에게 필요한 성분이지만 몸에서 적절하게 합성이 되므로 먹을 필요가 없고 식물성 식품에는 전혀 안 늘어 있다. 반면에 모든 동물성 식품에는 콜레스테롤이 들어 있고 동물성 식품을 먹으면 동맥경화증이 발생한다.

▶ 어떤 상태로 먹어야 하는가?

먹는 식품의 종류가 중요하지만 먹는 방법도 마찬가지로 중요하다. 사람이 먹을 수 있는 상태로서 수확된 원형에 가까울수록 좋다. 도정과정이나, 가공, 조리 과정에서 식품의 성은 많이 훼손되기 때문에 가능하면 손을 대지 않는 것이 바람직하다.

곡식이면 먹을 수 있는 껍질이나 씨눈이 있는 상태로 먹어야 한다. 쌀이면 현미, 밀이면 통밀이 좋다. 현미와 통밀가루는 백미와 정제밀가루(흰 밀가루)에 비교할 수 없는 좋은 식품이다.

채소(해조류 포함)는 흰 색깔보다는 녹색의 채소가 더 좋고, 열을 가하지 않은 것이 좋다. 열로 인해서 많은 영양소들이 파괴되기 때문이다. 과실은 먹을 수 있는 껍질과 씨를 함께 먹는 것이 좋다.

▶ 식물성 식품만 먹으면 문제가 발생하는 것은 아닌가?

동물성 식품을 전혀 먹지 않고 식물성 식품만 먹으면 건강에 문제가 발생하지 않을까 염려하는 사람들이 많다. 그러나 식물식만 하여도 아무런 문제가 생기지 않는다. 다만 다음과 같은 몇 가지의 현상들이 발생하며 사람들은 이것을 '문제점'이라고 생각하고 있다.

• 식물식만 하면 몸이 약간 야윈다

즉 적정체중에 가깝게 된다. 몸이 야위면 문제가 발생하는 것이 아니고 오히려 건강하지만 야윈 사람이 아주 드문 현실에 익숙한 사람들이 야윈 것을 '비정상'으로 인식하고 있다는 것이다. 야윈 것은 정상이며 야위지 않은 것이 비정상이다.

• 식물식만 하면 추위를 잘 탄다

그래서 겨울에 옷을 두껍게 입어야 한다. 추위를 탄다는 말은 체온이 약간 낮다는 말이다. 사람들은 한겨울에도 내의를 입지 않고 지낼 수 있을 정도로 몸이 더워야 건강한 것으로 생각하고 있으나 몸이 필요 이상으로 더우면 기초대사량이 증가하여 에너지 소모가 많아지고 그 과정에서 유해 물질이 더 많이 발생하여 수명이 단축된다.

▶ 식물성 식품을 먹으면 어떤 유익이 있는가?

• 성인병을 예방할 수 있다는 점이다

육식을 즐기는 선진국 국민들의 경우 열량의 40퍼센트 이상을 지방질로 부터 얻는다고 한다. 그러나 지방질로부터 얻는 열량이 30퍼센트 이하가 되는 것이 건강에 좋다고 한다. 최근엔 최상의 건강 유지를 위해서는 20퍼 센트 이하 수준을 유지하는 것이 바람직하다고 권고하고 있을 정도이다. 동물성 지방을 과다하게 섭취할 경우 심장병, 유방암, 대장암과 같은 질병 에 걸릴 위험이 높아진다.

• 암에 걸릴 염려가 줄어든다

건강 전문가들은 암을 예방하기 위해서는 채식 위주로 식사를 하되 음식 물을 골고루 섭취해야 한다고 권고한다. 한의사들의 견해에 의하면 인삼, 율무, 마늘, 버섯, 콩, 된장, 야채 능이 암 예방에 좋다고 말한다. 암 예방에 좋다고 권유하는 음식들 대부분은 채소류이다.

▶ 채식인에게 필수적인 음식?

• 현미와 통밀을 위주로 한 잡곡밥이나 통밀빵
• 콩(검은콩, 흰콩, 완두콩, 강낭콩 등)
• 깨(참깨, 들깨, 검정깨 등)
이 외에 신선한 공기와 맑은 물 호두, 잣 등의 견과류 김, 미역, 다시마 등의 해조류 신선한 야채류와 과일류 조선 된장, 간장, 고추장, 볶은 소금, 전통 식초, 오곡 조청 등 만약, 위 항목 중에서도 3가지를 든다면, 현미(통밀), 콩, 깨는 필수적이다.

▶ 식물성 식품에도 비타민B12가 있다

그동안 학자들은 채식을 하면 비타민B12가 부족해 악성빈혈증에 걸리거나 신경정신장애를 일으킬 수 있다고 믿어왔다. 즉 식물성 식품에는 이 성분이 전혀 없고 동물성 식품에만 들어 있다는 것이다. 과연 그럴까?

비타민B12는 신경수초 합성의 필수성분으로 모자라면 신경장애 우울증이 나타난다. 또 적혈구가 생성될 때 엽산과 협동해 핵단백질 생성에 도움을 주는데 만약 결핍되면 악성빈혈이 생기게 된다. 이 과정에서 B12와 엽산뿐 아니라 비타민C · B6 등이 모두 섞여야 하기 때문에 이 성분만 따로 약제로 사서 먹는 것은 별 도움이 안 되고 반드시 음식으로 섭취할 것으로 권한다.

결핍증상을 구체적으로 보면 적혈구의 미성숙으로 산소운반이 제대로 안 돼 안색이 창백해지고 혈액응고가 지연되면 식욕부진 설염 복부불편증상 등이 나타난다. 신경학적으로는 손발의 기능마비, 진동 감지력 감소, 정서불안, 근육조절기능의 저하 등이 생긴다. 심해지면 우울증, 정신기능장애, 기억력 장해, 정신착란, 망상, 환각, 흥분 등 정신이상 증세로 발전하기도 한다. 전체적으로 영양균형이 맞지 않거나 절대 섭취량이 부족할 때, 알코올이나 마약중독으로 영양이 부족할 때 결핍되기 쉽다.

하지만 지금껏 채식만 해서 이 결핍증에 걸렸다는 보고는 없다. 순수 채식집단인 불교의 승려나 자의로 선택하는 채식집단인 안식일 교인들과 몰

몬교도들에게도 결핍증은 나타나지 않는다. 실제로 최근에는 식물 속에도 비타민B12가 들어 있다는 사실이 밝혀졌다. 우리나라에서도 많이 나고 즐겨 먹는 김, 미역, 다시마 같은 해조류에 많이 들어 있고, 시금치, 메주콩, 보리에도 함유량이 높다.

따라서 '채식을 하면 비타민B12가 결핍된다'는 영양학 교과서의 내용은 수정돼야 한다.

5) 채식의 정확한 이해 – 채식주의에도 주의 필요

한국인은 세계에서 가장 채소를 많이 먹는다. 1인당 채소 공급량이 연간 1백88kg(육류는 40kg)이나 될 만큼(농촌경제연구원 2000년 조사) 우리 식단에서 '채주육종'(菜主肉從)의 전통은 뿌리 깊다. 게다가 최근 채식, 유기 농산물 열풍이 불면서 채식주의에 대한 관심이 더 높아졌다.

▶ 채식주의자라고 해서 모두 동물성 식품을 금기시하는 것은 아니다

채식에도 크게 세 종류가 있다. 모든 동물성 식품을 거부하는 극단적인 채식주의자를 뜻하는 '베전', 우유나 치즈 등 유제품은 먹는 '락토 베지테리언', 유제품 외에 계란까지 먹는 '락토 오보 베지테리언(lacto ovo vegetarian)'이다. 미국 등 선진국에서 채식주의자를 자처하는 사람의 대부분은 락토 오보 베지테리언이다.

국내 채식주의자들은 대부분 '락토'나 '락토 오보'다. 건강을 위해 채식

주의 대열에 합류하는 사람이 훨씬 많다.

▶ 극단적인 채식주의는 건강에 해가 될 수 있다

식단에서 동물성 식품이 배제되면 철, 칼슘 같은 무기질, 비타민B12, 비타민D, 엽산(葉酸) 등의 공급이 부족해지기 때문이다.

• 비타민 B12

비타민B12(적혈구 생산, 빈혈 예방)는 동물성 식품에만 존재하므로 비타민B12 첨가 두유, 시리얼 등 비타민 첨가식품을 따로 먹어야 한다. - 최근은 식물 속에도 비타민B12가 들어 있다는 사실이 밝혀졌다.

• 철

철(적혈구 생산, 성장이 월경 등에 도움)은 콩, 완두, 시금치, 건포도, 살구, 너트 같은 채소, 과일을 즐겨 먹어 보충해야 한다. 이같이 식물에서 유래된 철이 몸 안에서 잘 흡수되게 하려면 딸기, 감귤, 토마토, 양배추 등 비타민C 함유 식품을 함께 먹어야 한다.

▶ 칼슘

칼슘(뼈와 이의 건강 유지)은 양배추, 브로콜리, 너트(특히 아몬드), 해바라기씨, 참깨 등을 종종 먹으면 보충할 수 있다. 이처럼 부족하기 쉬운 영양소만 적절히 보충해 준다면 채식주의는 어린이, 임산부에게도 안전한 식사법이다.

• 만 2세 이하의 유아를 채식만으로 식단을 짜는 것은 곤란하다

동물성 식품의 3대 특징인 지방, 콜레스테롤, 열량이 충분히 공급돼야 제

대로 자랄 수 있으므로 채식만으로 식단을 짜는 것은 곤란하다. 어린이가 채식만을 고집할 때는 칼슘과 비타민D의 결핍으로 뼈가 약해지는 골연화증이 잘 생긴다.

성장기 어린이의 경우 완전 채식은 권장되지 않는다. 단백질을 섭취한다고는 해도 성장기에 필수적인 아미노산 중 히스티딘, 메치오닌 등은 채식으로 충당하기 힘들기 때문이다. 따라서 청소년들에게는 채식과 함께 우유, 치즈 등의 동물성 유제품 섭취가 수반돼야 한다.

임산부 또한 유제품을 통한 단백질 섭취가 필수다. 임신한 여성의 하루 단백질 권장량은 60g으로 일반 여성의 6배나 되는데 이 같은 양의 단백질을 식물성으로만 섭취하기는 어렵다. 인체의 영양소 흡수율은 동물성 음식보다 식물성 음식이 낮다. 같은 양의 영양소라면 식물성 음식은 동물성 음식보다 서너 배 이상 섭취해야 한다. 따라서 많은 영양소가 필요한 임신 여성 및 젖을 먹이는 여성, 성장기 어린이와 청소년, 많은 양을 먹을 수 없는 노인은 채식만 해서는 곤란하다.

• 노인에게 완전 채식은 그리 위험하지 않다

노인의 뼈는 보호기이므로 두유 등을 통한 칼슘섭취만으로도 뼈를 보존하는 것이 가능하다. 이는 20대 이후의 성인에게 있어서도 마찬가지다. "성인에게 있어서의 균형 있는 완전 채식은 수술 후의 환자와 같은 특별한 경우가 아니라면 안전하다고 할 수 있다"고 말한다. 칼슘 하면 흔히 멸치를 생각한다. 하지만 생선은 칼슘보다 인이 많아 흡수에 어려움이 따른다. 멸치의 경우 성분상 칼슘의 4분의 1 정도만 흡수되는 데 비해 미역, 다시마, 검은깨 등에 포함된 칼슘은 섭취율이 50% 이상으로 알려져 있다.

• 채식 식단에서 공통적으로 문제가 되는 것은 단백질 부족 증상이다

특히 아미노산인 리신, 트립토판과 메치오닌 등이 결핍되기 쉽다. 콩의 경우 메티오닌, 쌀이나 밀의 경우 라이신, 옥수수의 경우 트립토판이 결핍돼 있다. 특정 아미노산의 부족을 막기 위해선 다양한 종류의 채소와 곡류를 혼합해 섭취할 필요가 있다.

이외에 결핍되기 쉬운 것으로는 비타민B12, 비타민D, 리보플래빈 등이 있으며 임산부에게는 철분이 부족할 수 있으니 역시 별도의 철분을 추가해 주어야 한다.

결론적으로 말해 채식만 할 경우 일부 영양소가 부족해질 수 있지만 결핍하기 쉬운 영양소들을 고려해서 적절히 보충해 주면 전체적인 영양상태의 균형을 맞출 수 있다.

• 채식주의자는 현대인의 무절제한 육식의 과다섭취에서 나온 반작용의 한 면이다

육식은 충분한 에너지, 충분한 단백질, 인간의 신체 활동에 필수적인 영양소들인 칼슘, 철분 등의 풍부한 공급원이 된다. 따라서 채식으로 결핍되기 쉬운 영양소를 육식을 통하여 채식과 상호 보완적으로 균형을 맞추는 것이 가장 바람직하다.

그러나 달콤하고 고소한 것을 더욱 찾는 게 인지상정이다 보니 입맛에 맞는 패스트푸드류의 음식물 섭취가 늘어나면서 단순 설탕, 지방질이 있는 육류 섭취가 과다해지기 마련이다. 이는 곧 여러 건강상 문제점을 낳게 되므로 지나친 육식 선호 현상은 피해야 한다.

• 균형 있는 영양 섭취를 위해서 다음과 같은 식생활 습관이 필요하다

음식 섭취량은 체중이 기준범위를 유지하도록 적당히 섭취하고, 체중이 과다하면 음식섭취량을 줄이거나 운동량을 늘린다. 탄수화물은 가능하면 정

제가 덜된 현미 등 복합탄수화물로 섭취하는 것이 좋다. 정제 탄수화물은 총 에너지의 10% 이하로 줄여야 하며 지방질의 총량은 총 에너지의 30% 이하로 줄인다. 동물성 포화지방산은 줄이고 식물성 불포화지방산의 양을 늘리며 콜레스테롤의 하루 섭취량을 300㎎(참고로 계란 한 개는 264㎎) 이하로 줄인다. 소금 또한 10g 이하로 줄일 것을 추천한다.

어느 한쪽으로 치우치지 말고 가능하면 다양한 종류의 식품을 편중되지 않고 균형되게 섭취하는 것이 가장 좋은 건강법이 아닌가 생각된다.

• 고기 섭취가 많으면 체내 칼슘, 무기질 등이 오히려 많이 빠져나가게 된다

결과적으로 칼슘의 섭취만을 따진다면 식물성 식품에서 취하는 것이 더 이로울 수도 있다. 한편 채식주의자인 임산부의 경우에는 유제품을 통한 단백질 섭취가 필수다. 임산부의 단백질 하루 권장량은 60g으로 일반 여성의 6배나 된다. 이 많은 양을 식물성 식품만을 통해 섭취한다는 것은 무리다. 동물성 단백질은 간 기능이 저하된 이들에게도 중요한 영양소다.

• 술, 담배를 많이 하는 사람에게는 양질의 고단백 식품이 필수적이다

간세포를 구성하는 주 영양소가 바로 단백질이기 때문에 그렇다고 무조건 육류를 섭취하는 것보다는 담백하고 지방질이 적은 생선류가 권장된다. 또 고기 섭취는 채소류를 기본으로 이뤄지는 것이 더 좋다. 채소에는 항산화 작용을 하는 비타민C · E 등이 많아 성인병을 막아 주는 구실을 한다. 그러나 채식만 고집하는 것이 위험한 경우도 있다.

• 장이 좋지 않은 사람은 지나친 섬유소의 자극이 오히려 해로울 수 있다

특히 장 수술을 한 경우라면 채식만을 고집하지 않는 것이 좋다. 인체의 세포를 회복시키는 데는 동물성 단백질이 큰 도움을 주기 때문이다.

장이 좋지 않은 사람은 채식할 때 특히 유의해야 한다는 것이 의료계의 의견이다. 채식으로 섭취한 지나친 섬유소의 자극이 오히려 해를 끼칠 수도 있기 때문이다.

- 지나친 채식 무월경 초래

채식만 한다면 뼈에 필요한 칼슘을 예를 들면 지나친 섬유소의 섭취는 칼슘의 흡수를 방해한다. 또한 사춘기 소녀들이 다이어트를 목적으로 식사량을 줄이거나, 육류 섭취를 배제했을 때 이것이 무월경을 초래하며, 심하면 불임까지 갈 수 있다는 것을 알고 있는 사람이 몇이나 될지. 또한 임산부나 성장기의 어린이들에게도 그런 치우친 식사를 강요하는 것은 아닌지, 걱정이 앞선다.

수많은 식품영양학자와 의학자들이 육식과 채식의 균형 잡힌 식사의 의학적 효용성과 중요성에 대하여 강조해 왔다. 채식이 몇몇 특정 질환에서 효용성이 있기는 하지만 이것은 모든 사람들에게 강요할 필요가 있는가? 중요한 것은 태아의 정상적인 성장, 발육과 청소년의 건강한 성숙, 지친 현대인들에게 필요한 영양공급이다.

- 다섯 가지 이상의 야채와 해조류를 상식한다

엽록소와 비타민, 섬유소의 보고인 야채의 섭취는 자연식에서 당연하고 필수적인 섭생지침이다. 곡물과 마찬가지로 야채도 역시 편중되게 먹어서는 안 된다. 다섯 가지 이상의 채소를 뿌리, 줄기, 잎을 골고루 섞어 먹어야 한다. 양성인 뿌리채소와 음성인 잎채소를 반반씩 섞어 먹되 몸이 찬 사람은 뿌리채소를 60%로 늘려주고, 채소를 먹는 양은 정상인의 경우 전체 식사량의 약 30% 정도로 하면 되지만 투병 중인 환자는 전문가와 상의해서 결정하는 것이 좋다. 여기에 미역, 다시마, 김 등의 해조류를 곁들인

식사는 신이 인간을 위하여 마련해 둔 최상의 건강식이 될 것이다.

• 식물성 지방도 나쁠 수 있다 – 트랜스 지방산이다.

▶ 트랜스 지방산이란

식물성 기름의 보존성을 높이기 위해 일부를 가공하는 과정(수소 첨가)에서 주로 생긴다. 즉 액체 상태의 식물성 기름을 마가린, 쇼트닝 등 고체, 반고체 상태로 만드는 과정에서 생성되는 독특한 형태의 지방산이다. 이는 자연 상태에서는 존재하지 않고 우리 몸이 만들어 내지도 못한다. 특수한 물리적, 화학적 처리에 의해서만 생성되는 합성 지방인 셈이다.

트랜스 지방산은 음식을 기름에 튀길 때 많이 발생한다. 특히 수소화 처리된 기름에서 더 많이 발생한다. 따라서 한 번 튀긴 기름을 다시 튀기거나 같은 기름을 여러 번 튀기면 트랜스 지방산의 해로움은 더 커지게 된다.

▶ 심혈관 질환 유발

일반적으로 지방은 포화지방산(주로 동물성)과 불포화지방산(주로 식물성)으로 나뉜다. 이 때문에 포화지방산은 되도록 덜 섭취하고 불포화지방산은 적당량 섭취하는 것이 건강에 도움이 된다는 것이 일반적인 상식.

하지만 식물성 불포화지방인 트랜스 지방산(일부 동물성도 있음)은 다르다. 트랜스 지방산은 체중을 늘게 하고 몸에 '나쁜' 콜레스테롤인 저밀도지단백(LDL)을 증가시키는 대신 '좋은' 콜레스테롤인 고밀도지단백(HDL)을 감소시켜 동맥경화, 협심증, 심근경색을 유발·촉진시킨다. 트랜스 지방 섭취를 2% 늘리면 심장병 발생위험이 25%나 높아진다는 연구결과도 있다.

노화를 촉진할 뿐 아니라 유방암, 간암, 위암, 대장암 및 당뇨병의 발생과 관련이 있다는 연구결과도 심심찮게 나오고 있다. 트랜스 지방산을 많이 지닌 여성은 유방암에 걸릴 확률이 3.5배나 더 높다는 연구논문도 있다.

▶ 마가린에 트랜스 지방산이 많이 함유됐다고 버터보다 더 나쁜가?

그런 것은 아니다. 2000년 미국의사협회는 마가린이 액체 식물성 기름보다 몸에 좋지 않은 것은 사실이지만, 그렇다고 버터보다 심혈관질환에 더 나쁜 것은 아니라고 발표했다. 즉 마가린과 버터, 둘 중에 하나를 고른다면 마가린 선택을 권장했다. 그 이유는 버터에는 동맥경화 등을 일으키는 포화지방과 콜레스테롤이 많기 때문이다. 마가린은 식물성 기름으로 만들어졌기 때문에 동물성 성분인 콜레스테롤은 없고, 포화지방도 적다. 마가린을 고를 때는 부드러운 형태의 것이 좋다. 딱딱한 것보다 트랜스 지방산이 적기 때문이다.

결론적으로 심혈관질환 예방을 위해서는 올리브나 콩기름, 연성 마가린, 경성 마가린, 버터 순으로 권장된다.

6) 암 예방엔 야채-과일이 최고

암 발병을 낮추기 위해서는 무엇보다 식습관이 중요하다.

▶ 1단위는 순수 과일주스 한 잔 분량

미국 국립암연구소(NCI)는 암 발병률을 낮추기 위해 과일과 야채를 충분히 먹을 것을 제안하고 있다. 야채와 과일은 비타민과 미네랄, 식이섬유가 풍부한 데다 생리활성물질인 식물성 보호물질(파이토프로텍탄트)도 많기 때문이다. 과일과 야채에 풍부한 비타민A·C·E가 특히 주목을 끌고 있다. 비타민A와 그 전구체인 β-카로틴은 암 발생과 노화의 원인이 되는 활성산소를 제거하고 비타민E는 체내에 산화물이 생기는 것을 방지한다. 또 비타민C는 비타민E의 작용을 지원한다. 미네랄은 생체기능을 조절하고, 식이섬유는 체내의 유해물질을 배출하고 콜레스테롤을 낮춰주는 등의 역할을 한다. 비타민도 미네랄도 아니지만 식물에서만 생성되는 식물성 보호물질은 항산화·종양억제 등에 효과가 있다.

여기서 1단위는 과일이나 야채 주스 1컵(177cc), 중간 크기의 오렌지·바나나·사과 등 과일 1개, 생야채 1컵, 조리된 야채 ½컵(야구공 크기), 말린 과일 ¼컵(골프공 크기), 조리된 콩 ½컵 분량이다.

▶ 심장병·고혈압·당뇨에도 효과

여성들보다 남성들에게 야채와 과일을 더 많이 먹을 것을 권하고 있다. 남성들은 평소 여성보다 과일이나 야채 섭취량이 적은 것으로 조사됐고, 암을 비롯한 각종 질병에 걸릴 위험이 더 높기 때문이다. 중·고 남학생 및 남성들은 9단위를 먹어야 한다. 6세 이상 어린이와 중·고 여학생과 여성들은 7단위 2~6세까지는 5단위는 먹어야 한다. 누구나 최소한 하루 5단위는 반드시 먹어야 한다는 것이다. 이는 육류, 특히 붉은 육류의 섭취를 최소화해 포화지방과 콜레스테롤 섭취를 줄이라는 뜻이기도 하다.

암연구소는 하루 9단위 먹는 요령으로 오전에 2단위, 한낮에 3단위, 저녁에 4단위를 먹도록 권하고 있다. 이를 자세히 살펴보면 오전에 야채 주스 1잔과 바나나 1개, 한낮에 야채샐러드 1접시(2단위)와 사과 1개, 저녁에 조리된 야채 1접시(2단위), 말린 과일 ¼컵, 조리된 콩 ½컵을 제안하고 있다.

▶ 군것질도 말린 과일이나 당근 등으로

저녁 식사에는 야채 2종류 이상을 먹고 후식은 과일로 먹으면 된다. 또 군것질거리로 말린 과일을 가까이 두고 먹거나 당근과 같은 생야채를 먹어도 좋다. 이때 5가지 색깔의 야채나 과일을 골고루 섭취할 것을 권하고 있다. 녹색으론 잎사귀 있는 야채, 주황색으론 당근과 호박, 빨간색으론 토마토와 사과, 자주색으론 청포도와 블루베리, 흰색으론 콜리플라워와 양파, 버섯 등을 들었다.

야채나 과일의 껍질 색소에는 병충해를 이기고, 산화와 부패를 막으며, 돌연변이 발생을 억제하는 성분이 들어 있다는 것이 최근의 연구 결과다.

7) 채식하면 질병 치료 훨씬 빨라

『나는 풀 먹는 한의사다』의 저자인 손영기 원장의 진료방법은 우선 음식을 가려먹지 않는 환자에겐 아예 한약 처방을 하지 않는다. 채소 중심의 식단으로 바꾸라고 은연중에 압력(?)을 행사하는 것이다. 그도 그럴 것이

채소 중심의 식사를 하는 환자들이 훨씬 치료가 잘된다는 사실을 그는 진료 경험을 통해 뼈저리게 느끼고 있기 때문이다.

마이너스건강클럽을 운영하는 손 원장의 의료철학은 '식사로 질병을 고칠 수 있다'는 것. 자신도 오랫동안 고생했던 안구건조증을 채식 위주 식단으로 바꾸면서 치료했다.

그의 마이너스 건강법의 요체는 유제품을 포함한 육류, 밀가루, 인스턴트 식품 등을 피하라는 것. 이른바 그가 주창한 '먹지마 건강법'이다.

반드시 유기농산물을 이용하자. 백설탕, 소금, 밀가루 등 3백(白)을 피하자. 현미식, 콩, 감자를 즐기자. 조미료, 고추장과 같은 자극적 양념 대신 채소 천연의 맛을 살리자. 식용유 대신 현미유, 참기름, 들기름을 사용하자.

8) 채소와 과일 중 어느 것이 좋은가

어느 쪽이든 좋지만 굳이 고른다면 채소가 좋다. 채소는 과일에 비해 살을 찌게 하는 당분이 적은 반면 섬유소와 비타민 등 항(抗)산화제가 많다.

9) 과일의 효능

▸ 과일 바구니는 '보약 꾸러미'

토마토·자두·포도 등 몸속 유해산소 줄여…… 성인병·노화 막아줘
포도, 토마토를 먹으면 전립선암, 유방암, 자궁암 예방에 유효(2001년 12월

미국 텍사스 A&M 대학)하다.

검은 나무딸기(black raspberry)가 대장암 예방에 도움(미국『영양과 암』지 2002년 5월)된다.

비타민E를 다량 섭취하면 고혈압, 신장병이 감소(미국『고혈압』지 2002년 1월)한다.

▶ 과일, 야채에 든 항산화(抗酸化)물질로 유해산소를 없앤다는 것

호흡으로 들어온 산소는 대사(代謝) 과정에서 대부분 소모되나 2~3%는 밖으로 배출되지 못하고 몸에 남는다. 이것이 유해산소(활성산소)다. 유해산소는 성인병과 노화를 촉진시킨다. 결국 수명을 좌우한다. 공해물질의 증가, 스트레스, 잘못된 식습관 등으로 유해산소가 급증해 현대인의 건강을 더욱 위협하고 있다.

유해산소가 몸에 해로운 것은 강력한 산화작용 때문이다. 유해산소는 몸안의 세포, 단백질, DNA를 손상시켜 세포를 노화시키고 암을 일으킨다.

▶ 유해산소 대처법

① 유해산소를 줄이려면 우선 적게 먹어야 한다.

음식을 소화할 때 산소가 필요하기 때문이다. 더욱이 과식하면 남은 열량이 지방으로 바뀌는 과정에서 유해산소가 다량 발생한다.

② 유해산소 발생과 축적을 억제하는 항산화물질을 섭취하는 것도 방법이다.

대표적인 것은 베타카로틴(비타민A의 전 단계 물질), 비타민C, 비타민E,

폴리페놀 등이며 채소, 과일에 풍부하다(인제대 식품영양과 송영선 교수). 통상 토마토가 강력한 항산화 식품으로 권장된다.

미국 '어그리컬처 리서치(Agricultural Research)'지는 농산물 중 항(抗)산화 능력 1위로 자두를 꼽았다. 2위는 건포도, 3위는 케일, 4위는 딸기였다.

미국 스크랜턴대학 연구팀은 과일 중 크랜베리의 항산화력이 가장 높고 다음은 배, 적색 포도, 사과, 체리, 딸기, 수박, 블루베리, 바나나, 녹색 포도 순서라며 '톱10'을 발표했다(미국 '농업 및 식품화학'지 2001년 12월). 이 조사에서 크랜베리는 채소 중 항산화물질을 가장 많이 보유한 브로콜리보다 항산화물질이 다섯 배나 많은 것으로 나타났다.

적포도주가 심장병 예방에 유효한 것도 폴리페놀 덕분이다. 포도주는 1천 분의 1로 희석해도 항산화력이 비타민E보다 강한 것으로 알려져 있다. "수확한 지 얼마 안 된 제철 과일, 야채, 가공하지 않은 신선한 것에 항산화물질이 풍부하다"고 말했다. 또 "항산화 물질은 자연 음식으로 섭취하는 것이 바람직하며 항산화 비타민 약제를 복용하려면 의사로부터 적정량을 처방받을 것"을 당부했다.

③ 적당한 양의 꾸준한 운동도 유해산소를 없애준다.

운동하면 유해산소가 몸 밖으로 잘 배출되며 항산화 효소의 분비가 촉진된다. '약간 힘들다'는 느낌이 들 정도로 1주일에 3회 이상 꾸준히 하는 것이 좋다.

농약을 많이 쓴 농산물, 탄 음식, 술, 담배 등은 유해산소를 다량 발생시키므로 피해야 한다. 밀폐된 실내에서 장기간 보내는 것은 유해산소를 몸 안에 가두는 것과 다를 바 없다.

10) 기분을 맑고 상쾌하게 하는 과채즙

기분을 상쾌하게 해 주고 영양 면에서도 건강을 촉진하고 체력을 증강시키는 데 적합한 과채즙은 계절성을 고려하여 계절에 생산되는 값싼 채소와 과일을 배합하면 신선하고 경제적이고 영양 면에서도 전혀 문제가 없는 과채즙으로 항상 피로하고, 체력이 부족, 감기에 잘 걸리는 사람, 야채를 먹기 싫어하는 비만 경향이 있는 사람이 마시면 반드시 건강을 찾을 수 있다. 그리고 수험생, 임산부, 운동선수 등이 음용하면 건강한 신체를 가질 수 있으며 건강한 체력을 만드는 원천이 된다.

▸ 풍부한 철분의 당근, 시금치 과채즙

풍부한 철분의 과채즙으로 눈의 피로, 한증(寒症) 및 저혈압 등에 치료 효과가 있다. 또한 피로를 없애주고 체력을 증강시키는 효과도 있다.

① 재료(완성용량 약 200㎖)
당근 중간 것 1/4개, 사과 큰 것 1/2개, 시금치 80g, 레몬 1/6개

② 만드는 법
레몬 이외의 모든 재료를 과즙기에 넣고 완성된 후 레몬즙을 넣는다.

③ 효능
카로틴(프로비타민 A), 펙틴, 비타민B_2·C, 레몬산과 무기질의 영양소를 보충할 수 있다.

▶ 신체 저항력을 증강시키는 양상추, 당근 과채즙

카로틴, 비타민 함유량이 풍부하고 맛이 좋은 과채즙이다. 어깨가 결리고 시큰거리며 아플 때 마시면 좋은 효과가 있으며 눈의 피로를 없애주고 피부가 거칠어지는 것을 예방한다. 또한 신체 저항력을 만들어 낸다.

① 재료(완성용량 200㎖)
양상추 80g, 당근 중간 것 1/2개, 사과 중간 것 1개

② 만드는 법
사과, 양상추, 당근의 재료를 함께 과즙기에 넣고 즙을 만든다.

▶ 임산부가 마시면 좋은 파슬리 종합 과채즙

이 과채즙은 철분과 무기질, 비타민C · B군 등의 각종 성분을 함유하고 있어 영양의 균형을 갖춘 과채즙이다. 체력을 만드는 데 효과가 커서 임산부가 유용하며 아주 좋다.

① 재료(완성용량 260㎖)
파슬리 50g, 양상추 60g, 청경채 100g, 사과 1/2개, 참외 작은 것 1/2개, 레몬 1/4개

② 만드는 법
사과 참외 레몬의 껍질을 벗기고 재료를 과즙기에 넣고 즙을 낸다.

▶ 감기에 잘 걸리는 사람에게 적합한 파슬리, 귤 과채즙

풍부한 비타민C를 함유하고 있기 때문에 한랭에 저항력을 증강시키며 귤 이외에도 오렌지 등을 첨가하거나 금귤을 넣어 대체할 수도 있다.

① 재료(완성용량 약 180㎖)
파슬리 30g, 귤 중간 것 2개, 사과 중간 것 1/4개

② 만드는 법
귤과 사과는 껍질을 벗기고 파슬리와 같이 과즙기에 넣고 즙을 낸다.

▶ 심한 운동 후에 마시면 좋은 배, 포도 과채즙

배와 포도에는 포도당을 함유하고 있어서 위와 장에 쉽게 흡수되어 체력으로 전변된다. 따라서 심한 운동 후에 혹은 위장이 불편하거나 충분하게 음식물을 섭취하지 못했을 때 마시면 좋다.

① 재료(완성용량 약 200㎖)
배 중간 것 1/3개, 포도 120g, 당근 작은 것 1개, 레몬 1/6개

② 만드는 법
포도는 껍질까지 넣고 레몬은 껍질을 벗기고 포도, 당근, 레몬, 배의 순서대로 과즙기에 넣어 즙을 낸다.

▶ 입맛이 없을 때 식사대용으로 바나나, 우유 과채즙

바나나 우유는 칼로리가 높고 소화 흡수가 쉬운 과채즙이므로 식욕부진시에 한 잔 정도 마시면 식사를 대용할 수도 있다.

① 재료(완성용량 240㎖)
바나나 중간 것 1개, 사과 중간 것 1/2개 벌꿀 1큰술, 우유 100㎖

② 만드는 법
먼저 벌꿀과 우유를 과즙기에 넣고 바나나, 사과의 순서대로 넣고 즙을 낸다.

▶ 경제적이고 영양이 높은 무청, 당근 과채즙

풍부한 비타민을 함유한 무청을 위주로 한 과채즙은 쉽게 눈이 피로하고 동맥경화증이 있는 사람이 마시기에 적합하다.

① 재료(완성용량 180㎖)
무청 10가닥, 당근 중간 것 3/4개, 사과 중간 것 1/4개, 레몬 1/3개

② 만드는 법
무와 무청을 과즙기에 넣고 즙을 내고 레몬은 껍질을 벗겨 전체의 재료를 넣어 즙을 낸다. 잘 안 되며 항상 무기력하고 만사에 의욕이 없다. 또 아랫배가 많이 나온다.

11) 과일의 빨·주·노·초·파·남·보를 드세요

미국 암학회가 발표한 암예방 십계명 중 하나다. 이는 과일에 풍부하게 들어 있는 비타민과 미네랄, 그리고 파이토케미컬을 두고 하는 말이다.

이 중 파이토케미컬은 세포의 노화를 방지하는 강력한 항산화제로 최근 활발하게 연구되고 있는 식물성 생리활성물질이다. 흥미로운 것은 파이토케미컬이 과일의 색깔에 집중해 있다는 것이다. '무지개 색으로 먹어라'는 말은 여기서 유래했다. 한여름 과일도 알고 먹으면 효과 백배!

▶ **빨간색 과일**

피를 연상케 하는 붉은색은 건강과 에너지의 상징이다. 과일의 빨간색은 우리 몸 안에서 '유해산소를 제거하는 청소부'로 불린다.

예컨대 토마토의 붉은색을 결정하는 리코펜은 뛰어난 항산화력으로 암을 예방하는 탁월한 효능을 보인다. 하버드의대 에드워드 지오바누치 박사는 4만 8천 명의 남성을 조사한 결과 일주일에 토마토(토마토소스, 주스 포함)를 10회 이상 먹은 남성은 그렇지 않은 사람에 비해 전립선 암 위험이 35%나 줄었다고 발표했다.

딸기와 붉은 과일 껍질에 집중적으로 몰려 있는 안토시아닌 역시 강력한 항산화 물질이다. 시력 향상과 당뇨병 조절에 도움을 주고 혈액순환을 증진시킨다.

▶ 노란색 과일

대표적인 과일인 오렌지에는 플라보노이드가 풍부하다. 플라보노이드도 유해산소의 활동을 차단하는 뛰어난 항산화 물질이다. 이 중 헤스페리딘이라 불리는 영양소는 귤이나 레몬, 라임 등 비타민C가 풍부한 과일에 많다. 미국의 한 연구서는 매일 한 컵의 오렌지 주스를 마시는 남성과 여성 간호사들은 25%까지 심장발작의 위험을 줄일 수 있다고 보고했다. 이는 헤스페리딘이 혈관의 염증을 줄이고, 몸에 좋은 콜레스테롤은 증가시키는 반면 나쁜 콜레스테롤은 낮추기 때문이다.

▶ 녹색 과일

기본적인 파이토케미컬의 효과는 야채를 통해서 얻을 수 있지만 초록색 과일에서는 독특하고 질 좋은 영양소를 한 번에 구할 수 있다.

키위는 비타민과 미네랄의 왕이면서 파이토케미컬도 풍부하다. 키위 한 개에 들어 있는 비타민C는 하루 권장량의 두 배가 넘는다.

비타민 B군인 엽산은 일일 권장량의 17%, 비타민E는 10%, 칼륨과 칼슘은 각각 10%, 6%나 된다. 원광대 식품영양학과 이영은 교수는 17개 과일의 영양성분을 분석한 뒤 1백g 중 함유된 영양소를 DV(Daile Value)로 표시했다.

DV란 인체가 필요로 하는 1일 영양소에 대한 과일의 기여도. 여기서 골드키위가 20%로 1위, 캔터롭멜론 13%로 2위, 그린키위 12.8%, 딸기 12%, 오렌지 11%로 나타났다. 항산화 물질인 폴리페놀화합물은 그린키위 1백g당 97㎎, 골드키위는 1백55㎎이었다.

▶ 보라색 과일

대표적인 보라색 과일에는 포도와 블루베리가 있다. 포도는 이미 적포도 주의 심장병 예방효과로 널리 알려져 있다.

껍질에 들어 있는 플라보노이드가 동물성 지방섭취로 증가하는 노폐물이 혈관벽에 침착하는 것을 막고 좋은 콜레스테롤 수준을 높여 준다. 특히 유해산소에 의한 유전자 손상을 감소시키는 항암 작용도 한다.

▶ 어떻게 먹을까

① 선명한 색깔을 고르는 것이 첫 번째 선별 방법이다. 색깔이 진할수록 파이토케미컬이 듬뿍 들어 있다.
② 가능하면 다양한 색깔의 과일을 고루 섭취하자. 색깔에 따라 서로 다른 항산화 효과를 얻을 수 있기 때문이다.
③ 밭에서 숙성한 것을 먹어야 한다. 토마토의 경우에도 파란 것을 따서 익힌 것은 리코펜이 훨씬 떨어진다.
④ 사과나 포도와 같이 껍질에 색소가 많은 과일은 통째로 먹는 게 좋다.

12) 과일을 껍질째 먹기 위한 방법

노랗게 익어 단내가 나는 참외, 새콤한 향기를 가득 머금은 자두, 빨갛게 익은 토마토를 보면 한 입 베어 물고 싶은 생각이 든다. 껍질에 잔뜩 묻어 있는 농약은 어떻게 해야만 할까. 과일의 신선한 영양을 있는 그대로 섭취할 수 있는 방법은 없는 것일까.

수입 과일의 경우 출하 직전에 포스트 하비스트(post‒harvest)라 부르는 농약을 뿌리는데 그 종류가 수를 셀 수 없을 정도로 많을 뿐 아니라 수확 전에 뿌리는 농약보다 그 독성이 몇 배나 높다고 한다.

그렇다면, 조금 더 깨끗하게 과일을 씻는 방법은 없을까?

가장 쉬운 방법은 식초와 소금을 이용하는 것.

사과, 배, 참외 등 껍질이 얇고 농약을 많이 뿌려 재배하는 것으로 알려 진 과일의 경우‒ 물과 식초의 비율을 10:1로 해 씻어준다.

수입 과실의 경우‒ 식초나 소금을 탄 물로는 껍질에 묻어 있는 농약을 제거하기 힘들다. 코팅제가 묻어 있기 때문이다. 알코올에 적신 천으로 닦 아낸 다음 흐르는 물에 씻고도 껍질을 벗겨 먹어야만 안심할 수 있다.

레몬‒ 껍질을 그대로 두고 슬라이스 하는 경우가 많은데 역시 과일용 세 척제에 충분히 담가 농약이 용해될 수 있도록 한 후 물을 닦아낸 다음 슬 라이스 하도록 한다. 그러나 오렌지, 레몬, 바나나, 자몽 등의 수입 농산물 에는 맹독성 농약 위에 코팅제까지 뿌려진다는 사실을 기억해야만 한다.

토마토‒ 알알이 씻어내야 한다. 흐르는 물에 한 번 씻은 다음 10분의 1 분량의 소금을 탄 물에 담갔다가 다시 물에 헹구어 준다.

식초나 소금 등을 이용하는 방법만으로도 안심할 수 없다면 과일 전용 세척제를 이용하자. 과일에 물이 묻어 있는 경우 껍질 안쪽의 농약 성분이 배어나온다는 사실을 알고 있는지. 샐러드용 야채와 과일의 물기를 쉽게 제거해 주는 기기를 사용하면 간편하다.

최근 경제성장과 더불어 우리나라 사람들의 가치판단 및 인식이 많이 바 뀌었다. 특히 식생활에 대하여 생명유지나 생리적 요구를 충당하는 생존의 단계를 지나 음식이 무엇인지 알고 먹는 인지의 단계와 선택의 단계에 와 있으며, 일부 계층은 기호의 단계, 예술의 단계로 승화된 상태에 있다. 근래에 와서 과학기술의 발달과 식품공업의 발전 그리고 교통, 통신의 발달 및 지역 간 국가 간의 교역증진에 의하여 식생활에 많은 변화를 가져오고 있다. 또한 도시화, 핵가족화 등 현대사회의 가정은 주부의 취업 기회가 증가하고 혼자 사는 세대도 많아져 외식시설, 가공식품의 증가 등으로 식생활에 큰 변화가 생겼으며, 이와 같은 경향에 상응하여 불규칙한 식사, 결식, 과식 등이 늘고 있다. 우리나라 국민의 식생활을 살펴보면 과거에는 곡류 위주의 식생활로 대부분의 에너지를 식물성 식품에서 섭취하였으나, 점차 식물성 식품의 섭취는 감소하는 반면 동물성 식품의 섭취가 증가하는 실정이다. 특히 식물성 곡류의 섭취는 급격히 감소하고 있으며, 동물성 식품 중 육류, 난류, 어패류의 섭취 증가가 두드러지며 우유 및 유제품의 소비는 급격히 증가하고 있다.

이러한 변화들은 비만환자의 증가를 초래하여 BMI지수 25 이상인 과다 체중률은 남자 16.7%, 여자 11%인 실정이다. 국민영양조사 보고에 의하면 비만의 유병률은 국민 전체의 약 20%가 비만인 것으로 조사되었다. 우리나라 인구의 1/5가량이 비만인 것으로 이 수치는 미국 25%와 비교할 때 우리나라도 이러한 추세라면 미국 수준에 도달하게 될 것이고 이는 개인뿐 아니라 사회 전체적으로 지대한 영향을 미치므로 이에 대한 경각심을 가져야 할 것이다.

흔히 식물식만 하면 지금까지 즐겨 먹던 동물성 식품을 못 먹으므로 해서 사는 즐거움이 없어질 것이라고 생각한다. 또한 먹기 싫은 식물성 식품만 먹으므로 해서 생기는 스트레스가 굉장할 것이라고 생각하기도 하고,

극기 훈련하듯이 먹을 때마다 참아야 하는 괴로움이 생기지 않겠는가라고 걱정하는 사람들이 많다. 그러나 식물식에 조금만 익숙해지면 동물성 식품을 먹지 않는 것은 아주 자연스러워지고, 먹고 싶은 욕망이 생기지 않을뿐더러 동물성 식품 냄새만 맡아도 메스꺼운 느낌을 갖게 되고, 어쩌다가 동물성 식품을 먹게 되면 배탈이 난다. 동물성 식품을 먹지 않는다고 해서 그 어떤 고통도 따라오지 않는다. 단지 오랫동안 동물성 식품을 먹으면서 살아온 습관 때문에 안 될 것이라는 우려를 할 뿐이지 실제 그런 문제가 발생하는 것은 아니다. 성장이 빠른 어린 시기에 식물성 식품만 먹으면 단백질이 부족하지 않을까 염려하는 사람들이 많다. 일생 중 성장이 가장 빠른 시기가 생후 1년까지이며 그 다음이 사춘기이다. 성장이 빠르다는 말은 세포의 수가 증가한다는 말이며 세포를 구성하는 성분이 그만큼 많이 필요하다는 뜻이다. 세포 성분 중에서 가장 중요한 것은 단백질이다. 그래서 모유에는 단백질이 칼로리 비율로 7%나 들어 있으며 7%면 1년간 자신의 몸무게가 3배로 성장하게 된다. 모든 종류의 곡물에는 단백질이 7% 이상 들어 있다. 성장이 가장 빠른 시기에 필요한 단백질의 양보다 더 많은 단백질이 식물성 식품에 들어 있으므로 식물성 식품만으로도 단백질 부족으로 인한 문제는 발생하지 않는다. 식물성 단백질만으로는 정상 발육이나 건강유지가 안 된다는 생각을 가진 사람들이 많이 있지만 염려일 뿐 사실은 아니다.

식물성 식품에는 사람에게 필요한 모든 영양소가 들어 있다!

사람이 필요로 하는 모든 영양소는 식물성 식품에 충분히 들어 있다.

▶ 단백질은 모든 곡식과 견과류에 들어 있다

현미에는 8%, 밀에는 10 ～ 15%, 콩에는 40%의 단백질이 함유되어 있으며 사람에게 충분한 정도의 양인 7%보다 더 많이 들어 있다. 흔히 동물성 단백질이 사람에게 필요한 것처럼 주장하는데 곡식에 있는 단백질로 결핍이 발생하는 것은 아니다.

▶ 탄수화물

영양소 중에서 사람에게 가장 많이 필요한 것은 열량식품(소모성)인 탄수화물이다. 현미에는 탄수화물이 칼로리 비율로 86%를 차지하고 있으며, 대부분의 다른 곡식도 비슷한 비율이다. 이에 비해서 동물성 식품은 탄수화물이 전혀 없거나 거의 없다.

▶ 불포화지방산

지방 성분 중에서 사람에게 꼭 필요하지만 몸에서 만들어지지 않는 성분인 불포화지방산은 모든 씨앗(곡식)에 많이 들어 있다. 모든 곡식은 짜면 기름이 나오고 그 기름성분 중에 불포화지방산이 차지하는 비율이 매우 높다. 이에 비해서 동물성 식품에는 불포화지방산의 양이 아주 적다.

▶ 비타민

식물성 식품에는 사람에게 필요한 비타민이 골고루 충분히 들어 있다.

특히 비타민C는 동물성 식품에는 전혀 들어 있지 않는 성분이다. 건강하게 오래 살려면 우리 몸을 구성하고 있는 세포들을 가능한 한 상하지 않도록 해야 한다. 상처를 입은 세포는 금방 노화하고 또 암을 발생시킬 가능성이 높기 때문이다. 비타민 중에서 비타민C, 베타카로틴, 비타민E는 바로 이런 역할을 하는 항산화 비타민이다. 이 항산화 비타민은 곡식, 채소, 과일에 많이 들어 있다.

▸ 미네랄

식물성 식품에는 사람에게 필요한 모든 미네랄이 들어 있다. 최근 골다공증이 많아지므로 관심의 대상이 된 칼슘, 많아지는 여성 빈혈의 원인이 되어 관심이 높아진 철분 등은 곡식과 채소와 과일에 많이 들어 있다.

▸ 섬유질

식물성 식품에는 사람에게 필요한 만큼의 섬유질이 들어 있으나 동물성 식품에는 전혀 없다. 섬유질 섭취량에 가장 큰 영향을 미치는 것은 곡식(쌀)이다. 여러 차례 도정한 백미에는 아주 적게 들어 있고 현미에는 많이 들어 있다. 채소나 과일을 많이 먹어도 현미를 안 먹으면 전체 섭취량은 많지 않다. 그러므로 쌀의 종류가 섬유질 섭취량을 결정짓는다.

식물성 식품에는 사람에게 불필요한 성분은 없다!

▶ 과도한 단백질

사람에게는 적은 양의 단백질이 필요하며, 과도한 양의 단백질은 몸을 해친다. 식물에는 사람에게 적절한 정도의 단백질이 함유되어 있으며 동물성 식품처럼 과도하게 들어 있지 않다.

▶ 포화지방산

포화지방산은 사람에게 필요한 성분이지만 몸에서 적절하게 합성이 되므로 먹을 필요가 없거나 아주 적게 필요한데 식물성 식품에는 이런 성분이 아주 적게 들어 있다.

▶ 콜레스테롤

콜레스테롤은 사람에게 필요한 성분이지만 몸에서 적절하게 합성이 되므로 먹을 필요가 없고 식물성 식품에는 전혀 안 들어 있다. 반면에 모든 동물성 식품에는 콜레스테롤이 들어 있고 동물성 식품을 먹으면 동맥경화증이 발생한다.

▶ 어떤 상태로 먹어야 하는가?

먹는 식품의 종류가 중요하지만 먹는 방법도 마찬가지로 중요하다. 사람이 먹을 수 있는 상태로서 수확된 원형에 가까울수록 좋다. 도정과정이나, 가공, 조리 과정에서 식품의 성분은 많이 훼손되기 때문에 가능하면 손을 대지 않는 것이 바람직하다.

곡식이면 먹을 수 있는 껍질이나 씨눈이 있는 상태로 먹어야 한다. 쌀이면 현미, 밀이면 통밀이 좋다. 현미와 통밀가루는 백미와 정제밀가루(흰 밀가루)에 비교할 수 없는 좋은 식품이다.

채소(해조류 포함)는 흰 색깔보다는 녹색의 채소가 더 좋고, 열을 가하지 않은 것이 좋다. 열로 인해서 많은 영양소들이 파괴되기 때문이다. 과실은 먹을 수 있는 껍질과 씨를 함께 먹는 것이 좋다.

암, 심장질환, 우울증, 정신분열 또는 독서 장애 등과 연관된 유전자를 변화시키기 때문에 약물보다 오히려 이러한 질병에 있어서는 더욱 강력한 효과를 발휘할 수 있다는 연구 결과가 발표되었다. 이러한 연구 결과는 미국 Colorado 대학 생물학과 교수에 의해 이루어진 것으로서, 「Science」지에 보고된 내용이다.

본 대학 Barbara Demmig – Adams 교수는 "우리가 먹는 음식 가운데 몸에 좋은 식물성 식품들이 많이 포함되어 있다면, 우리가 좀 더 오래 살 수도 있다. 그리고 더욱 중요한 것은 나이가 들어도 높은 삶의 질을 유지할 수 있다는 것"이라고 말했다.

Demmig – Adams와 William Adams 교수는 태양광선, 가뭄 및 열악한 토양 조건으로부터 식물체를 보호하는 역할을 가진 단백질들이 사람의 세포에 대해 보호 효과를 발휘할 수 있다는 사실을 발견하였다.

작물에서 이러한 단백질이 결여될 경우 식물체는 시들게 되고, 사람이 이를 섭취하여도 영양소에서나 보호 작용 면 모두에서 품질이 떨어지게 된다. 최근 유전 공학자들은 유전자 조작을 통해 식물로 하여금 단백질 생산량을 증가시킬 수 있게 하여 환경적인 스트레스하에서 식물 자신을 보호할 수 있게 하고 있다.

이러한 식물을 사람들이 먹게 되면 그들이 생산해 낸 다량의 항산화 물질을 통해 여러 가지 질병에 대한 보호 효과가 사람에게도 발휘되게 되는 것이다.

연구 결과 가운데 더욱 특징적인 것은 식품 분자들이 마치 호르몬과 같은 작용을 발휘하여 신체 기능을 조절하고 세포 분열을 자극한다는 내용으로서, 이 분자 물질들은 집중력 결핍 장애 및 활동 항진 장애에서부터 여러 가지 심각한 정신 질환에 이르기까지 정신적 불균형에 영향을 미칠 수 있다고 한다.

이러한 연구 결과를 통해 사람들이 가지고 있는 대부분 무지로 인해 비롯된 유전자 변형 작물에 관한 여러 가지 염려들이 줄어들 수 있기를 기대하며, 유전자 조작을 통해 획득된 식물체의 유전자와 단백질들이 우리 신체의 소화계를 바로 통과하는 것이 아니라 식물체들이 자연적으로 만들어 낸 대사산물들만 취하게 되는 것이라고 강조하였다.

당근, 토마토, 피망, 시금치, 승도복숭아, 약초 및 향신료 등 색깔을 띠는 대부분의 과일과 채소들은 항산화 물질이 풍부하게 함유되어 있어 우리 몸에 좋으며, 또 건강에 좋은 것은 연어와 같이 특히 몸에 좋은 오메가-3 지방산이 다량 함유된 기름기 많은 생선이다. 따라서 참치, 고등어 및 황새치가 여기에 해당되겠지만 고등어와 황새치의 경우 수은 함량이 높다는 문제도 동시에 지니고 있다.

감자튀김, 감자 칩 등 튀김 식품에 많이 함유된 오메가-6계 지방산의 섭취를 피해야 한다고 말하고 있다.

9. 레시틴이 인체에 미치는 영향

▶ 청소년

레시틴은 두뇌에서 수분을 제외하고 30%나 차지하며, 두뇌에 영양을 공급하는 물질로 뇌 기능(IQ, EQ) 향상에 도움을 준다(100% 영양흡수).
'성장'은 생성되는 세포의 수가 소멸되는 세포보다 많은 것을 말하는 것으로 세포의 신진대사의 문이라고 할 수 있는 세포막의 주성분인 레시틴은 성장을 도와준다.

▶ 장년

과도한 스트레스, 음주, 흡연, 무절제한 식습관은 혈관계 질환인 고지혈증, 고혈압, 저혈압, 심근경색, 동맥경화와 함께 빠른 노화를 가져와 간 기능 약화를 가져온다.
레시틴의 가장 강력한 기능인 유화작용으로 원활하게 혈행을 개선해 이러한 질병을 예방할 수 있다(혈중 콜레스테롤치를 낮춤).
손발 저림, 하지 정맥류, 어깨 결림, 피로, 간 기능 등을 개선하는 효능을 볼 수 있다.

▶ 임산부

양수에 레시틴 농도가 부족하면 태아는 사망하거나 모태 안에서 집중적으로 성장하는 뇌와 심장의 발육 부진으로 기형, 저능아를 출산할 확률인 높다(태아의 정상적인 성장을 도와준다). 평소 혈액 순환이 나쁜 여성의 사산율이 높은 이유나 출산 후, 제일 많이 발생하는 손발 저림 및 혈액 순환 질병의 이유 역시 레시틴을 출산 때 태아를 위해 희생했기 때문이다.

▶ 성인여성

혈관성 질환인 기미, 습진을 개선하며, 탁월한 항산화 작용으로 피부노화를 억제시켜 피부를 곱고 탄력 있게 한다.

레시틴을 복용하는 것 이외에도 마사지(팩)로 사용 시 여드름 개선 및 다음 날 화장이 잘되는 것을 느낄 수 있다. 몸속에 축적된 지방을 제거하고 비만을 예방한다.

▶ 노년층

두뇌에 영양을 공급해 치매를 예방하고 원활한 혈액 공급과 항산화 작용으로 몸의 유해산소로부터 세포의 손상(노화)을 보호한다.

10. 식품첨가물의 종류와 인체에 미치는 영향

▶ **보존제(방부제)**

세균류의 성장을 억제하여 식품의 부패나 변질을 방지한다. 식품첨가물로는 소르빈산칼륨, 솔빈산, 프로피온산나트륨, 안식향산나트륨, 데히드로초산나트륨, 파라옥신안식향산 등이 있다. 사용식품은 어육제품, 단무지, 간장, 케첩, 발효유, 유산균음료, 치즈, 빵, 과자, 합성간장, 치즈, 버터, 마가린 등이다.

인체에 미치는 영향은 아소산과 반응하여 암을 유발하고 눈, 피부, 점막을 자극할 수 있다. 염색에 이상과 간질병, 경련을 유발한다.

▶ 감미료

단맛을 내며 설탕의 수백 배 효과를 낸다. 식품첨가물로는 아스파탐, 글리실리진산2나트륨, 둘신, 사이클레메이트, 사카린나트륨 등이 있다. 청량음료, 젤리, 아이스크림, 합성된장, 합성간장, 청량음료, 간장, 과자, 빙과류 등에 사용한다.

인체에 미치는 영향은 뇌 및 골격 이상의 반응을 보였으며 경직, 경련, 소화기 및 콩팥장애를 일으킬 수 있다.

▸ 화학조미료

식품이 가진 기존의 맛을 더욱 강화하거나 새로운 맛내기 혹은 나쁜 맛을 감춰준다. 식품첨가물로는 MSG(글루타민산나트륨), 5 - 이노신산, 5 - 구아닐이다. 모든 종류의 조미료에 들어가며 과자, 통조림, 음료수, 캐러멜, 다시마, 맛소금 등에 사용한다.

인체에 미치는 영향은 현기증, 손발 저림, 두통 입의 신경세포 파괴와 뇌혈액종문관장애, 장호르몬: 생식기능: 갑상선 장애 등이 있다.

▸ 착색제

보기 좋은 색을 내는 물질이다. 식품첨가물로는 타르색소(황색 4호, 5호), 아질산나트륨, 아토산나트륨이 있다. 치즈, 버터, 아이스크림, 과자, 사탕, 소시지 통조림고기, 푸딩, 햄, 소시지, 어육제품에 사용한다.

인체에 미치는 영향은 암을 유발하며 간, 혈액, 콩팥장애, 뇌장애, 빈혈증, 호흡기능약화, 급성구토, 발한, 의식불명 등의 병을 일으킨다.

▸ 팽창제

빵이나 과자를 부풀게 하는 화학물질이다. 탄산수소나트륨이 여기에 속한다. 빵, 케이크, 비스킷, 초콜릿 등에 사용된다.

인체에 미치는 영향은 카드뮴, 납 등의 중금속 중독 유발의 부작용이 있다.

▶ 산미료

음식물에 신맛을 더하기 위한 물질이다. 젖산, 푸마르산, 푸마르산나트륨의 식품첨가물이 여기에 해단된다. 사용식품으로는 청주, 청량음료, 빵, 과자, 젤리, 아이스크림, 소스, 합성청주, 절임식품, 청량음료, 과자, 통조림 등이 있다.

인체에 미치는 영향은 급성출혈, 적혈구 감소 등이다.

▶ 발색제

색을 선명하게 하는 화학물질이다. 아질산나트륨이 이에 해당된다. 식품제품, 어육제품, 야채나 과실류 등에 사용된다.

인체에 미치는 영향은 헤모글로빈 빈혈증, 호흡기능 악화, 급성구토, 발한, 의식불명 등이다.

▶ 안정제

고체와 액체가 분리되지 않도록 결합시키는 물질이다. 아이스크림, 초콜릿, 치즈, 냉동빵제품, 과일통조림, 맥주, 육류제품에 사용된다.

▶ 산화방지제

산소에 의해 지방성 식품과 탄수화물 식품의 변질을 방지하는 화학물질이다.

식품첨가물로는 BHA(부틸히드록시아니졸), BHT(디부틸히드록시톨루엔), 에르솔빈산, 에르솔빈산나트륨, 구연산이 해당된다. 크래커, 스프, 쇼트닝, 식용유, 버터, 생선, 염장생선, 냉동식품, 주류, 주스, 버터, 치즈, 청량음료, 과즙, 잼, 젤리, 사탕, 아이스크림 등에 사용된다.

인체에 미치는 영향은 암을 유발하며, 콜레스테롤 상승, 염색체이상 등이다. 비교적 독성이 약하다.

▶ 탈색제(표백제)

색을 하얗게 만드는 데 사용하는 화학물질이다. 아황산표백제, 아염소산나트륨, 과산화수소 등의 식품첨가물이 이에 속한다. 과자, 빵, 빙과류, 체리, 포도, 복숭아, 어묵 등의 수산가공품에 사용된다.

인체에 미치는 영향은 신경염 및 순환기장애, 위점막 자극, 기관지염, 천식유발, 유전자손상, 염색체이상의 부작용을 초래한다.

▶ 살균제

식품을 살균하는 데 쓰는 화학물질이다. 식품첨가물로는 표백분, 차아염소산나트륨, 에틸렌옥사이드, 사라시분 유지 등이 있다.

인체에 미치는 영향은 두부, 어육제품, 햄, 소시지, 야채, 과실류, 식기, 음료수 과실, 음료수의 제조에 사용된다.

11. 실내에 식물을 키워 건강 지키자

1) 어떤 효과가 있나

사상 최악의 황사가 몰려오는 요즈음, 신선한 공기가 더욱 그리워진다. 특히 현대인은 실내에서 생활하는 시간이 점차적으로 길어짐에 따라, 실내 공기순환 부족과 건축 자재 등에서 나오는 오염물질 흡입 등으로 두통·만성피로 등이 오는 빌딩 증후군(sick building syndrome)에 시달린다.

이 때문에 실내공간에 공기청정기·가습기·음이온발생기 등을 놓지만, 식물이 최상의 공기청정제 역할을 할 뿐만 아니라, 유해전자파·오염물질 제거까지 한다는 것을 아는 사람은 드물다. 실내에 식물을 두는 것은 단지 미적·조경적 차원이 아니라 건강을 지키는 지름길이다.

건국대 원예학과 손기철(원예치료협회 회장) 교수의 도움말로 식물과 건강에 대해 알아보자.

2) 온도·습도 조절 기능과 공기 중의 오염물질을 제거하고 잎사귀 많을수록 뚜렷하다

식물이 실내 공기를 최적의 상태로 만든다.

종려국, 드라세나, 벤자민, 고무나무 등을 이용한 실험에 따르면, 이들 식물을 실내에 뒀을 때, 여름철에는 2~3도의 실내온도를 떨어뜨린다. 반면 겨울철에는 그 정도로 실내온도를 높인다.

또한 식물이 없는 실내는 대부분 습도가 40% 이하로 건조한 반면, 셰프렐라 등 잎사귀가 많은 식물을 배치하면 습도가 60%로, 사람이 생활하기에 가장 쾌적한 상태로 유지된다.

식물은 광합성을 하면서 성장하는데, 이 과정에서 잎의 뒷면에 있는 작은 구멍인 기공(氣孔)을 통해 실내 공기의 이산화탄소를 흡수하고, 뿌리에서 흡수한 산소와 물을 수증기 형태로 배출하여 자연스레 실내공기의 순환이 이뤄지기 때문이다.

이 같은 효과는 실내공간에서 식물의 볼륨(잎사귀 면적)이 클수록 더욱 뚜렷해진다. 또한 식물의 배치에 의해서도 달라지는데, 봄철에 셰프렐라를 창 측에 일렬로 두면 습도가 26% 올라가고, 실내에 드문드문 배치하면 12%만 올라갔다.

그렇다면 습도가 높은 여름철에는 어떨까? 실험에 따르면, 맛상게아나를 실내 여러 곳에 배치시킨 경우 습도의 상승을 3%나 억제하는 것으로 밝혀졌다.

한편 아디안텀은 실내의 습도가 최적인지 아닌지를 알려 주는 지표식물로, 아디안텀의 잎과 줄기가 마르지 않도록 잘 기른다면 습도가 쾌적하게 유지되고 있다는 것을 의미한다.

3) 유해 전자파 흡수·차단 스트레스 해소에 도움 심리·정신적 치료까지

▶ 식물이 유해전자파와 오염물질을 제거한다

컴퓨터를 사용하는 사람들은 그렇지 않은 사람보다 훨씬 많은 양의 테크노스트레스를 받는다. 컴퓨터 모니터에서 방출되는 전자파가 인체에 미치는 악영향 때문이다.

한때 선인장 등이 전자파를 줄여 준다는 얘기가 있었으나, 그렇게 적은 수의 화분 식물로는 효과를 보지 못한다는 게 전문가의 지적이다.

하지만 1m 이상의 잎이 많은 관엽식물(예: 스킨답서스)을 이용하여 전자파차단용 모니터 보안기에 부착된 접지를 화분용기의 흙 속에 접지하면, 전자파의 60~78%를 흡수하는 것으로 나타난다. 이는 현재 시중에서 판매되는 어떠한 유해 전자파 차단 보안기보다 효능이 뛰어난 것이다.

실내공기에는 500개가 넘는 독성을 지닌 휘발성 유기물들이 발견된다. 이러한 물질은 페인트·카펫·접착제 등으로 인해 생긴다. 미국 항공우주국(NASA) 등의 연구에 따르면, 단순히 실내 관엽식물을 거주환경에 배치하고 적절히 관리하는 것만으로도 효율적으로 이들 실내 오염물질이 제거되는 것으로 밝혀졌다.

식물이 기공을 통해 실내 이산화탄소를 흡수할 때, 이들 휘발성 기체도 흡수하여, 뿌리에 있는 흙의 미생물 등이 오염물질들을 무기물로 분해시키기 때문이다.

황야자, 대나무야자, 잉글리시 아이비, 국화, 보스톤 고사리, 네프롤레피스 등이 기능성 식물로서, 실내 환경조절에 매우 효과적이다. 이 같은 효과는 식물을 전체 실내 용적 3~10% 배치하면 가능하다. 특히 새로 이사를 하거나 실내를 새롭게 단장한 곳에는 실내 오염물질 농도가 더 많아 식물이 절대적으로 필요하다.

▶ **녹색식물을 이용한 스트레스 해소와 치료**

일상생활에서 녹색식물을 쳐다보면 피로가 풀린다는 말을 흔히 한다. 과연 그 말이 사실일까? 뇌파측정기 등을 이용해 식물 색채와 인간의 심리·생리적 관계를 연구한 최근 연구에 따르면, 녹색식물은 스트레스 해소뿐만 아니라 심리치료 수단으로도 사용할 수 있음이 증명된다.

실내식물 파키라를 바라볼 때 인간의 뇌파가 어떻게 변화되는가를 조사한 실험에 따르면, 식물을 보고 있을 때 알파(α)파가 증가하는 것으로 나타난다. 알파파는 정상 성인이 눈을 감고 있거나 안정된 상태에 주로 나타나는 뇌파이다.

또한 우리 주변에 흔히 볼 수 있는 벤자민 고무나무를 쳐다보는 것은 글을 읽는 것에 비해 전반적으로 뇌의 활성도를 높임과 동시에 안정도를 유지시켜 주는 것으로 나타난다.

컴퓨터 작업실에 방 볼륨의 1.5~2% 정도의 실내식물을 배치하고 작업자에게 스트레스를 유발하는지의 실험에서는 작업자의 정신적 피로가 감소되고 주의집중도는 증가됐으며, 혈압은 낮아졌다.

<출처: 손기철 건국대 원예학과 교수·원예치료협회 회장>

4) 실내식물을 배치할 경우 유익한 점

- 실내 공기를 정화한다.
- 여름철에는 에어컨, 겨울철에는 가습기 역할을 한다.
- 유해 전자파를 흡수한다.
- 음이온을 발생시켜 건강에 좋다.
- 향기를 방출하여 기분을 좋게 한다.
- 심리적으로 평안과 정서적 안정을 준다.
- 주변의 소음을 낮춘다.
- 자연스런 차광효과를 가진다.
- 작업능률을 올린다.
- 비용이 저렴하고, 필요에 따라 배치를 쉽게 바꿀 수 있다.

<출처: 손기철 건국대 원예학과 교수 · 원예치료협회 회장>

5) 공기정화식물 순위

01. 아레카 야자	14. 포트맘(개량국화)	28. 디펜바키아 카밀라	40. 안스리움
02. 관음죽	15. 거베라	(마리안느)	41. 크로톤
03. 대나무(세이브리찌) 야자	16. 드라세나 와네키	29. 필로덴트론 도메스티컴	42. 포인세티아
04. 인도고무나무	17. 드라세나 마지나타	30. 아라우카리아	43. 아잘레아
05. 드라세나데레멘시스	18. 필로덴트론 에루베스센스	31. 호마르메나 바르시	44. 칼라테아 마코야나
06. 헤데라(아이비)	19. 싱고니움	32. 마란타	45. 알로에멘
07. 피닉스 야자	20. 디펜바키아 콤펙타	33. 왜성바나나	46. 시크라
08. 피쿠스아리	21. 테이블야자	34. 게발선인장	47. 아나나스
09. 보스톤 고사리	22. 벤자민 고무나무	35. 그레이프 아이비	48. 튤립
10. 스파티필름	23. 셰프렐라	36. 맥문동	49. 팔레놉시스(호접란)
11. 행운목	24. 베고니아	37. 덴드로비움(서양란)	50. 카란코에베라
12. 포토스(스킨)	25. 필로덴트론 세륨	38. 접란	
13. 네프롤레피스 오블리테라타	26. 필로덴트론 옥시카디움	39. 아글라오네마	
	27. 산세베리아		

12. 소나무의 삼림욕

　식물은 다른 미생물로부터 자기 몸을 방어하기 위해 여러 가지 살균물질을 발산하는데, 소나무, 편백나무, 잣나무 등 침엽수는 보통나무보다 10배 정도나 강한 피톤치드(phytoncide)를 발산한다. 피톤치드는 공기 중의 세균이나 곰팡이를 죽이고, 해충, 잡초 등이 식물을 침해하는 것을 방지한다. 또한 인간에 해로운 병원균을 없애기도 하는데, 병실 바닥에 전나무 잎을 흩어놓으면, 공기 중의 세균량이 1/10까지 감소한다고 하며, 결핵균이나 대장균이 섞여 있는 물방울 옆에 상수리나무의 신선한 잎을 놓으니, 몇 분 후 이 세균들이 모두 죽어 버렸다고 한다.

　"퇴비는 소나무 근처에서 만들지 않는다"고 하는 것도 소나무의 항균작용이 강해 퇴비에 유익한 미생물까지 죽여 버리기 때문이다.

　우리 조상들은 장독에 솔가지를 넣은 장맛을 유지하였고, 솔잎으로 빚은 송편은 세균이 범절하지 못해 오래도록 부패하지 않고 먹을 수 있었다.

　소나무, 편백나무, 잣나무 등 침엽수는 향기가 좋고, 살균성, 살충성이 있을 뿐만 아니라, 인체에 독특한 작용을 가지고 있다.

　피톤치드에는 $C_{10}H_{16}$, $C_{16}H_{24}$, $C_{24}H_{32}$ 등 테르펜은 사람의 자율신경을 자극하고, 성격을 안정시키며, 내분비를 촉진할 뿐만 아니라, 감각계통의 조정 및 정신집중 등에 좋은 작용을 하며, 진통작용, 구충작용, 항생작용, 혈압강하, 살충작용, 진정작용, 그 외 스트레스와 관련된 몸속의 코르티솔의 농도를 현저하게 낮춰주는 효과가 있다고 한다.

　선승들이 좌선수행을 할 때 종종 다른 음식을 전혀 먹지 않고 솔잎가루와 콩가루를 섞은 것을 한 줌 털어 넣고 물만 마시는데, 그래도 몸이 가벼워지고, 머리가 맑아지며, 힘이 생기고, 추위와 배고픔도 모른다고 한다. 신경통이나 풍증을 치료할 때는 한증막에 솔잎을 깔고 솔잎 땀을 흘린다.

특히 솔잎이나 솔뿌리를 삶은 물로 목욕을 하면 젊어진다고 하는데, 혹자는 이것이 소나무에 함유된 옥시팔티민이라는 성분 때문이라고 한다.

"집 주위에 소나무와 대나무를 심으면, 생기가 돌고 속기(俗氣)를 물리칠 수 있다."

13. 황토에서 나오는 음이온의 방출량

음이온의 효과

① 음이온이란 숲 속, 폭포나 온천 등 자연환경에서 발생하는 것으로, 인체에 상쾌하게 느껴지는 마이너스 전하를 띤 공기 속의 원자요소 속 분자의 양이온과 음이온 중 음이온을 말한다. 이온은 동/식물 세포의 신진대사를 촉진하고, 활력을 증진시키며, 피를 맑게 하고, 신경 안정, 피로 회복, 식욕 증진의 효과가 있어 '공기 속 비타민'으로 알려져 있다.

② 특히 동/식물의 미세혈관 및 세포조직을 재생시키는 기능을 증가할 수 있는 것은 광물로 원적외선과 동시에 - 음이온의 적당한 양이 지속적으로 방출되는 순수 천연 광물에서 우수한 것으로 알려지고 있다.

③ 천연자연 상태에서 숲 속, 온천, 폭포, 해안지역의 공기 1cc당 음이

온의 분포량은 800~2,000개, 비 오는 날 공기 속에 1,000~3,000개, 높은 자연폭포에서는 10,000개 단위의 음이온이 자연적으로 발생된다.

※ 주의 사항: 상기 사항으로 많은 음이온의 증가만 인체의 좋은 것이 아니며 체질에 따라 다르며 분명한 것은 우리 인체에 적당한 공급이 필요하며 상당한 도움을 준다. (예) 독감에 걸릴 사람을 감기로, 상처회복 능력 피부노화 억제효과 혈액 순환이 잘 안 되는 자에게 원활한 기혈순환 혈압이 불규칙한 자에게 안정적인 유지 등.

④ 음이온의 - 전기적인 성격으로 공기 속의 미세한 먼지와 세균, 바이러스, 담배연기, 악취 유해가스 등 유해한 물질을 제거하는 스스로의 능력으로 동/식물에게 상당한 도움을 준다.

⑤ 이러한 기능성이 복합적으로 인간의 주위에 가까이하므로 인간의 두뇌 기억력을 증가시키는 데 상당한 도움이 되며 공부하는 학생과 노인의 치매 및 중병과 고혈압 등의 질병을 극복하는 데 원초적인 도움을 주는 중요한 요소적인 것이다.

일반 숲에서는 700 정도 방출 - 양평에 있는 황토마을에서 측정한 결과 (입주직전) 실내에서 450 정도가 측정되었지만 국내산 연옥이 700 정도 나온다 - 한다.

14. 풍욕과 산소공급

야생동물은 병이 없다. 몸에 산소를 충분하게 공급해 줄 수 있는 자연생활을 하고 있기 때문이다. 산소가 풍부한 자연환경 속에서 옷을 입지 않고 살고 있기 때문에 피부호흡을 통해 산소공급이 충분하게 이루어지는 것이다. 그런데 사람은 몸에 꽉 끼는 옷이나 여러 벌의 옷을 껴입고 생활하므로 피부호흡에 장해를 받는다. 이로 인해 산소공급이 제대로 되지 않아서 몸 안에 일산화탄소가 많이 쌓이게 되어 병이 생기는 것이다. 뿐만 아니라 사람은 집 안에서 생활하기 때문에 산소가 풍부한 신선한 공기를 마실 수 없다.

풍욕은 산소공급을 위해서 탁월한 효과를 볼 수 있는 방법이다. 풍욕은 피부를 통하여 직접 자연의 산소를 마시게 하는 것이다. 피부호흡을 촉진하여 몸에 산소와 질소를 풍부하게 공급하고 일산화탄소와 요산 등 노폐물을 빨리 배설하고 발산시켜 병을 퇴치하는 방법으로 당뇨병 치료에 효과적이다.

15. 물과 산소가 신진대사를 정화한다

1) 신선한 물은 체내의 신진대사를 정화하여 세포 분열을 돕는다

우리 민족은 '탕족'이다. 물이 나쁘거나 부족하였다면 국물을 즐겨 먹을수 없었을 것이다. 물은 생명의 근원이며 양분이나 영양소, 체내 노폐물 등을 삼투현상으로 조절하여 신진대사를 원활하게 해 주는 생성 물질의 기초가 된다.

생명체에 있어서의 물은 소화기에서 에너지를 생성하여 혈관을 통해 신체조직의 세포로 이송되어 생명을 유지하게 된다. 따라서 물은 흐르는 황토흙에서 정화된 물일수록 산소와 미네랄이 풍부한 건강하고 신선한 물이다.

신선한 물에는 용존산소의 함유량이 높다. 산소가 풍부한 물을 섭취하면체내의 세포분열이 왕성해지고 노폐물을 몸 밖으로 빠르게 빼낼 수 있다.그리고 암이 가장 싫어하는 것이 산소이니만큼 몸속의 수명을 다한 백혈구의 농이나 요산 등의 노폐물을 희석하여 신진대사를 원활하게 한다. 따라서 우리의 음식 섭생도 이제부터 달라져야 한다. 굽고 튀기는 요리에서 국물에 우려낸 그윽한 냄새가 물씬 풍기는 미각으로 탈바꿈시켜야 한다. 그리고 갖은 양념에 제 맛을 잃어가는 미각도 찾아야 한다.

유럽이나 중국 등 대부분의 나라들은 석회암 지대이므로 고도의 정수처리를 하지 않으면 먹을 수 없는 물이 대부분이지만 우리의 깊은 산속의 계곡 물은 어디서나 먹을 수 있는 천혜의 혜택을 받고 있다. 그러나 근자의환경오염으로 인하여 일부 지역에선 마실 수 없는 것이 안타깝다. 그러나 지금부터라도 자연 환경을 되돌릴 수 있는 황토가 사방으로 널려 있으므로 오염원을 줄이고 자연생태계로 복원 또는 환원시켜 가는 노력을 계속한다면 최상의 물을 마음껏 마실 수 있을 것이다. 최근에는 맑은 물을 마시기 위하여 고도 정수처리인 역삼투압 방식을 이용한 정수기 사용자들이 늘고 있는데 이러한 물은 미네랄이 없는 정류수와 같은 것이므로 과용하지 않는 것이 좋다. 우리가 즐겨 사용하는 수돗물은 침전을 이용한 여과 방식을 택하는 경우가 많으므로 세제와 같은 유기물은 인체에 악영향을 끼칠 수 있다.

공기는 풍부하여 부족함은 잊고 살 수 있지만 마실 물은 한시라도 없어서는 안 된다. 더구나 인체의 절대적인 비중을 차지하는 물은 음식 중에서 절대로 소홀하게 치부해서는 안 되는 것이므로 신선한 물을 섭취하는 것은 건강을 찾는 지름길이다. 아울러 물을 통한 건강 찾기는 일회성으로 끝나지 말고 지속적이고 영속적으로 습관화시켜야 한다.

2) 음식은 입에서부터 8.5m를 거치면서 유익한 영양소를 섭취한다

일생 동안 5톤의 음식물을 먹으면서 매일같이 8.5m의 소화기관을 거친다. 그러나 보통의 사람들은 대부분 소화보다는 식사량에 의해 밀어내기를 한다는 사실이다. 위장이 정상적으로 움직이는 사람은 배고픔을 잘 느끼지 못한다고 한다. 그러나 위장의 움직임이 둔하거나 정체된 사람들은 조금만 위 속이 비어도 배가 고파서 참을 수 없다고 한다. 그것은 배가 고플 때 위장의 움직임이 왕성하다는 신호인 것이다.

식탐자나 과식, 폭식자들이 배고픔을 참지 못한다. 이미 오장육부가 문제되어 스스로의 악순환을 되풀이하고 있는 것이다. 배 속에 있는 모든 장기들은 첫째, 숨을 쉬면서 횡격막이 오르내리면서 움직이고 두 번째로 위장이 움직일 때 오장육부가 제 기능을 다한다고 한다. 과식, 폭식, 식탐자들이 가장 잘 걸리는 질병이 당뇨에서부터 췌장암이다. 평소 과식에 의한 위장의 움직임을 원활하게 해 주지 않았기에 췌장도 움직임이 둔해지고 간이나 소장, 대장, 신장, 방광 등 생리나 정력까지 문제를 낳게 되는 것이다.

음식이 위에 가득 찼다고 대뇌가 느끼는 시간이 식물성 섭생민족은 4∼50분, 동물성 섭생민족은 한 시간가량이 지나야 머리가 배부름을 안다고 한다. 우리는 고작 1∼20분 만에 음식을 톡 털어 넣는 섭생에서 배부름을 느낄 때는 이미 위장에 음식물이 가득 차 꼼짝달싹도 못 하는 지경임을 명심해야 한다.

그래서 우리나라 사람이 위장암이 제일 많은 이유도 여기에 있는 듯하다. 제발 위장이 제대로 움직여서 오장육부가 함께 움직일 수 있게 하여야 한다. 음식을 탐하는 원시야만적인 근성을 버려야 한다.

3) 수돗물에 방청제 투입 시 인체에 미치는 영향

우리나라에서 주로 사용되는 인산염계 방청제의 주성분인 인산염은 햄, 소시지, 간장, 된장, 주스, 두부, 아이스크림, 커피 크림 등에 다량 사용되고 있으며, 세계보건기구의 독성자료에 의하면 1일 섭취허용량이 70mg/kg으로 체중 60kg인 성인은 하루 4,200mg까지 섭취를 허용하고 있다. 또한 식생활 습관이 우리나라와 비슷한 일본의 경우, 보통 사람들이 1일 1,800mg을 섭취하고 있어서 수돗물의 통상 투여농도인 5㎎/ℓ을 투여하였을 경우 추가로 섭취하는 양은 1일 4㎎에 불과하여 인체에 별로 문제가 없다.

다만, 방청제 사용 시에는 「수처리제의 기준과 규격 및 표시기준」에 제시된 바와 같이 먹는 물에 첨가하는 방청제의 농도는 급수관의 부식을 방지하기 위한 최저 농도여야 하므로 인산염(P_2O_5) 또는 규산염(SiO_2)(인산염과 규산염이 혼합되어 있는 방청제의 경우에는 그 성분의 합)의 농도가 10 ㎎/ℓ를 넘지 않도록 사용하여야 한다.

4) 산소가 축적된 물의 효능(산소수)

옛날에는 물을 마시면서(샘물) 산소를 소화기관에 공급했지만 오늘날에는 대부분 음료수의 산소함유는 탄산 때문에 또는 커피와 차로 인하여 거의 없다. 따라서 소화기관과 인체의 내부 구석에서 필요로 하는 산소는 거의 대부분 커다란 혈액순환계통(grosse Blutkreislauf)으로 공급되어야 한다. 이로 인한 순환계통의 과로는 특히 식사 후의 강한 피로감과 무기력감에서 느낄 수 있다.

산소가 농축된 물의 산소는 위와 장의 공동(Darmlulem)에서 물로부터 결속을 풀고 방출되어, 점막과 모세혈관에 침투하여 또한 호기성(산소를 필요로 하는)의 장 박테리아(장 기생 균)에 의해 활용된다.

위와 장의 점막은 혈액순환 시 모세혈관을 통하여 산소의 공급을 받는다. 호기성 장 박테리아가 필요로 하는 산소는 근처의 모세혈관에서 흡입하여 점막을 통해 장의 고동으로 운반된다. 즉 방출된다. 이 장소에서는 산소분압이 작아 운반되는 산소의 양은 많지 않고 하루에 약 80～100㎎ 정도이다.

또 다른 산소공급처는 삼키는 산소로 매번 삼킬 때마다 약 3㎖의 공기를 마실 수 있는데 이 공기의 대부분은 위에서 식도를 거쳐 밖으로 다시 나간다. 보통 마시는 음료수에서의 산소함유량은 아주 적거나(수돗물, 맥주, 미네랄워터) 또는 전혀 없다(커피나 차처럼 끓인 물). 산소가 농축된 물을 마심으로써 위와 장의 통로에 산소 함유도를 높일 수 있다.

1리터에 50㎎의 중간치 산소를 함유한 물 1.5리터를 마시면 하루에 약 75㎎의 산소를 흡수한다는 계산이 나오며 이 수치에 장에 침투한 산소 80～100㎎을 합치면 위-장에 거의 배에 가까운 산소를 가지게 된다. 이로써 위와 장에서의 신진대사를 촉진하고 호기성 장 기생균의 성장에 영향을 미친다. 산소가 농축된 물이 위와 장에 이르면 장의 벽과 기계적인 접촉, 위와 장의 운동으로 인한 물의 운동과 체온 37도의 온난화로 분해되어 산소가 방출된다. 이 과정은 천천히 이루어진다.

이로써 탄산수를 마시면 생기는 '가스거품'이 위에 생기지 않는다. 이 가스거품은 대부분의 경우는 외부로 나갈 길을 찾는다. 산소가 농축된 물의 산소분압은 약 400～600mmHg으로서 공기(최고 160mmHg)보다 높다. 이는 곧 세포로 향하는 산소침투를 위해 좋은 현상이다.

위와 장의 통로에 커다란 세포 퍼텐셜이 형성되어 이것을 교환할 수 있는 면적은 약 200㎡이다. 이 면적에서 모든 신진대사가 이루어진다. 여러 가지의 영양분, 비타민, 미네랄 그리고 약의 성분 등의 흡수와 분비는 위-장 세포가 하는 특수 기능이다. 장 공동에서 산소는 직접적으로 세포에 주입될 수 있으며 또한 모세혈관으로 주입되어 이를 통해 피가 간으로 가(소위 문맥) 혈액순환이 이루어진다.

산소가 농축된 물을 마신 후 팔에서 뽑아낸 정맥피에서 산소분압이 높아진 것을 알 수 있다. 이는 산소가 농축된 물에 있는 산소를 인체가 받아들였다는 증거다. 이는 또한 폐와 피부 이외에 제삼의 추가적인 산소의 공급으로 산소물을 통한 산소의 흡수는 '추가적인 폐'라는 말도 있다.

위와 소장의 세포에서 매우 활동적인 에너지를 소모하는 생성과 운반과정이 많이 이루어지는데, 즉 그 예로서 소장에서 약 7리터의 효소 소화액이 만들어져 이의 70%가 다시 흡수된다. 영양소의 많은 성분들도 에너지를 많이 소모해야만이 흡수된다. 역시 위의 염산의 형성도 에너지를 많이 소모하는 과정이다. 그리고 위와 장의 주위에 면역기관의 60%가 포진하고 있고, 이는 에너지를 많이 소모하는 체제로 특히 높은 산소를 필요로 한다.

산소를 부가적으로 추가하는 것은 유익하며 필요로 하는 기생균(호기성)의 성장을 촉진한다. 소화가 잘되면 몸이 가뿐해지는 것은 알려진 경험이다. 산소가 농축된 물을 규칙적으로 마시면 소화가 잘되며 심리적으로 신체적인 신선함과 풍족감을 갖게 된다. 추천하는 양은 매일 1리터이며 1.5리터인 경우는 더욱 좋다.

식사 후에 많이 마시면 식곤증 특히 점심 후의 식곤증이 많이 줄어든다. 산소로 채워진 물을 마시는 데는 두 가지의 효과가 있다. 신선한 산소물에 포함된 섬세한 산소방울을 입 안에 넣었다가 천천히 마시는 방법에서는 구강점막과 모세혈관을 통해 커다란 혈액순환계통으로 직접 주입이 된다. 이는 혈액 전체의 산소 함유량을 높이고 일반적인 혈액순환을 촉진시키는 효과가 있다. 이런 효과는 조직에서의 높은 산소분압으로 알 수 있다. 이런 방법으로 산소물을 마시는 사람은 생기가 나는 것을 즉시 느낀다. 또한 빨리 마시면 소화기관과 간에 좋다. 물에 용해된 산소가 식도를 통해 장으로

간다. 여기에서 37도의 체온과 장의 운동(연동)으로 산소가 방출되어 장점 막을 거쳐 모세혈관으로 주입된다. 여기에 산소는 피에 흡수되고 문맥 (Pforteader)을 거쳐 간의 모세혈관에 투입된다.

신체의 화학공장이라고도 하며 말 그대로 제독효소와 소화효소를 만들어 내는 기관인 간을 산소로 씻어내는 것은 놀라운 영향을 준다. 지난 25년간 많은 과학적 연구에 의하면 입을 통한 산소흡입은 간 기능과 담즙형성에 안정적인 영향을 주고, 이는 지방질의 소화를 향상시킨다. 동물의 실험과 인체의 치료결과를 평가한 바에 의하면 중독증세로 나타나는 간 기능의 장애 처리가 빨라지고 약효과가 상승됨이 확인되었다. 특히 강조될 것은 위-장 연동에 미치는 영향이다. 산소로 채워진 물을 마시면 연동의 빈도와 강도가 상승됨을 확인할 수 있고 탄산수를 마시면 아무런 반응이 생기지 않는다.

위에 언급한 효과를 얻기 위해서는 산소물을 규칙적으로 매일 충분한 양 (최소한 0.5리터)을 마셔야 한다. 특히 신선한 물을 마셔야 한다. 이미 언급한 바와 같이 마시는 방법에 따라 다른 효과를 갖는다. 천천히 넘겨 산소물을 가능한 한 입에 오래 있도록 하면 생기의 효과를 주고, 빨리 마시면 내부기관 특히 소화기관과 간에 좋은 영향을 준다.

5) 물에 포함된 용존산소가 인체에 미치는 영향

용존산소(DO: Dissolved Oxygen)란 물속에 녹아 있는 산소의 양을 말하며, 하천 상류의 깨끗한 물에는 거의 포화에 가까운 정도의 DO가 들어 있으나 가정에서 버린 물, 공장에서 버린 물, 기타 썩을 수 있는 물질로 오염되어 그 양이 점점 적어지며, DO가 없으면 썩게 된다. 2ppm 이상이면 냄새가 나지 않으며 물고기가 살 수 있는 DO는 4ppm 이상이다. 자연수 중에 있어서 DO는 그 값이 크면 클수록 좋은 물이라 할 수 있으며, 깨끗한 자연수의 DO는 약 8ppm이다.

20℃의 대기하에서 순수 DO는 9ppm에서 포화 상태에 이르는데, 이 값은 온도가 오르면 감소하고 대기압이 오르면 증가한다. 또, 다른 용해 성분의 영향도 받는다. 물속에서 생활하는 어패류나 호기성 미생물은 용존 산소를 호흡하며 물속에 있는 유기물은 이것에 의해서 산화 분해되기 때문에, 용존 산소의 부족은 단지 어패류의 사멸을 초래할 뿐만 아니라 유기물 등이 잔류하여 물의 오탁을 가져오게 된다.

그러나 식수에 포함된 산소량의 변화에 대하여는 자연수인 경우 DO가 높은 물이 좋다고 사료된다. 그러나 수돗물을 끓일 경우는 산소량이 소비되나 식으면 대기 중의 산소가 용해되어 산소량이 증가하게 된다. 따라서 냉장고 등에 보관하여 차게 마시면 수중의 산소량은 증가하게 된다.

6) 산소수로 체내 독소를 해독한다!

▶ 독소에 찌든 몸 독소를 뽑아주마! - 황사, 환경호르몬, 스트레스

일반적으로 독소라 하면 술이나 담배, 각종 공해 등을 떠올린다. 그러나 독소는 우리가 일상적으로 섭취하는 동물성 식품과 인스턴트식품을 통해서도 무차별적으로 들어오고 있다. 그 외에도 농약, 환경호르몬, 전자파, 스트레스 등으로 인해 알게 모르게 체내에 독소가 계속 쌓이게 된다. 이와 같은 독소가 인체 내의 장기에 정체가 되어 혈액으로 유입이 되면 혈액의 품질이 떨어져 혈액순환이 제대로 되지가 않아 산소와 영양소를 제대로 공급받지 못한 세포들은 노화가 되고 각종 성인병과 난치성 질환을 유발하게 된다.

▶ 해독 식이요법 - 하루 물 2ℓ 이상 마셔야

이렇게 쌓인 독소를 해독하기 위해서 가장 좋은 방법은 깨끗한 생수를 하루 2ℓ 이상 마시고 신선한 유기농 야채를 섭취하는 것이 중요하다.

생야채와 과일의 섭취로 인체에 비타민C가 충분히 공급돼야 하는데 이것이 결핍되면 각종 질환에 대한 저항력이 감소돼 세균감염의 원인을 제공하게 된다.

산소수는 깨끗하고 신선할 뿐만 아니라 물속에 산소마저 풍부하게 함유하고 있어서 몸속의 독소를 해독하는 데 아주 훌륭한 물이다.

산소라는 기체는 워낙 미세하기 때문에 산소수 내의 산소는 장에서 확산

형태로 혈액에 흡수가 되기 때문에 음용 후 즉시 혈액으로 산소가 흡수된다.

이처럼 산소수용능력이 증가가 된 혈액은 혈구의 세포 면을 탄력 있게 하며, 모세혈관의 통과를 쉽게 함으로써 혈액순환이 원활하게 되도록 한다. 또한 산소수의 빠른 이뇨작용은 몸속의 독소를 체내로 배출하는 데 효과적으로 작용한다.

이처럼 산소수를 마셔서 독소를 배출하는 것이 수동적인 방법이라면 좀 더 적극적인 방법으로 '체외순환방식 혈액치료'를 통한 독소를 배출하는 방법이 있다.

▶ **혈액을 뽑아 산소 넣어 다시 체내에 투입**

포톤테라피(Photobiological therapy)는 광양자(포톤)치료기를 활용하는 시술로 혈액 순환 개선에 탁월한 효과가 있다. 시술방법은 자기 혈액을 50～100cc 가량 뽑아서 산소를 투입하고 특정한 파장의 빛(광양자)을 쏘인 후 다시 체내로 투입하는 것으로 의외로 간단하고 안전한 치료법이다.

광양자는 혈액의 백혈구, 적혈구를 활성화시키면서 모세혈관의 혈액순환을 개선하고 산소 수용능력을 증가시켜 조직 내 산소 공급을 증가시킨다. 또 혈소판의 응집력을 감소시켜 혈관 내벽의 혈전(핏덩어리) 형성을 감소시킨다. 이외에도 혈압을 낮추며 콜레스테롤을 감소시키고 혈당을 낮추는 작용을 한다. 이 같은 작용 때문에 동맥경화성 고혈압, 협심증, 뇌혈관 질환, 당뇨로 인한 망막증, 알레르기성 피부염, 아토피, 만성간염의 치료에 효과가 있다고 보고되고 있다. 시술 시간은 15～30분 소요되며 일주일에 1～2회, 총 10회 정도 받으면 된다. 그러나 포톤테라피는 절대 만병통치와 같은 치료가 아니다. 정확한 적응증이 있으며 이러한 각각의 적응증에는 적응증이 될 만한 분명한 논리적인 배경과 연구 결과와 수많은 임상 결과들이 뒷받침하고 있다.

▶ 유기체 내에서 산소작용

산소수나 포톤테라피의 목표는 체내의 산소수용능력을 증가시켜 맑고 깨끗한 혈액을 만들어서 혈액순환을 원활하게 하는 것이다. 체내의 풍부한 산소는 아래와 같은 여러 가지 증상에서 긍정적인 효과를 보인다.

적혈구(erythrocyte): 적혈구 생성(erythropoiesis)의 시뮬레이션, 적혈구는 형태변형이 가능하게 되며, 증대된 산소의 수용을 통해 증가된다.

백혈구(leukocyte): 즉각적 반응으로서는 경미한 백혈구 감소증상이 발생되며, 점착성과 식균작용(phagocytosis)의 상승이 나타난다.

장기적인 효과로서는 절제된 백혈구증대증산과 특히 호염기성 과립구(basophil granulocyte)의 현저한 증가가 발견된다.

결국에는 전체 백혈구 수의 최대치에 도달하며, 혈소판(platelet)의 공격능력, 혈액의 점착성은 감소되며 혈관 내의 내피층(endothelium layer)은 편탄성이 달성된다. 이로 인한 효과들은 혈압의 감소, 콜레스테롤의 감소 그리고 glucose tolerance의 개선이다.

7) "산소수가 당뇨병 환자에게 미치는 효과"

당뇨는 다음, 다식, 다갈의 증상을 보이므로 물을 많이 마시게 된다. 또한 당뇨는 피의 점성을 높여서(혈당이 증가하면 물에 꿀을 섞은 것처럼 끈적끈적해진다) 혈관계 합병증을 유발시킨다. 당뇨병의 여러 합병증 중에서 주된 사망원인은 혈관계의 질환과 신장질환이다.

산소수의 빠른 이뇨작용으로 인체의 유해물질인 요산 등을 신속하게 체외로 배출시키고 혈액의 세포들을 정상화시켜 당뇨의 합병증을 예방할 수 있다.

당뇨환자들이 기력을 얻기 위해서는 충분한 산소와 미네랄, 비타민 등이 공급되어야지만 포도당을 에너지로 사용할 수 있다. 포도당이 세포 내로 들어간다 하더라도 산소와 효소, 각종 비타민과 미네랄이 부족하면 포도당을 태울 수가 없어 포도당은 에너지로 쓰이지 못하고 무용지물이 되고 만다. 또한 인체의 산소공급부족은 스트레스 호르몬의 분비를 통해 포도당의 자극에 대한 인슐린 분비를 억제하여 혈당치를 상승시킨다.

인슐린을 분비하는 췌장의 미토콘드리아 DNA가 손상되면 인슐린을 분비하지 못하게 된다.

산소수를 꾸준히 음용함으로써 활성산소의 발생을 억제하고 세포에 지속적으로 충분한 산소와 영양을 공급하여 준다면 췌장에 베타세포의 재생을 기대해 볼 수 있다. 하지만 당뇨는 꾸준한 유산소운동이 필수이므로 걷기, 달리기 수영 등의 운동을 하면서 심폐기능을 강화시키고 항상 신선한 산소수로 체내에 풍부한 산소를 공급해 주는 것이 중요하다.

8) 살아 있는 산소＋파이낸스투물을 마시자

물 부족으로 고통을 겪고 있는 인구는 전 세계에 약 5억 명에 이른다고 한다. 세계 인구의 10%가 식수난에 시달리고 있는 것이다. 여기에 우리가 지금 마시고 있는 식수는 안전한 것인가? 인간의 생로병사는 마시는 물의 차이에 있다고 쓰인 『동의보감』처럼 성인은 하루에 7잔 이상의 깨끗한 물을 마셔야 한다고 한다.

물이 어떻게 인간의 몸속에서 반응하여 질병을 치료할 수 있을까?

20세기 초 식수에 염소를 첨가하여 장티푸스 예방을 성공적으로 이끈 영국을 시작으로 1908년부터는 미국에서도 식수의 염소화가 사용되었고 이는 질병 예방에 기여한 바가 크다. 하지만 1974년에 식수에 들어 있는 염소로 인한 독성물질의 형성됨이 알려지게 되었다. DBP(Disinfection byproducts: 살균부산물질)라고 불리는 유해부산물은 염소가 물에 들어 있는 유기물과의 화학반응을 일으켜 형성되는데 자연적으로 무해한 유기물질이 염소와 반응하여 항암물질이나 생식기능에 영향을 미칠 수 있는 물질이 형성되는 것이다.

DBP는 다양한 형태로 존재하며 염소와 관련된 대표적인 물질은 trihalomethanes(THM), haloacetic acids 등이 존재한다.

이 물질들이 암의 발생과 같이 인체한 유해한 영향을 주는지에 대한 연구는 30년이 넘게 계속되고 있으나 관련이 있다는 의견과 관련이 없다는 의견은 아직도 팽팽하게 대립되고 있다. 미국의 환경보호기구(Environmental Protection Agency)는 이 물질들이 암을 일으킨다는 결정적인 근거는 존재하지 않지만 방광암, 직장암과 대장암과의 관련이 있을 수 있음을 인정하고 있고 독성물질인 THM의 적정한계 농도를 80ppb로 제한하고 있다.

---

ppb

2006년 10월 26일 소시모에 발표한 항생물질의 잔류량은 매우 극미한 수준이다. 세계적인 권위를 가진 JECFA(Joint FAO/WHO Expert Committee on Food Additives, FAO/WHO합동 식품첨가물 위원회)에서는 스트렙토마이신의 경우 성인 1일 섭취허용량이 3mg이다. 이를 소시모의 발표결과인 20ppb와 비교할 경우, 하루에 벌꿀 15,000잔(10g/잔)을 음용하여야 섭취 허용량에 견주게 될 정도로 적은 양이다.

≪**1일 섭취량이란, 사람이 평생 동안 섭취하여도 아무런 영향을 나타내지 않을 것으로 예상되는 양을 의미한다**≫

특히 동물의약품 사용기준에 준하여 벌의 질병 예방목적으로 사용이 허가된 항생물질인 테트라시클린계는 지난 1995년부터 세계에서 가장 엄격한 기준인 20ppb 수준으로 관리해 오고 있다. 이는 미국, 일본 등 선진국 기준인 300ppb와 비교할 때 15분의 1 수준인 것이다.

ppb라는 수치란? 1g = 1,000mg, 1mg = 1,000ppm, 1ppm = 1,000ppb로 스쳐만 가도 나오게 되어 있다.

▸ 우리 인체에 좋은 물은 어떤 물일까?

• 산소(Oxygen)

산소는 가장 광범위하게 존재하는 물질이자 생명의 존재를 위해서 필수적인 요소이다. 산소는 우리 몸과 정신, 마음에서 일어나는 모든 생물학적인 또는 생물에너지 과정에 관련된다. 따라서 산소를 치료도구로 활용한다면 세포나 조직의 손상을 치료하는 데 큰 도움이 된다. 산소가 부족하면 모든 생명체와 같이 인간도 심각한 질병에 걸릴 수 있다. 실험실에서 배양된 세균에 산소가 부족하게 되면 DNA 합성이 불규칙해진다. 산소는 몸의 내, 외부에서 일어나는 연소 과정에 참여한다. 그 과정에서 이산화탄소, 물, 노폐물, 에너지가 방출된다. 이 에너지는 모든 세포가 제 기능을 다하는 데 사용된다. 인간은 음식을 섭취하지 않고 2주, 물을 마시지 않고 1주 정도 생존할 수 있지만 산소 없이는 단 몇 분도 살 수 없다. 공기 중에는 21%의 산소가 있다. 산소는 물에 녹는다. 예를 들자면, 폭포 근처에 가면 대기 중 산소 농도가 높다. 물에 산소를 충만하게 채울 수 있는 것이다. 그렇게 되면 그 물은 양질의 물로 바뀐다. 산소는 공기와 물, 땅을 구성한다.

- 자연 속의 산소 분포(Distribution of oxygen in nature)

물 89%, 지각 46%, 공기 21%

- 산소수 치료법

산소수 치료법(Oral Oxygen Therapy/OOT, Peroral Oxygen Therapy/POT)은 1970년 독일 A. Pakdaman 박사에 의해 최초로 임상실험에 적용되었다.

A. Pakdaman 박사는 1988년 산소수 치료법을 독일을 비롯한 유럽에 하나의 독립적인 치료법으로 소개하였다. 1993년 12월 4일 A. Pakdaman 박사는 산소수 치료법에 관한 임상 과학 연구의 공로를 인정받아서 뮌헨 소재 독일 연구 재단이 수여하는 '생물학 및 자연 치료 의학' 분야의 최우수 연구상을 수상했다. 2000년 12월 10일 A. Pakdaman 박사는 종양학 분야에서의 임상과학 연구와 산소 연구, 그중에서도 특별히 산소수 치료법 연구 결과를 인정받았다.

- 자연 속의 기체량(Gas continent in nature)

인간이 소비하는 산소의 원천은 호흡하는 공기이다. 공기는 여러 가지 기체의 혼합물로서 산소 21%, 질소 78%로 구성되어 있다. 또한 아르곤, 헬륨, 네온, 라돈, 크립톤, 제논과 같은 희소 기체를 모두 합쳐도 1% 미만이며, 탄산가스도 0.03% 정도 공기 중에 존재한다.

- 인간의 몸에 산소가 부족하다면 나타나는 현상

  - 뇌에 산소공급이 중단될 경우 생리학적으로 5분 이내에 뇌의 활동이 중단되어 세포파괴가 시작된다고 한다.

  - 풍부한 산소 공급만이 뇌 기능이 활성하게 된다.

  - 태아는 태반을 통해 산소와 영양분을 공급받으며, 태아의 뇌는 임신 4~6개월 사이에 주로 발달한다.

  - 임산부는 태아의 건강을 위해 산소와 영양분이 2배 이상 더 필요하므로 충분한 산소 공급은 필수이다. 산소 섭취량이 적으면 태아의 뇌가 발달하지 못하여 저능아, 지진아, 기형아 등을 출산할 수 있는 위험이 높다.

  - 산소가 부족하여 탄산가스 배출을 잘 시키지 못하면 잔류 가스로 인해 혈액이 산성화된다.

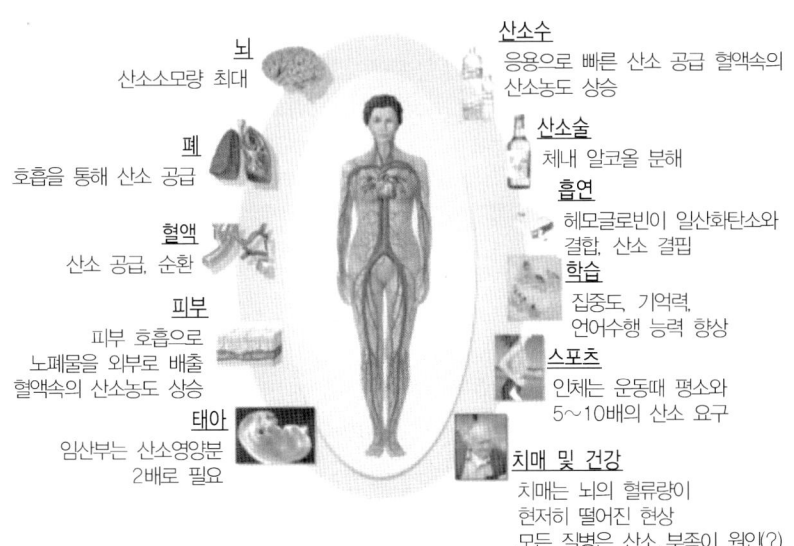

뇌
산소소모량 최대

폐
호흡을 통해 산소 공급

혈액
산소 공급, 순환

피부
피부 호흡으로
노폐물을 외부로 배출
혈액속의 산소농도 상승

태아
임산부는 산소영양분
2배로 필요

산소수
응용으로 빠른 산소 공급 혈액속의
산소농도 상승

산소술
체내 알코올 분해

흡연
헤모글로빈이 일산화탄소와
결합, 산소 결핍

학습
집중도, 기억력,
언어수행 능력 향상

스포츠
인체는 운동때 평소와
5~10배의 산소 요구

치매 및 건강
치매는 뇌의 혈류량이
현저히 떨어진 현상
모든 질병은 산소 부족이 원인(?)

- 혈액 속의 산소 증가는 산소를 운반하는 적혈구(헤모글로빈)의 증가를 의미하며 적혈구가 많으면 혈관의 콜레스테롤 등의 불순물을 더 많이 정화한다.
- 피부는 피부호흡을 통해 체내에 쌓인 노폐물을 외부로 배출시키며 산소수는 피부세포를 활성화시키고 피부혈액순환을 촉진시키는 마시는 화장품 역할을 한다.
- 인체는 운동할 때 평소보다 5~10배의 산소를 요구하며 산소는 에너지를 발생하는 데 필요한 연료이다.
- 산소 공급이 부족하면 산화물이 몸 안에 축적되어 피로를 빨리 느끼게 된다.
- 체내 알코올을 분해하기 위해서는 산소라는 연료가 반드시 필요하며 알코올 분해를 위해 산소가 소모되면서 신체는 저산소증 상태가 된다.
- 담배 연기 속의 일산화탄소는 헤모글로빈과 결합하는 힘이 산소보다 200배 강하며 헤모글로빈이 일산화탄소와 결합하면 산소 수송 능력이 저하됨에 따라 산소 공급이 원활하지 않으며 신체 기능이 비정상적으로 작동한다.
- 노인성 치매의 주요 현상은 뇌의 혈류량이 현저하게 감소하며 혈류량이 적어지면 산소공급도 부족해져 뇌기능이 저하되므로 치매현상 발생 위험이 높다.

독일 종양학자 A. Pakdaman 박사는 세계 최초로 산소수를 이용한 임상실험을 통하여 지금과 같은 결과를 얻게 되었다고 한다. "산소수가 얼마나 우리 몸에 소중한가를 일깨워 주는 부분이다.

<출처: http://www.oxywellkorea.com>

16. 이산화탄소 농도 규제

이산화탄소는 주로 실내 공기질 또는 환기상태의 척도로 사용되고 있으며, 실내공간에서 농도가 증가하면 호흡에 필요한 산소의 양이 부족하게 되어 일산화탄소와 함께 중요한 실내오염물질 중의 하나로 취급되고 있다.

이산화탄소는 사람의 호흡에 의해 주로 배출되고 연료의 연소 시 발생되는 물질로서 미국의 경우는 실내 환기조건을 CO_2를 기준으로 2,000ppm을 권장하고 있으나 우리나라와 일본의 경우는 1,000ppm을 기준으로 한다.

우리나라에서 1,000ppm(0.1%)을 실내환경 기준으로 설정한 이유는 1,000ppm을 기점으로 하여 인체의 대사 작용이 일어나기 때문(이산화탄소 농도가 1,000ppm이 되면 호흡운동을 증대하여 폐포 내 환기를 증대하며, 폐포 내의 이산화탄소량을 일정하게 유지하려 함)이다.

1) 이산화탄소의 농도가 인체에 미치는 영향

공기 중의 이산화탄소 농도가 4% 이상으로 상승하면 폐에서의 이산화탄소 배출이 장해가 된다. 이산화탄소 농도가 4%까지는 인체에 위험한 영향은 없으나 이산화탄소를 배출시키기 위해 여유에너지(호흡수, 호흡량의 증가)를 사용하지 않으면 안 된다.

4% 이상이 되면 공기 중의 이산화탄소 농도가 높아져 체외로의 배출이 곤란해져 여러 가지 영향이 발생한다.

농도	증상
1%	호흡속도가 소량 증가함
2%	호흡속도가 평소보다 50% 정도 상승하며 지속적인 노출은 두통과 피로를 느끼는 원인이 됨
3%	호흡 증대와 안면온감, 일상 호흡속도보다 2배 빨라지고, 동작이 느려지며 난청/두통 및 심장 박동과 혈압이 상승함
4~5%	두통, 충혈, 안면홍조, 혈압 상승. 눈귀 자극 호흡속도가 평소보다 4배 증가하며 중독증상이 나타나고 숨 쉬기 힘들어짐
6%	피부혈관의 확장, 구토
7~8%	정신활동의 장애, 호흡곤란 - 호흡이 매우 느려지며 두통, 시각 장애 및 판단력이 흐려지며 수 분 내 의식불명이 될 수 있음
10% 이상	무호흡, 무의식, 사망 질식으로 인한 사망사고가 발생할 수 있음

※ 취침 중의 탄산가스 농도의 변화와 환기효과
※ 신선한 공기의 도움*

　　깨끗하고 신선한 공기의 영향은 신체 조직 전반에 걸쳐 혈액 순환을 원활하게 하는 원인이 된다. 공기는 신체를 신선하게 하고, 굳세고도 건강하게 해 주는 경향이 있는 동시에 그 영향이 결정적으로 정신에 미쳐 어느 정도 침착성과 평온함을 끼쳐 준다. 그것은 식욕을 돋워 주며 음식의 소화를 더욱 완전하게 해 주고 깊은 단잠을 자게 한다.

　　폐는 할 수 있는 대로 최대한도의 자유를 가져야 할 것이다. 폐의 기능은 자유로운 활동으로 말미암아 발전된다. 폐는 조이거나 압박하면 기능이 감소된다. 그러므로 특히 앉아 일하는 직업, 허리를 구부리고 일하는 습관은 허다한 나쁜 결과를 가져온다. 이러한 자세로는 깊은 호흡을 할 수 없는 것이다. 형식적인 호흡은 얼마 안 되어 습관이 되고 그리하여 폐는 팽창할 힘을 잃어버린다. 끈을 꼭 매어도 꼭 같은 결과를 가지게 된다.

이리하여 산소의 충분한 보급을 받지 못하므로 혈액은 느리게 움직인다. 따라서 폐로부터 내버려져야 할 폐물과 독소는 그대로 남게 되고 피는 더럽게 된다. 피부는 혈색이 나빠지고 소화는 잘 안 되고 심장은 답답하고 머리가 흐리고 생각이 산란하고 정신이 음울해져서 전신이 무겁고 둔하게 되며 병들기가 쉽게 된다.

17. 산소발생기

공기 중에 산소를 분리 또는 발생하여 공급함으로써 실내의 산소농도를 높여 호흡을 통한 산소의 공급을 늘리도록 만든 제품이다.

과산화수소수에 아이오딘화칼륨 같은 촉매를 넣어서 산소를 발생시킬 수는 있지만 가정에서 사용할 정도로 경제적이고 편리한 방법은 아니다. 공기를 매우 낮은 온도로 냉각, 압축시켜서 공기의 주성분인 질소와 산소를 분리시킬 수도 있다. 요즘 줄기세포 논란 덕분에 텔레비전에서 자주 보게 된 섭씨 영하 196도의 초저온 장치에 사용하는 액체 질소는 대부분 그렇게 만들어진다. 압축 공기를 이용해서 액체 질소를 생산하는 공장에서는 부산물로 산소가 생산된다. 79%의 질소와 21%의 산소로 구성된 공기에서 질소를 분리시킨 후에 남는 것이 바로 산소다. 병원이나 화학 공장에서는 그렇게 생산한 순수한 산소를 사용한다.

그렇다면 시중에서 인기를 얻고 있는 산소발생기의 정체는 무엇일까? 대부분의 산소발생기는 촉매나 분리막을 이용해서 공기 중의 산소를 추출하는 장치다. 산소와 질소가 달라붙는 정도가 조금 다른 제올라이트나 통과하는 속도가 조금 다른 고분자 합성 분리막을 이용한다. 그런 제올라이트나 분리막에 압축 공기를 불어넣는 과정을 반복하면 공기는 산소가 농축된 부분과 질소가 농축된 부분으로 분리된다. 시중에 등장한 산소발생기는 분리된 두 부분 중에서 산소가 농축된 부분을 이용하는 장치다.

물리적인 분리 방법을 이용하는 그런 장치로는 새로운 산소를 만들어 내지 못한다. 그래서 산소발생기를 제대로 사용하려면 반드시 실외의 공기를 흡입해서 산소가 농축된 부분을 실내로 불어넣고, 산소가 줄어든 부분은 다시 실외로 배출시켜야만 한다. 만약 밀폐된 실내에서 산소발생기(분리형)를 작동시키면 실내의 산소 농도는 절대 늘어나지 않는다. 산소가 농축된 부분과 산소가 줄어든 부분을 다시 합쳐 버리면 결국 실내 공기는 처음과 똑같아져 버린다. 또한 25 ~ 30%의 산소농도를 발생시키는 산소발생기라면 문이나 창문을 한 번 여닫는 환기에도 주변의 농도와 똑같은 농도로 맞춰져 버리게 된다. 산소발생기 앞이나 밀폐된 공간이라면 산소의 농도가 좀 올라갈 수는 있겠지만 그조차도 환기 한 번에 외부의 산소농도와 같아져 버리는 것이다.

산소발생기가 산소를 분리해 내는 장치인지 화학적인 방법을 이용하여 새로운 산소를 추출하여, 실제로 산소를 발생시키는 것인지 구별하는 것은 간단하다. 새로운 산소를 발생시키는 산소발생기라면 정기적으로 원료를 넣어주어야 한다. 원료를 넣어주지도 않고, 외부로 연결된 관도 없는 산소발생기는 필터를 사용한 단순한 공기 정화기와 크게 차이가 없다.

그리고 이렇게 발생된 산소를 흡입하는 방법에 따라서도 직접 흡입을 하느냐 아니면 공기 중으로 산소를 배출하여 흡입하느냐에 따라 그 효율은 엄청난 차이가 있다.

　"실제로 전용면적 25평 아파트(체적 200입방미터)의 거실에서 분당 8리터급 산소발생기를 3시간 가동할 경우, 산소농도는 20.5%에서 20.9%로 사용 전보다 0.4%밖에 높아지지 않았고, 이조차도 창문이나 현관문을 통해 짧은 시간 환기를 시키면 바깥 공기의 산소농도 수준과 다시 비슷해졌다. 12시간 이상 산소발생기를 계속 사용해도 산소농도가 1% 미만 수준의 순도증가가 나타났다. 이처럼 산소 농도가 증가하기 어려운 것은 공기통로가 많아, 자연 환기율이 높고, 가스기기 등의 사용으로 산소소모가 많기 때문이다. 산소발생기를 사용하여 아파트 전체 공간의 산소농도를 높인다는 것은, 매우 어려운 문제이므로 넓은 공간에서 고농도의 산소를 마시기 위해서는 산소분출구와 인체와의 거리를 가급적 짧게 하고, 산소분출구의 높이를 사람의 키 이상으로 높이는 등의 설치상의 배려가 필요하다"고 산소발생기 업체 측에서도 말하고 있다. 따라서 폐질환을 가진 환자들은 순도 90% 이상의 산소를 가습기를 거쳐 적절한 습도의 산소로 만들어 흡입하여야만 그 효과를 볼 수 있다.

　또한 호흡과정에서 이산화탄소나 기타의 공기오염 물질에 인해서 호흡의 방해를 받지 않아도 20의 산소를 마신다면 그중 15는 이산화탄소와 함께 다시 날숨으로 배출된다. 공기가 좋은 바닷가나 산에서 상쾌함을 느끼는 것은 비단 산소농도뿐만이 아니라 공기의 오염이 적기 때문에 그만큼 호흡하기가 편하므로 상쾌하게 느끼는 것이다.

18. 고농도 산소수

1) 산소농도

소득 수준이 높아짐에 따라 건전하고 건강한 삶을 위한 소비 방안을 모색하는 경향이 갈수록 뚜렷해지고 있다. 이른바 웰빙 열풍이다. 이러한 웰빙 열풍을 타고 전 세계적으로 산소수 시장이 각광을 받고 있다.

산소수란 물속에 녹아 있는 산소 비율을 기존 생수에 비해 혁신적으로 높인 제품이다. 이미 유럽이나 북미에서는 1970년대부터 산소수의 연구가 시작되었으며 고농도 산소수의 제조방법이 최근에 개발되면서 판매가 본격화되기 시작했다.

보통 시중에서 판매되는 생수의 용존 산소량은 4~7ppm 정도다. 그러나 산소수의 경우 용존산소량이 30~150ppm에 이르는 여러 가지의 산소수제품이 판매가 되고 있다. 이처럼 산소수제품의 산소농도가 다양한데 과연 산소수의 산소농도와 인체는 어떤 상관관계가 있는 것일까?

2) 산소수의 효과

사람은 호흡을 함으로써 폐를 통하여 산소를 공급받고 있다. 하지만 물로 산소를 공급하게 되면 호흡과는 다르게 위와 장의 점막에서 흡수되어 혈액순환 시 모세혈관을 통하여 산소가 체내에 공급된다.

Dr. Zoital은 연구를 통하여 "음용으로 섭취한 산소는 호흡기관(폐)을 통하여 섭취한 산소보다 각 세포조직에 전달하는 속도가 10배 이상 빠르며 세포 재생 과정에서도 더욱 강력하게 작용한다. 호흡을 통하여 섭취한 산소는 '간'의 산소를 8% 증가시키는 반면 음용을 통하여 섭취한 산소는 '간'의 산소를 43%까지 증가시킨다"고 밝혔다.

비　교	자연 호흡법	산소수 음용
체내(혈액) 산소공급	호흡→허파→심장→각 세포조직	음용→구강점막과 위장 →간문맥→각 세포조직
'간'의 산소량	8%	43%
혈액 내 산소압력 (운동 후 혈액 내 산소압력이 90% 이하로 저하된 상태에서)	95% 도달 시까지 2시간 이상 소요	음용 즉시 96.7% 도달
혈액 내 백혈구 수와 헤모글로빈 산소포화도(질병예방)	변동 없음	다량 증가

Dr Maria Zoital, Literary Riview of oxygen therapy(June, 1992) 원문 생략 번역내용

W. Forth, O. Adam 박사는 유럽의학저널(2001년 11월 발표)을 통해 토끼에게 산소수를 주입한 후 산소분압, 이산화탄소분압, 혈액의 수소이온농도의 변화를 측정한 결과를 발표하였다. 이 실험에서 보는 바와 같이 산소농도가 높을수록 체내의 산소농도, 즉 산소분압이 올라가는 것을 확인할 수가 있으며 산소농도가 높을수록 그 산소분압이 높게 유지되는 시간 또한 길어짐을 알 수가 있다.

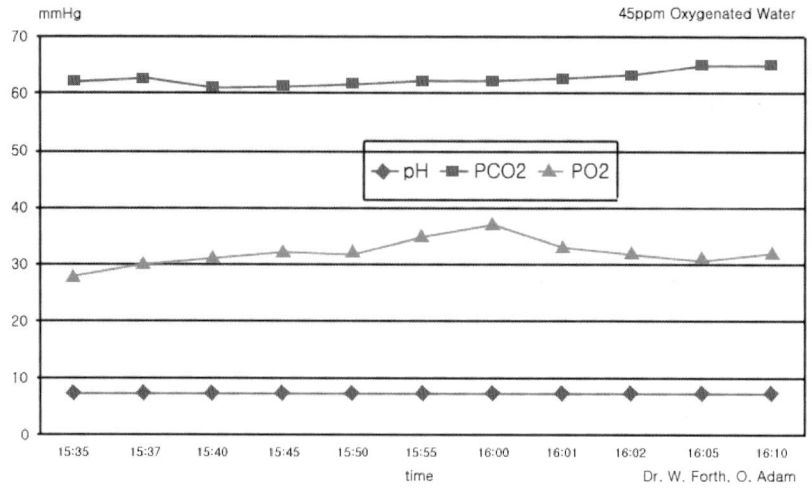

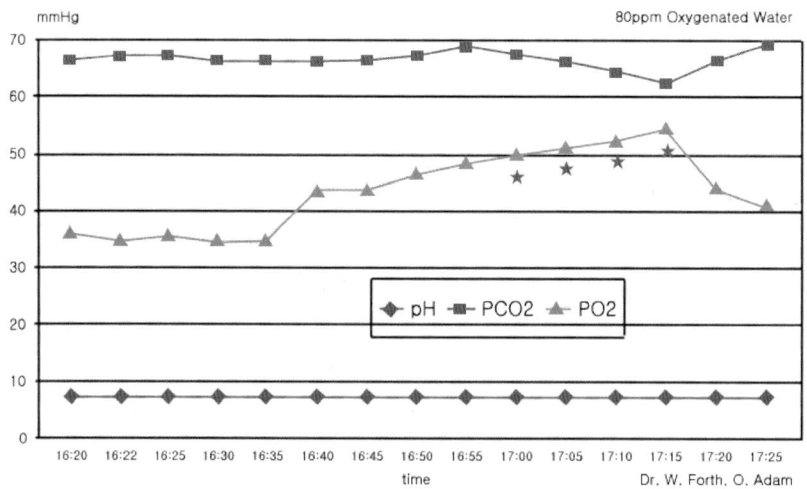

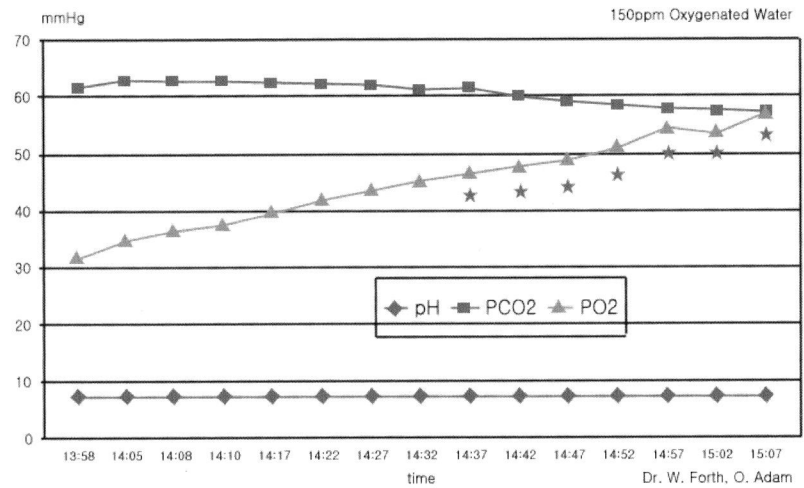

pH: 혈액의 수소이온농도 PCO$_2$: 혈중 이산화탄소분압 PO$_2$: 혈중산소분압

아래는 아쿠아부스트(AquaBoost)에서 2002년 8월, 성인 남녀에게 100ppm 의 산소수를 마시게 한 후 산소분압의 변화를 측정한 결과이다.

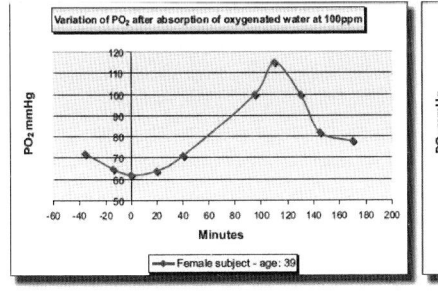

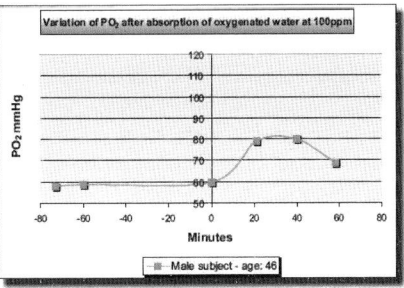

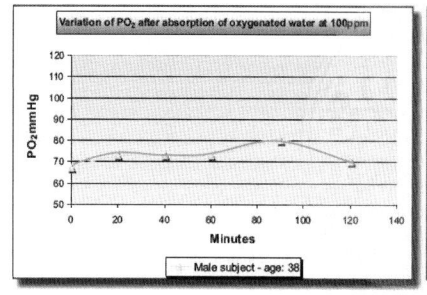

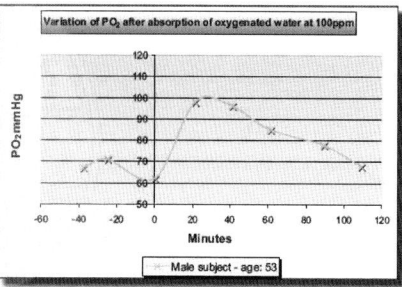

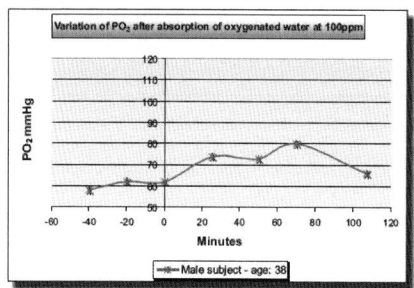

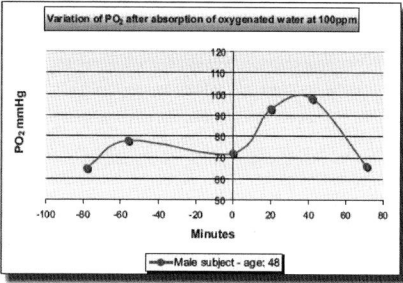

위 그래프에서처럼 동물실험이 아닌 사람에게 실시한 실험에서도 개인마다 차이가 조금씩은 있지만 역시 산소수를 마신 후 혈액 내의 산소공급이 30%에서 100%까지 상승하였다. 이처럼 고농도 산소수는 혈액의 산소공급을 증가시킴으로써 혈액의 산소분압을 상승시킴으로써 건강에 커다란 도움을 줄 수가 있는 것이다.

1기압하에서의 정상인의 동맥혈 산소분압은 80~100ppm이다. 인체 내에서 확산작용으로 가스교환이 일어남을 감안할 때 마시는 산소수의 농도는 80ppm 이상 되어야만 인체의 산소분압을 높일 수가 있으므로 인체에 긍정적인 효과를 기대할 수 있는 것이다. 아래의 도표는 정상인의 동맥혈 산소분압을 나타낸 것이다.

구 분	동맥혈	혼합동맥혈
PH(수소이온농도)	7.40(7.35∼7.45)	7.36(7.39∼7.41)
PO_2(혈중산소분압)	80∼100mmHg	35∼40mmHg
SaO_2(산소포화도)	95% 이상	71∼51%
PCO_2(혈중 이산화탄소분압)	40(35∼45)mmHg	41∼51mmHg
HCO3 - (탄산수소이온)	24(22∼26)mEg/ℓ	22∼26mEg/ℓ
BE(base excess)	- 2∼ + 2	- 2∼ + 2

*PO_2(혈중산소분압)가 신생아는 40∼60mmHg, 60세 이상은 80mmHg 이하여도 문제가 되지 않는다.

일반적으로 인체혈액 내 산소 분압이 **20mmHg** 상승하는 것은 치료 효능을 가지고 있다고 볼 수 있으며, 혈액 내 산소 수치 증가는 전염병, 오래된 상처, 빈혈, 수술 후 상처 치료, 척수 외상, 뇌 손상, 화상 환자치료에 이용되어 왔다.

혈액 내 산소 분압의 증가는 또한 인식 능력, 저혈압, 우울증, 불면증, 만성 근육통, 만성 피로, 호흡기 및 심장 질환, 신진대사 촉진 같은 부분에서 개선효과를 나타내는 것으로 의학적으로 증명이 되었다.

독일의 뮌헨 적십자병원에서는 "음용 산소수는 인체에 전혀 해가 없다"라고 밝혔다.

※ 참고문헌
- (주) 옥시라이프 홈페이지
- 『ABGA의 해석』: 정석목(부산백병원 체외순환사)
- 『산소가 풍부한물』: 신흥대 방사선과 박일영 교수

- AquaBoost‑Technical doc‑ument: Page 30‑33.

『Medical Research, Human testing』
- EUROPEAN JOURNAL OF MEDICAL RESEARCH(2001. 11. 20): 『Uptake of Oxygen from the intestine‑Experiments with Rabbits』

3) 산소수 특징

산소수에 함유된 용존산소(Dissolved Oxygen, DO: 물에 녹아 있는 유리 산소의 양을 말한다)는 구강점막과 위장에서 혈액으로 흡수되고 혈류작용을 통해 각 세포 조직에 공급되어 신진대사에 필요한 에너지(연료)로 쓰인다.

① 고농도 산소수에 함유된 용존산소는 위장에서 혈액으로 흡수되고 혈류작용을 통해 각 세포 조직에 공급되어 신진대사에 필요한 에너지(연료)로 쓰인다. 음용으로 섭취된 용존산소는 호흡기관(폐)을 통하여 섭취된 산소(기체산소)와 비교하여 각 세포조직에 흡수 전달하는 속도가 10배 이상 빠르며 '근육세포'와 '세포재생' 과정에서도 더욱 효과적이다.

② 호흡(폐)을 통하여 섭취한 산소(기체)는 '간'의 산소량을 8% 증가시키는 반면 음용을 통하여 섭취한 산소는 43%까지 증가시켜 준다.

4) 고농도 산소수란

우리가 마시는 물속에 산소를 과포화 상태까지 함유시켜 마심으로써 폐를 통한 호흡 이외에 위와 장을 통해 산소를 공급할 수 있다.

산소란 물에 잘 녹지 않는 특징을 보인다. 이러한 산소를 물속에 과포화 상태까지 용해시켜 일반 물보다 10~30배까지 많은 양의 산소가 녹아 있는 물이다. 산소를 물에 용해시킬 수 있는 방법은 크게 개방형수조용해방식과 밀폐수조용해방식(가압식)으로 나뉜다.

밀폐수조용해방식(가압식)은 고압탱크 안에 산소와 물을 넣고 강제로 가압시켜 물에 산소를 억지로 밀어 넣는 형태의 용해 방식이다. 이 방식은 100ppm 이상의 고농도 산소수를 생산해 낼 수가 있지만, 연속적인 용해가 불가능하며 비용이 과하게 든다는 단점이 있다. 또한 상압에서 급속히 산소가 빠져나가는 현상도 일어난다. 그 외에도 가압방식으로는 일반 가정에서 마실 수 있는 정수기 형태로의 제작이 불가능하므로 이 방법을 통해서 가정에 산소수를 공급하기에는 어려움이 많다. 따라서 주로 유럽이나 북미, 일본 등지에서 산소음료를 만드는 데 이 방식을 사용했다.

개방형수조용해방식은 고압탱크가 아닌 상압의 탱크에서 산소를 물에 용해시키는 기술이다. 산소를 미세기포화하여 물속에 산소를 용해시키는 방식이다. 따라서 개방형 수조방식인 정수기에도 적용이 가능하므로 일반 가정에서도 산소수를 공급받을 수 있다는 장점이 있다. 하지만 산소를 물에 용해시키는 일이 쉽지 않으므로 이 방식에서 문제가 되는 것은 산소수의 농도였다. 아무리 많은 양의 산소를 주입해도 40ppm을 넘기기가 어려운 단점이 있었다. (주)옥시라이프의 D. O－CON방식은 이런 단점을 보완하여 80～120ppm의 고농도 산소수를 연속적인 생산이 가능하며 비용도 적게 들도록 개발한 용해방식이다. 이 방식은 현재 특허를 받아 일본에 대형 산소수 제품 생산용 용해기(Otonic P－150)를 수출하고, 국내에서 현재는 산소수정수기 형태의 제품으로 출시되었다. 연말에는 이 D. O－CON 용해방식으로 생산하는 산소수 PET 제품이 국내에도 출시될 예정이다. 이 방식으로 산소를 물에 용해하게 되면, 비용이 가압방식에 비해 10배 이상 적게 들며 연속적인 충진이 가능하다. 또한 개방수조용해방식의 문제점인 40ppm의 한계를 극복하여 80～120ppm의 고농도 산소수의 생산이 가능하도록 했다.

이렇게 생성된 80ppm 이상의 고농도 산소수는 인체의 구강을 통해 흡수된다. 산소수에 함유된 용존산소는 구강 점막과 위장에서 혈액으로 흡수되고 혈류작용을 통하여 각 세포 조직에 공급되어 신진대사에 필요한 에너지로 쓰인다. 산소수를 통한 산소의 흡수는 폐활량(폐의 크기와 능력)에 상관없이 산소를 호흡보다 빠르게 인체 내에 공급해 주게 된다. 음용으로 섭취한 산소는 호흡기관(폐)을 통하여 섭취한 산소보다 각 세포조직에 전달하는 속도가 10배 이상 빠르며 세포 재생 과정에서도 더욱 강력하다.

호흡을 통하여 섭취한 산소는 '간'의 산소를 8% 증가시키는 반면 음용을 통하여 섭취한 산소는 '간'의 산소를 43%까지 증가시킨다.

비 교	자연 호흡법	산소수 음용
체내(혈액) 산소공급	호흡→허파→심장→각 세포조직	음용→구강점막과 위장→ 간문맥 →각 세포조직
'간'의 산소량	8%	43%
혈액 내 산소압력 (운동 후 혈액 내 산소압력이 90% 이하로 저하된 상태에서)	95% 도달 시까지 2시간 이상 소요	음용 즉시 96.7% 도달
혈액 내 백혈구 수와 헤모글로빈 산소포화도(질병예방)	변동 없음	다량 증가

* 2001 뮌헨 과학기술대학 Dr. Rer. nat E. F Elstner
Dr. Maria Zoital. A - 2009 Literary Review of oxygen Therapy(June, 1992)

아쿠아부스트사가 자사 제품을 먼저 동물실험을 하였고, 이 결과를 분석한 후 사람을 상대로 실험한 결과이다. 개를 대상으로 한 실험은 정맥에 산소수를 주입하는 방법과 위에 직접 산소수를 주입하는 방식으로 진행되었고, 실험결과 산소수를 주입한 개들에게서 산소포화도와 산소분압이 월등히 높아짐을 알 수 있었다.

이후 실시한 사람을 대상으로 하는 산소수 실험은 주사방법이 아닌 마시는 방식으로 진행되었고, 그 결과 산소수 음용 후 혈액 내 산소 공급이 30%에서 100%까지 증가하였다. 혈액 내 산소 분압이 20mmHg 상승하는 것은 치료 효능을 가지고 있다고 볼 수 있으며, 혈액 내 산소 수치 증가는 전염병, 오래된 상처, 빈혈, 수술 후 상처 치료, 척수 외상, 뇌 손상, 화상 환자 치료에 이용되어 왔다.

혈액 내 산소 분압의 증가는 또한 다음과 같은 부분에서 개선효과를 나타내는 것으로 의학적으로 증명이 되었다. - 인식 능력, 저혈압, 우울증, 불면증, 만성 근육통, 만성피로, 호흡기 및 심장 질환, 신진대사 촉진.

고농도 산소수를 다시 강조하면 물속에 녹아 있는 산소(용존산소)를 과포화농도까지 용해하여 일반적인 물속에 녹아 있는 용존산소 농도보다 10배~15배 이상 높게 함유되어 있는 물을 의미한다.

구분	수돗물	일반물	장수촌의 물 (천연 샘물)	일반 산소수	고농도 산소수 (옥시 라이프)
용존산소(ppm)	4	8~10	12~15	40~60	80~100

자연계의 오염되지 않은 물(상수도, 지하수, 약수, 정수 등)속에는 일정량의 산소가 녹아 있다. 수온에 따라 용존 포화도(용해 한계)가 달라지지만 상온의 대기압하에서의 용존산소 농도는 대략 6~8ppm 정도이다. 물속의 용존산소는 모든 식물과 생물 등에 있어서 필수 불가결의 요소로 존재하며 용존산소가 부족할 경우 식물과 생물 등은 죽게 된다[식물과 생물체(어류 등)의 경우 용존산소 농도가 2ppm 이하에서는 사멸함].

용존산소는 인체의 건강과 수명에 있어서도 깊은 함수관계를 가진다. 참고로 세계적인 장수촌(불가리아, 일본 등)의 물에는 일반적인 물과 비교하여 용존산소의 농도가 약 1.5배 이상 높게 함유되어 있다.

5) 고농도 산소 항암요법

산소는 생명 유지에 가장 중요한 것 중의 하나이다. 이는 영양공급보다 앞서 있다. 너무 흔하고 보이지도 않기 때문에 산소의 중요성을 잊고 살고 있지만 음식은 먹지 않아도 수일을 살 수 있지만 1분만 산소가 부족해도

200만 개의 뇌세포가 영원히 불능상태가 되며, 3분만 중단되면 사망에 이른다.

생명이 위태로운 환자에게 가장 먼저 하는 일은 산소를 공급하는 일이다. 산소 호흡기를 제거하면 즉시 사망하는 것을 보면 산소와 생명은 직결되어 있는 것이다.

산소는 호흡을 통해서 약 70%가 공급되고 물과 음식물을 통해서 30%, 그리고 피부를 통해서도 약간씩 공급되나 공기와 물의 오염, 화학섬유의 옷을 입음으로써 만성적인 산소결핍으로 각종 질병이 생기게 된다. 암은 체내에서 산소가 부족하거나 적절히 이용하지 못한 결과 발생하는 질병이다. 물론 암뿐만 아니라 만성 퇴행성(고혈압, 당뇨, 뇌졸중, 간경화, 관절염 등) 질환 대부분이 이에 해당된다. 물고기가 물이 없으면 살 수 없듯이 우리 몸을 이루고 있는 세포는 산소가 없으면 살 수 없다. 암은 산소가 부족하기 때문에 생겼으므로 고농도 산소를 공급하면 암세포는 살 수 없게 된다. 암세포는 이산화탄소와 활성산소로 인해 생성되기 때문에 고농도산소를 주입하여 이산화탄소를 배출시키면 암세포는 죽게 된다. 암의 치료하는 데 있어 가장 우선해야 할 것은 산소요법이라고 할 것이다.

지금까지는 대형병원에나 있는 고압산소설비를 이용하는 방법밖에 없었으나 근래에는 미국NASA에서 우주인을 위하여 개발한 고농축액체산소가 국내에 수입되어 쉽게 고농축산소를 마실 수 있게 되어 암환자에게는 매우 다행스러운 일이다.

고농축산소는 암치료에 매우 효과적이라는 사실이 많은 연구에서 이미 입증되어 있으며 항암치료, 방사선치료 중에 고농축산소를 마시면 부작용을 현저하게 줄여준다.

용해산소는 쉽게 설명하면 사이다에 이산화탄소를 녹이듯이 혈액에 산소를 녹이는 방법과 같다. 혈액을 통하여 고농도산소가 암세포에 도달하는 순간부터 암세포는 괴사가 시작된다.

고농축산소(100,000ppm: 일반생수 8ppm)는 요구르트보다 조금 큰 정도의 크기여서 휴대하기 쉬우며 물이나 음료수 등을 마실 때 30방울씩 섞어서 마시면 된다.

일반생수 한 컵 150cc에 30방울을 섞어서 하루 6컵을 마신다면 생수 한 드럼(200ℓ)보다 많은 225ℓ를 마시는 것과 같다.

깊은 산속이나 공기 좋은 곳에 살면 고농축산소가 필요 없지 않느냐고 생각할 수 있는데 물에 녹은 산소가 세포조직에 흡수되는 속도는 공기 중의 산소에 비해 10배 이상 빠르다. 우선 폐로 흡수되는 산소는 8% 정도가 활용되는 반면 산소가 액체 용해산소를 통해 위와 장을 통해 흡수된 산소는 약 43%가 활용이 되므로 비교자체가 되지 않는다.

6) 산소수 공급방법

산소를 섭취하는 방법에는 물을 통한 음용과 호흡을 통한 방법이 있으며 그중 물을 통한 섭취방법이 더 효율적이다.

산소수 음용	자연호흡법	비 교
43%	8%	'간'의 산소량
음용 즉시 96.7% 도달	95% 도달까지 2시간 이상 소요	혈액 내 산소압력(운동 후 혈액 내 산소 압력이 90% 이하로 저하된 상태에서)
다량 증가	변동 없음	혈액 내 백혈구수와 헤모글로빈 산소 포화도(질병예방)

산소수: 인체에 충분한 산소를 공급하여 상쾌하고자 하기 위해서 우리는 물을 마셔야 효과적이며 건강한 몸을 위해 일반적인 물보다 산소 용존량이 높은 물을 마시며 80ppm 이상 시에는 의학적으로 치료효능이 입증되었다.

7) 산소를 음용수로 섭취해야 하는 이유

① 음용으로 섭취된 산소수는 호흡기관(폐)을 통하여 섭취된 기체 산소와 비교하여 각 세포조직에 흡수 전달하는 속도가 10배 이상 빠르다.

② 산소수는 위에서 위벽을 통해 산소가 흡수되게 하여 위와 복강에서 산소 분압을 높여 준다. 특히 간으로 연결된 문정맥에서 산소 분압 수치를 높여 간 내의 혈액순환이 정상적으로 이루어지게 한다. 이러한 과정을 통해 간세포는 활성화되고, 결국 간 기능을 강화시킨다.

③ 호흡을 통하여 산소를 공급할 경우 간에 축적되는 산소의 양은 약 4.8% 이내이며 고농도 산소수를 통하여 장에서 흡수시킬 경우 간에 축적되는 산소의 양은 44%에 이른다.

④ 산소수는 산소분압(산소가 혈액에서 차지하는 비율)을 높이고 이산화탄소 분압을 낮추는 역할을 한다. 즉 이산화탄소와 물이 결합하여 생성되는 수소이온과 중탄산염의 수치를 낮출 수 있다. 수소이온이 낮아진다는 것은 우리 몸이 산화되는 것을 막아 준다는 것을 뜻한다. 결국 산소수는 혈액을 중성 내지 약 알칼리성으로 유지시키는 데 도움을 준다. 따라서 약알칼리수나 알칼리이온수를 마시지 않아도 된다.

⑤ 호흡으로 얻어지는 산소는 대부분 폐순환(혈액이 우심실과 폐동맥을

거쳐 폐에서 가스교환을 한 후 폐정맥을 통해 좌심방으로 들어오는 순환)에 관여하지만, 산소수로 얻어지는 산소는 모든 혈액 순환에 관여한다. 또한 폐순환은 전 혈액량의 9%밖에 차지하지 않는다.

⑥ 산소가 가지는 특성 중 하나인 신진대사 향상과 물이 가지는 신진대사 향상 능력이 결합하여 기체산소보다 훨씬 효과적으로 세포의 형태를 유지하고 대사 작용을 높인다.

⑦ 산소수는 산소뿐 아니라 영양소를 용해하여 이를 흡수, 운반해서 필요한 세포에 공급한다.

⑧ 혈액과 조직액의 순환을 원활하게 하여 체내에 불필요한 노폐물을 체외로 신속하게 배출한다.

<2001년 11월 European Medical journal에 Dr, W. Forth O. Adam 연구논문 발표>

8) 산소수 음용방법

① 성인은 하루 2.5 ℓ 의 수분을 섭취하는 것이 바람직하여 음식을 통해서 0.5 ℓ 의 수분을 섭취하게 되므로 2 ℓ 이상의 물을 섭취하는 것이 바람직하다.

    가. 폐에서 호흡하는 가운데 수증기로 배출되는 양 약 600 ㎖

    나. 피부를 통하여 땀으로 배출되는 양 약 500 ㎖

    다. 대, 소변으로 배출되는 양 약 1,400 ㎖

② 하루에 고농도 산소수를 두 병 이상 꾸준히 마시는 것이 가장 이상적

인 음용방법이다.

③ 이른 아침 공복 시, 아침과 점심 사이, 점심과 저녁 사이에 수시로 1회당 150~200㎖ 정도씩 나누어 음용하면 좋다.

④ 음주 전후에 음용하거나 과음한 후에도 이른 새벽에 공복 시 음용, 충분한 수분과 산소를 공급함으로써 숙취가 현저히 해소된다.

⑤ 공부할 때나 등산, 운동 시에 휴대, 조금씩 꾸준히 섭취하면 충분한 공급으로 인해 기억력, 사고력, 집중력을 증진시키고 맑은 정신과 피로회복에 도움을 준다.

⑥ 산소수는 생으로 마셔야 된다. 산소수에는 용존산소가 풍부하게 들어 있기 때문에 열을 가하면 용존산소가 기화되어 급속한 탈기 현상이 발생한다.

⑦ 산소수는 조금씩 자주 마시면 좋다. 한 번에 많이 마시는 것은 좋지 않으며 위장이 안 좋은 사람은 조심해야 한다.

⑧ 7~8℃ 정도의 차가운 상태로 음용하는 것이 좋다. 물 분자는 온도가 높아질수록 5개로 구성된 사슬모양이나 5각형 고리 모양을 이루고 있으며 온도가 내려갈수록 6각형 고리모양이 많아진다. 6각형 고리모양의 물은 열용량이 크고 DNA, RNA 등의 생체분자들과 잘 어울려 생명기능을 향상시키는 역할을 한다.

9) 고농도 산소수 효능과 효과

① 효능

▶ 고농도 산소수 효능(1)

- 용존산소 농도가 10∼15배 이상 높게 함유되어 있는 물
- 80ppm 이상 시에는 의학적 효과발생(European Journa of Medical Researchl)

구분	일반물	계곡수	고농도 산소수
용존산소농도(ppm)	6∼8	12∼15	80∼100

▶ 고농도 산소수 효능(2)

- 산소공급으로 집중력 증대, 판단력 향상 효과 발생
- 두통 치료에 탁월한 효능

<출처: 팩터만 교수 산소수 치료법 연구논문>

▶ 고농도 산소수 효능(3)

구분	보통	산소 섭취 전	산소 섭취 후
혈중 알코올양(㎖)	0	0.55	0.44

180cc의 위스키를 마신 뒤 한 시간 후(NHK방송 실험)

- 음주로 인한 혈중 알코올양 증가를 억제
- 알코올 섭취로 인한 뇌기능 손상을 회복
- 알코올이 완전히 분해되지 못해서 생긴 아세트알데히드 분해

② 고농도 산소수 효과

산소수를 이용한 치료는 다음과 같은 부분에서 효과를 나타낸다.

▶ 면역체계 강화

우리 인체의 면역체계의 약화는 곧 모든 질병이 시작된다는 것을 의미한다. 면역체계가 건강하지 않을 때 우리 몸은 질병에 걸리기 쉽다. 체내 산소 부족은 이러한 면역체계의 붕괴의 시작을 의미한다. 따라서 산소수 음용으로 인한 체내 산소 부족해소는 면역체계의 강화를 가져온다.

▶ 혈액세포의 증가

산소는 세포재생기능을 가진다. 세포가 제 기능을 다하지 못하고 사멸하게 되는 가장 큰 원인은 산소 부족에 있다. 산소 부족으로 인해 사멸된 세포는 인체에 산소가 충분한 상태로 복원되면 재생되게 되는데 가장 민감하게 반응되는 부분이 바로 혈액세포이다.

▶ 세포 저산소증과 산소 이용 결함 해소

산소수로 인해 산소가 체내 보충되기 때문에 산소가 부족한 세포에 필요한 산소를 공급해 줄 수 있고 산소 결핍으로 인해 산소를 체내에서 이용하는 데 있어 발생했던 질병을 치료해 준다.

▶ 암세포 내의 무산소대사를 유산소대사로 변환

암세포는 산소를 싫어한다. 무산소 상태에서 암세포는 더욱 발현되고 전이된다. 또한 암세포 내의 무산소 대사 때문에 방사선치료와 같은 암세포치료가 큰 효과를 발휘하지 못하고 있다. 이러한 무산소대사를 유산소대사로 바꿀 수 있는 방법이 바로 산소수이다. 따라서 산소수 자체가 암세포를 죽인다고 말할 수는 없으나 계속해서 산소수를 음용한 후 체내 산소가 충만해지면 암세포는 무산소대사에서 유산소대사로 변화하게 된다. 이렇게 되면 암세포는 방사선 치료로 쉽게 치료할 수 있게 된다.

▶ 항균작용

산소는 항균작용을 가지고 있다. 특히 무산소 박테리아(혐기성 세균)에 대한 항균작용을 한다.
- 위장 내의 질병치료(속쓰림, 위염, 위궤양, 십이지장궤양 등)
  산소수의 산소는 위와 장에서 산소를 흡수하게 하므로 위장 내에서 발생할 수 있는 질병 예방 및 치료에 효과가 있다.
- 위산 분비 억제

- 위장 내의 미세 순환 향상

위와 장에서 흡수된 산소는 위장 내의 미세순환에 도움을 준다. 산소가 충분해지면 예전에 산소 부족으로 원활하지 못했던 미세혈관 순환이 원활해진다.

- 위산을 분비하는 효소 기능 조절
- 위의 운동성 조절
- 점액분비 활성 및 조절

점액분비가 억제되면 십이지장에서 소화성 궤양이 많이 발생한다. 산소수는 점액분비를 활성화시키며 적절하게 조절하여 해 줌으로써 궤양을 예방할 수 있다.

▶ 헬리코박터파일로리에 대한 면역효과

헬리코박터파일로리라는 세균에 의한 감염질환을 말하며 가족에 감염률이 높고 위궤양 환자의 75~85%, 십이지장궤양 환자의 90~95%가 헬리코박터파일로리균에 감염되어 있다. 산소수는 헬리코박터파일로리라는 세균에 대한 면역 효과를 나타낸다.

▶ 노화 방지

산소수는 각 부분의 세포를 재생 및 활성화시키기 때문에 노화진행을 늦출 수 있다.

▶ 천식, 결핵, 낭포성 섬유증 등에 효과

신체가 저산소상태가 되면 나타날 수 있어 천식, 결핵과 같은 질병에 효과가 있다. 산소수는 우리 몸을 저산소 상태에서 산소가 풍부한 상태로 체질을 개선하기 때문에 저산소 상태에서 발생하였던 그리고 발생할 수 있는 질병을 치료 및 예방할 수 있다.

▶ 편두통 예방 치료

대뇌의 산소 부족으로 인해 야기되는 편두통은 산소수를 통해 산소를 공급해 줌으로써 예방 및 치료할 수 있다.

▶ 뇌세포에 산소 공급 증가

뇌동맥 경화증과 뇌종양의 경우에 있어 산소수를 음용함으로써 뇌세포에 산소 공급량을 증대시킬 수 있다.

▶ 협심증 상태 개선

산소수는 심장 조직세포의 대량괴사를 예방하고 심근계의 저산소상태를 개선함으로써 협심증 상태를 개선하는 효과를 나타낸다.

▶ 체내해독작용 촉진

산소수가 세포의 산화 환원에 작용하는 색소 단백질인 시토크롬 P - 450

을 간 내에서 활성화시켜 해독작용을 촉진시킨다.

> ▶ 세포조직 재생 효과 증대

앞에서도 말했던 것처럼 산소는 세포가 노화되는 과정을 더디게 한다.

> ▶ 삶의 질을 높인다.

산소가 충분한 인체는 쉽게 피로해지지 않고 정신이 맑은 상태이기 때문에 건강한 삶을 영위할 수 있어 삶의 질이 높아진다.

10) 산소수와 피부건강

- 피부의 혈액순환을 원활하게 한다.
- 피부세포의 재생 능력을 배가시킨다.
- 건강하고 탄력 있는 피부를 유지시킨다.

11) 산소수와 피로 회복

- 젖산의 축적을 방지하여 피로회복을 도와준다.
  포도당 → 무산소대사 → 2ATP → 유산소대사 → 38ATP

산소수의 효능에 관한 연구는 1970년대부터 시작하였으나 고농도 산소
수 제조방법이 최근 개발되면서 연구가 본격화되고 그 성과가 나타나기 시
작하였다.

19. 노인의 운동 방법

평균수명이 늘어남에 따라 건강함을 오래까지 유지시키려는 시도가 계속
되고 있다. 이러한 면에서 노인 운동이 특히 중요한데, 이는 운동을 통해
심장과 혈관의 기능과 근육 강도의 감소 속도를 늦출 수 있기 때문이다.

노인의 운동은 체력향상보다는 일상생활을 수행할 수 있는 능력과 삶의
질 향상에 초점을 맞추어야 한다. 워드 박사는 노인이 운동을 하게 되면
정상적인 매일의 임무를 수행할 힘을 증가시키고, 예기치 못한 상황이나
스트레스에 대처하는 능력을 향상시키고, 균형 감각을 향상시킬 뿐 아니라
새로운 사람들을 만날 수 있는 더 많은 기회를 갖게 하며 운동에 더 큰 흥
미를 느끼게 할 수 있다고 하였다.

우선 운동을 해야 하는 이유를 알고, 그 다음에 자신에 맞는 운동을 선
택하여 이를 지속함으로써 운동으로 인한 효과를 확인하고 극대화시켜 나
아가는 것이 중요하다.

▶ 운동 중의 생리적 변화

노인이 걷기, 달리기, 수영과 같은 유산소성 운동을 할 때 나타나는 가장 좋은 점은 심장 및 혈관에 대한 효과라 할 수 있을 것이다.

즉 운동을 하면 심장 근육에 산소가 많이 필요해지면서 산소 이용 비율이 좋아지고, 이것은 심장 근육으로 가는 혈액이 부족해지는 데 대한 방어 효과를 나타낸다. 우리 몸의 작은 혈관이 늘어나 심장 근육에 산소와 다른 영양소들이 몇 배로 배달될 수 있도록 하기 때문이다. 운동은 또한 휴식을 취할 때의 심장 박동 수를 낮추고 심장이 늘어나는 시간을 늘려서 심장 혈관으로 가는 혈액의 흐름은 물론 심장에서 품는 혈액의 양도 증가시킨다.

운동을 하면 적혈구에서 근육 세포로 가는 산소의 이동을 향상시키며 근육의 글리코겐 저장도 증가한다. 또한 운동은 혈중지질량, 나쁜 콜레스테롤의 수치를 낮추며 좋은 콜레스테롤 수치를 높이는 효과가 있다. 운동은 혈압을 낮추고 비만을 줄인다. 이와 같은 복합적인 영향으로 심장병의 발생 빈도를 줄이는 등 심장과 혈관에 좋은 영향을 미칠 수 있는 것이다.

운동은 또한 만성 폐질환을 가진 노인의 경우 숨을 내쉬게 하는 호흡 단련에 도움을 주어 폐의 기능을 향상시킨다. 노인의 운동은 뼈의 질량과 밀도에 유익한 영향을 주어서 고령기에 올 수 있는 골다공증과 관계있는 뼈의 손실을 줄이는 효과가 있다. 적절한 운동 프로그램은 또한 관절 운동을 향상시키고 근력을 증가시킴으로써 골관절염이 있는 고령자들에게도 유익하다. 노년기 운동은 정신건강에도 좋은데, 운동에 의한 근육 조절과 체중 감소는 멋진 모양의 신체를 가질 수 있도록 하고 활동에 대한 공포심과 불안을 없애 준다. 운동은 특히 병에서 회복 중인 노년기 환자의 불안감을 감소시킨다.

▶ 심장병의 위험도 평가

미국 심장협회는 활동이 적은 45세 이상의 남성, 50세 이상의 여성과 고혈압이나 심장병을 가지고 있는 사람에게 운동부하검사를 추천하고 있고, 영국 의사협회와 심장협회는 증상이 없는 노인이 운동을 낮은 단계로 시작하여 서서히 올리는 한 운동을 시작한다면 운동을 시작하기 전에 의학적 검사는 필요하지 않다고 하고 있다. 그러나 활동을 할 때 심장이나 폐의 증상이 나타나거나 협심증, 심근경색의 과거력 또는 가슴 두근거림증이 있는 환자들은 심폐 증상에 초점을 맞춘 철저한 병력과 신체검사를 받아야 한다. 이러한 환자들이 경쟁적인 스포츠나 격렬한 운동을 계획한 분은 병원에서 심장 부하검사를 받아야 하며, 부하검사에서 양성을 보인다면 운동을 하기 전에 더 자세한 검사가 필요하다.

▶ 대화검사란

대화검사는 지금 하고 있는 운동이 자신에게 맞는지 간편하게 알아보는 검사법이다. 즉 운동을 하면서 옆 사람과 말을 해 보아 말하기가 힘들 정도이면 자신에게 무리한 운동이므로 운동을 조금 약한 강도로 하는 것이 좋겠다.

▶ 노인에 좋은 운동

　자신에 맞는 운동의 종류는 개인에 따라 다르며 여러 운동이 있지만 그
중에서도 걷는 운동을 추천한다. 운동에 오락활동을 포함시키면 덜 지루하
여 지속적으로 운동할 수 있을 것이다. 수영이나 수중 에어로빅 또는 수중
에서 걷기와 같은 물에서 하는 운동은 근육이나 뼈가 약한 분들에게 도움
을 줄 것이다. 스트레칭 운동은 근육과 관절 손상을 예방할 수 있는 약한
힘으로 하는 것이 바람직하다. 아령, 역기 들기와 같은 힘이 들어가는 운동
은 혈압과 심장에 부담을 주어 심장마비를 일으킬 수 있기 때문에 피해야
한다. 이 운동을 한다면 목젖 부위에 너무 힘이 가는 것을 피해야 한다. 힘
을 쓸 때는 숨을 내쉬고 휴식기에는 숨을 들이쉬도록 하는 것이 좋다. 일
반적으로 운동은 즐겁고, 경제적으로 부담이 적어야 하며, 관절에 무리가
가지 않아야 하며, 환자가 전에 하던 운동을 하는 것이 좋다. 정원 가꾸기
와 같은 활동이라 하더라도 1주일에 3회 이상 할 수 있다면 효과가 있다.

▶ 운동 방법

　미국 스포츠의학협회에서는 최대 심장 박동 수의 60~90% 또는 최대
산소 섭취량의 50~85%의 운동을 주 3~5회, 1회에 20분 할 것을 추천한
다. 최대 심장 박동 수는 210에서 자신의 나이를 뺀 수치이다. 체력 향상
을 원하는 노인의 경우에는 손상을 예방하기 위하여 운동의 강도는 낮추고,
시간과 빈도는 증가시켜야 하는데, 같은 수준의 체력을 얻기 위해서는 더
많은 시간을 운동해야 할 것이다.
　운동 프로그램은 운동 후 다음 날에도 근육이 편안하다는 것을 알 수 있

도록 행해져야 하며 운동의 양을 매주 서서히 증가시켜야 한다.

▶ 운동 중지 신호

다음과 같은 증상이 나타날 때는 즉시 운동을 중지하고 병원으로 가시는 것이 좋다.
- 가슴이 너무 두근거리거나 심하게 숨이 찬 경우
- 쌕쌕거리는 숨소리가 나는 경우
- 가슴이나 배가 아프고 불쾌한 경우
- 팔다리가 심하게 아픈 경우
- 운동 후에도 피로가 30분 이상 지속되는 경우

▶ 운동 손상 및 예방법

앞서 이야기된 바를 잘 지켜 신중하게 운동한다면 손상이나 합병증의 위험을 최소화할 수 있다. 손상의 위험은 높은 강도 및 큰 충격의 운동과 관련되어 있는 것 같다. 다음의 추천은 손상을 예방하기 위하여 도움이 될 수 있겠다.
- 준비 운동 시간을 충분히 가진다.
- 골프나 테니스를 한다면 약한 관절, 특히 어깨 부위와 손목을 강화시킨다.
- 걷기, 자전거 타기, 노 젓기와 같은 적은 충격의 운동을 하자.
- 더운 날에는 냉방이 되는 곳에서 운동하고 추운 날에는 실내에서 운동한다.

- 운동 전후 충분한 수분을 섭취한다.
- 양말을 반드시 신고 단단한 바닥에서의 운동을 피한다.
- 수영장에서 운동하는 경우 잡을 난간이 있는지, 바닥이 미끄럽지 않은지 확인한다.
- 균형 감각이 부족하다면 자전거나 스키 같은 균형 감각을 필요로 하는 운동을 피한다.
- 증상이 발생한다면 운동을 즉시 중단하고 의사와 상의하고, 운동을 멈추었는데도 증상이 계속되면 응급실로 가야 한다.

20. 웃음이 건강에 미치는 효과 11가지

"웃음은 뇌를 웃게 만들고 웃는 뇌는 몸을 웃게 만든다."

명랑하고 밝은 감정을 가진 사람들은 우울하고 어두운 감정을 가진 사람들에 비해 질병에 훨씬 덜 걸리고 오래 산다. 명랑하고 밝은 감정을 밖으로 표현하는 방법이 바로 미소와 웃음이다. 미국 스탠퍼드 의대의 윌리엄 프라이 박사는 40년 동안 웃음과 건강의 관계를 연구하였다. 다음은 윌리엄 프라이 박사의 연구 결과에서 나타난 '웃음이 건강에 미치는 효과'들이다.

① 뇌하수체에서 엔도르핀이나 엔케팔린 같은 자연 진통제가 생성된다.
② 부신에서 통증과 신경통과 같은 염증을 낮게 하는 신비한 화학 물질이 나온다.
③ 동맥이 이완되어 혈액이 잘 순환되고 혈압이 조절된다.

④ 신체 전 기관의 긴장이 완화된다.

⑤ 혈액 내의 코르티솔이라는 스트레스 호르몬의 양이 줄어든다.

⑥ 스트레스와 분노, 긴장이 완화되어 심장마비가 예방된다.

⑦ 심장 박동 수가 높아져 혈액 순환이 좋아지고 몸의 근육이 이완된다.

⑧ 뇌졸중의 원인이 되는 순환계의 질환이 예방된다.

⑨ 암 환자의 통증이 줄어든다.

⑩ 3～4분간의 웃음으로 맥박은 배로 증가하고, 혈액에는 더 많은 산소가 공급된다.

⑪ 가슴과 위장, 어깨 주위의 상체 근육이 운동을 한 것과 동일한 효과를 얻는다.

21. 환경을 위한 건강한 집 만들기

생활 속에서 많이 쓰이는 6가지 화학물질과 그 영향

① 일산화탄소 담배연기, 화석원료를 사용하는 주방기구와 난방기구 등은 기력이 떨어지고 두통과 멀미, 구역질을 일으킨다.

② 이산화질소 가스 난방 및 주기구, 레이저 프린터 등은 의욕저하와 호흡기 질환을 일으킨다.

③ 나프탈렌 좀약, 드라이클리닝 유액, 접착제 등은 발암물질이며 멀미와 구토, 두통을 일으킨다.

④ 납 머리 염색제, 신문, 페인트 등은 면역기능을 떨어뜨리고 빈혈, 고

혈압, 어린이 정신발달 장애를 유발한다.

⑤ 다이옥신 종이 기저귀, 우유팩, 화장지 등은 체내에 들어가면 체지방
에 저장되었다가 지방이 분해되면서 작용한다. 심한 피부 발진과 우
울증 등을 유발한다.

⑥ 포름알데히드 접착제, 살균제, 방취제, 헤어스프레이 등은 공기 중에
발산되면 유독 가스가 되고 의욕저하와 현기증과 불면증, 천식을 유
발한다.

1) 수면무호흡증 방치 큰코다칠래[주간동아]

박성원 원장 연세대 원주의대 졸업 이비인후과 전문의 대한이비인후과학
회 정회원 국제 비과학회 정회원 연세대 이비인후과학교실 외래교수
반도체 기업에 다니는 정현근(가명 · 38) 씨의 아내는 밤마다 남편의 숨이
멈춰 버릴까 걱정돼 몇 번씩 잠을 깨다 보니 늘 피곤에 시달린다. 정 씨가
코를 골다 "컥" 하고 숨을 안 쉬어 깨우면 그때서야 "푸우" 하고 숨을 몰
아쉬기 때문이다. 원래 코골이가 심한 정 씨 때문에 각방까지 쓰는 등 노
력해 봤지만, 최근에는 하룻밤에도 수십 번씩 숨을 안 쉬어 '저러다 아예
숨이 멈추면 어쩌지……'라는 걱정에 조마조마하다.

다양한 진료과목의 연계로 한 공간에서 모든 진료를 받을 수 있도록 '진
료연계 시스템'을 구축하고 있는 전문병원 네트워크그룹 더웰스페이스의
이비인후과 박성원 원장은 "정 씨의 경우 비만인 데다, 젊은 나이에 약으
로도 조절되지 않는 고혈압까지 있어 정확한 진단을 통해 적절한 치료법을

찾는 것이 중요했다"고 말한다.

정 씨는 구강 내부와 코의 어느 부분이 좁아져 있는지를 확인하기 위한 내시경, X - 레이, CT 검사를 받은 후 수면의 질을 객관적으로 판단할 수 있는 수면다원검사도 받았다. 검사 결과 정 씨는 비강을 좌우 2실로 나누는 중앙의 칸막이(비중격)가 심하게 휘어진 비중격만곡증과 비만으로 목젖 부분이 좁아져 수면무호흡증이 생긴 경우다.

▶ 코골이, 수술적 치료가 전부 아니다

박 원장은 "정 씨는 수면무호흡증 때문에 자는 동안 혈중 산소가 부족해져 심장에 부담을 주고 혈압이 올라가 고혈압이 조절되지 않는다"면서 "비중격만곡증을 치료하기 위한 수술과 목젖을 위로 접어 기도를 넓히는 인두피판술을 받은 후 지금은 본원의 가정의학과에서 비만 치료를 받고 있으며, 치료 효과에 대한 만족도도 높은 편"이라고 설명했다.

우리나라 기혼 남성의 50% 가까이는 코를 골며 그중 80% 이상이 배우자와 각방을 쓴 경험이 있다는 조사 결과가 나왔을 정도로 코골이는 흔하면서도 심각한 질환이다. 코골이는 잠자는 동안 숨 쉬는 통로인 기도의 일부분이나 입천장, 목젖, 편도, 혀뿌리 근처가 부분적으로 좁아져 발생한다. 즉 숨을 쉬면서 들이마시거나 내뱉은 공기가 좁아진 기도와 목젖 부분을 빠르게 통과하면서 진동을 유발하기 때문에 코 고는 소리가 나는 것이다.

코골이의 경우 대부분 숙면을 취하고 있다는 인식을 갖는다. 또한 코 고는 소리가 주위 사람에게 영향을 끼치는 만큼 수술이 일반화된 치료법이라고 생각한다. 하지만 박 원장은 "코 고는 소리를 없애기 위해 적절한 검사

없이 무조건 수술을 하는 것은 잘못일 수 있다"고 경고한다. 코골이는 수면무호흡증을 동반하는 경우가 다반사고, 코골이를 일으키는 원인 또한 여러 가지다. 수면무호흡증의 유무 및 경중 정도, 비만이나 다른 원인 등을 알아내지 않은 채 코 고는 소리만 없애기 위해 수술을 받는다면 코골이 자체의 교정도 확실하게 되기 힘들 뿐 아니라 수면무호흡증에 의한 다른 질환의 악화 등도 막을 수 없기 때문이다.

수면무호흡증이란 고도 비만 등 기타 원인과 근육이완이 심해져 잠자는 동안 숨 쉬는 통로가 완전히 막혀 10초 이상 숨이 끊어지는 증상을 말한다. 정 씨처럼 코를 골다가도 숨이 멎은 듯 숨을 안 쉬다 "푸우" 하고 내쉬는 증상이 반복되는 것이다. 야간 수면 7시간 이상 중 무호흡 상태가 10초 이상, 적어도 30회가 넘을 경우 수면무호흡증으로 판단한다.

▶ 코골이는 기혼남성 50%가 겪는 흔하면서도 심각한 질환이다

수면무호흡증이 반복되면 아침에 개운하지 않을 뿐 아니라 머리가 묵직하면서 두통이 있고 피곤하며 잠이 쏟아진다. 집중력, 판단력은 물론 기억력까지 감퇴해 업무 능률이 떨어지거나 성기능 장애를 유발하기도 한다. 또한 무호흡 상태로 혈중 산소가 부족해져 심장에 부담을 주고 혈압이 상승하거나 맥박이 불규칙해질 수도 있다. 고혈압, 심장마비 같은 심혈관 질환을 일으킬 수 있다는 보고도 있다.

수면무호흡증은 어린이에게도 발생할 수 있어 주의가 필요하다. 소아 코골이는 학령기 전의 소아 가운데 7~10%에서 나타나며, 폐쇄성 무호흡증은 0.7~3.4%나 된다. 소아 수면무호흡증이 있는 경우 집중력과 판단력 저

하로 학업 성적이 떨어지거나 산만한 아이가 될 가능성이 높다. 또한 수면 중 분비되는 성장호르몬이 수면장애로 충분히 분비되지 않아 성장장애를 일으키기도 한다. 소아 수면무호흡증이 심해지면 인격 장애가 될 수도 있으며 부정교합, 윗잇몸(상악) 돌출, 그리고 턱과 얼굴뼈 성장에도 영향을 미쳐 콧대는 낮고 턱은 아래로 처져 얼굴형이 긴 아데노이드 페이스(adenoids face)가 되기도 한다. 이는 수면무호흡증에 의해 코로 숨을 쉬지 않고 입으로 쉬기 때문이다.

박 원장은 "소아 코골이나 폐쇄성 무호흡증의 경우에는 비교적 치료가 간단하다"면서 "대부분 편도나 아데노이드 비대로 발생하기 때문에 수술을 받으면 90% 이상에서 확실한 효과를 보인다. 따라서 부모들은 아이의 잠자는 모습에 관심을 가져 이상 증세가 나타나면 정확한 검사를 통해 적절한 치료를 받도록 하는 것이 중요하다"고 강조한다.

수면무호흡증을 판단하기 위한 가장 확실한 검사 방법은 하룻밤을 자면서 수면의 질을 알아내는 수면다원검사다. 수면다원검사는 환자 수면의 질에 대한 평가(뇌파), 수면호흡 평가(코골이 정도, 무호흡의 양상, 저산소증의 발생 정도), 수면의 깊이와 끊어짐 평가, 수면 중 움직임 평가(근전도, 디지털비디오), 심혈관계 검사(산소포화도, 심전도)를 동시에 평가하기 때문에 객관적이면서도 정확한 데이터 산출이 가능하다.

▶ 다양한 진료과목 연계 재발 방지

수면무호흡증 치료법으로는 약물치료 및 구강 내 장치, 지속적 양압호흡장치 등의 비수술적 치료와 수술적 치료가 있다. 만일 비수술적 치료로도 증상이 호전되지 않고 이비인후과 검사를 통해 기도 폐쇄 부위가 확인된 경우엔 수술적 치료법을 시행해야 한다.

치료 효과의 극대화와 재발 없는 완치를 위해서는 환자의 상태를 판단한 뒤 그에 맞는 치료법을 찾는 것이 무엇보다 중요하다. 박 원장은 "본원은 코골이 원인에 따른 이비인후과적 치료는 물론, 구강 내 장치 같은 치과적 치료가 필요한 경우에는 치과와 연계해 치료해 나간다. 정 씨처럼 비만이 하나의 원인일 때는 이비인후과적 치료 외에 가정의학과나 한의원 등 환자가 원하는 과에서 비만을 동시에 치료함으로써 치료 효과가 빠르고 재발도 막을 수 있어 환자들의 만족도가 높은 편"이라고 덧붙였다.

2) 현대인들 심각한 저산소증…… 해결책 없나

가끔 숨 쉬기 힘든 경험을 하게 된다. 버스 뒤꽁무니에서 뿜어대는 매연 때문에 숨이 탁 막힌다. 환기가 안 된 지하공간에 오래 머물면 정신이 몽롱해진다. 또 방문을 꼭꼭 닫고 자고 난 뒤 머리가 띵하고, 몸이 찌뿌드드한 것은 두말할 나위 없다. 이럴 때마다 산소가 부족하다는 느낌을 지울 수 없다. 급기야 산소를 직접 들이마시는 산소캔을 비롯해 산소음료, 산소화장품, 산소카페까지 등장했다. 현대인들이 겪는 심각한 산소 부족사태와 해결책을 알아본다.

3) 저산소증의 위험성

대기오염과 밀폐된 곳에서 장시간 거주하거나 특수한 작업장, 고산지대 등 환경적 요인이 산소 부족을 가져온다. 문을 닫은 채 선풍기를 켜 놓고 잠을 자다 봉변을 당하는 것도 산소 부족 탓이다. 또한 스트레스에 따른 심호흡 장애, 질병이나 흡연에 의한 폐활량 감소 등으로 만성적인 저산소 증에 시달리기도 한다.

호흡을 통해 폐로 들어온 산소는 피 속에 녹아 몸 구석구석으로 보내진 다. 가만히 있을 때를 기준으로 뇌가 가장 많은 산소(약 25~30%)를 소비 한다. 이어 폐·심장 등 순이다. 공부를 하는 등 활발히 활동할 때는 뇌가 40%나 되는 산소를 가져간다. 산소(O_2)가 모자라면 심각한 지경에 이를 수 있다. 뇌에 산소가 3~4분 이상 전달되지 않으면 세포기능이 멎는다. 의식을 잃고 쓰러졌을 때 재빠른 인공호흡을 통한 산소공급은 매우 절실하 다. 산소를 전달하는 혈액순환이 원활치 못하면 뇌졸중도 걸릴 수 있다.

저산소증은 심장 기능에도 직접적인 장애를 일으킨다. 심한 경우 부정맥 이나 의식 장애 등을 초래한다. 또한 간이나 콩팥 같은 주요 장기에 많은 손상을 준다. 그 밖에 다리와 얼굴도 붓는다.

4) 누가 위험한가

저산소증은 호흡기 질환이 대표적인 원인이다. 기관지천식, 만성폐쇄성 폐질환(만성기관지염, 폐기종), 폐섬유화증 및 폐혈관질환이 여기에 속한다.

기관지나 폐에 문제가 없더라도 척추 측만증이나 흉곽의 변형, 과도한 비만으로 폐 용적이 줄어들어도 숨 쉬기가 어렵다. 특히 감기나 황사, 대기오염, 알레르기 자극으로 산소 농도가 떨어지면 악화한다.

코골이가 심해 약 10초 동안 숨을 쉬지 못하는 '수면무호흡증' 환자도 저산소증을 보인다. 심하면 성기능 장애를 일으키고, 치매나 중풍 · 돌연사를 불러온다. 고려대 안산병원 수면장애센터 신철 교수는 "주로 복부 비만이 심한 사람에게 자주 발견되는데, 남자는 보통 허리 32인치 이상이면 코를 골기 시작해 34인치를 넘어가면 수면무호흡증을 보인다"고 밝혔다.

살찐 사람은 숨통(기도)에도 지방질이 끼고, 혀도 커져 한 번에 숨을 쉬는 양이 줄어든다. 일단 체중을 줄이고 옆으로 누워 자며, 수면제 복용이나 음주를 피해야 한다. 흡연은 염증을 생기게 해 기도를 좁힌다.

깊은 호흡이 힘든 산모에게 산소가 부족해 태아가 저산소증에 노출되기도 한다. 저산소증이 생기면 저체중 아이나 심지어 정신지체 아이를 낳을 수 있다. 조산 및 유산할 위험도 높다. 지난 2001년 이화여대 예방의학교실 하은희 교수팀 연구에 따르면 대기오염으로 일산화탄소 농도가 조금만 높아져도 저체중아가 증가하는 것으로 드러났다.

5) 산소를 보충하라

일단 미세먼지나 오존 · 황사 등을 피하고, 실내는 틈틈이 환기시킨다. 잘 때 창문을 조금 열어놓아도 좋다. 다만 화분이 많은 베란다 문은 닫도록 한다. 밤에는 식물이 산소를 흡수하고 이산화탄소를 배출하기 때문이다. 체내 산소 공급을 좋게 하려면 달리기 같은 유산소운동을 꾸준히 해야 한다.

근육 마비, 심한 폐렴, 폐수종처럼 폐의 탄력성이 떨어져 자신의 힘으로 숨을 제대로 쉬기 힘든 사람은 인공호흡기나 산소 공급기로 산소를 보충한다. 척추 측만증 등이 있는 경우 해당 질환을 치료하는 것이 우선이다. 나이가 들 때까지 방치하면 수술이 어려워 산소통에 의지하는 처지가 될 수 있다. 이에 비해 폐암으로 호흡이 곤란한 사람은 산소가 부족한 경우가 거의 없다. 따라서 산소 농도를 높이는 것은 별 도움이 안 된다.

보통은 오히려 산소가 지나치게 많으면 해롭다. 대기 중 약 21%를 차지하는 산소 농도가 20% 이하로 떨어지면 가슴이 답답하고 두통, 식욕부진, 구토 증세를 보인다. 그러나 약 60%를 넘어서면 과다 산소로 산소중독을 일으킨다. 심하면 심장 장애를 불러온다.

또 체내 산소가 적당해야 호흡 중추에서 숨을 열심히 쉬게끔 명령한다. 산소 농도가 높아지면 중추신경에서 호흡을 억제할 가능성이 있다.

따라서 단번에 고농축 산소를 급하게 들이마시지 말고, 저농도 산소를 장시간 마시는 것이 현명하다. 산소 치료는 질병 등 환자의 상태를 잘 파악한 전문가의 처방에 따라야 한다.

도움말: 한양대병원 호흡기내과 윤호주 교수, 강북삼성병원 호흡기내과 임성용 교수, 영동세브란스 신경외과 주진양 교수

제6장

산소에 대한 전망

1. 산소에 대한 일반상식

1) 산소의 농도에 따른 인체영향

산소농도(%)	인체에 미치는 영향
65〜85	격렬한 운동 후에 피로회복에 효과가 큼
50〜60	운동능력이 최대가 되는 농도
35〜50	가벼운 운동 후의 피로회목 효과가 큼
21〜23	산소농도 증가에 따른 운동능력 향상
20.8〜20.9	서울 대기의 현재 산소 농도
20.5	건축기준법에 의한 환기량의 기준치
19〜20	답답함을 느끼게 되기 시작하는 농도
18	노동안전위생법에 의한 최저기준치
15〜16	현기증 증상 유발, 호흡수 급격한 증가
13〜15	전열기구의 불이 꺼짐
12	단시간 동안에도 생명이 위험
7	사망에 이르는 농도

2) 오존이 인체에 미치는 영향

오존은 3개의 산소 원자 중 하나를 다른 물질에게 주는 동작이 아주 재빠른 것이 특징으로 성층권에서 자외선을 차단하는 것도 이런 때문으로 오존은 성층권에서 자외선을 거의 99% 흡수하게 된다. 대기 중에도 인체에 해를 미치는 것도 같은 원리로 워낙 반응성이 좋아 피부에 있는 유기물질과도 닥치는 대로 결합을 시도, 인체에 해로운 물질을 생성하고 치명적인 장애를 일으키게 된다.

이러한 인체와의 반응에 대한 구체적인 것은 충분히 해명되진 않았지만 예컨대 폐 세포를 공격하면 조직을 파괴시켜 호흡기능을 떨어뜨릴 수 있으며, 더욱 위험한 것은 세포핵 속의 유전자를 손상시키는 것으로 이럴 경우 DNA의 돌연변이로 암까지도 유발할 수 있으며, 각막 같은 연한 조직도 오존의 손쉬운 공격대상이 될 수 있다.

오존은 독성이 매우 강해서 1ppm에서 하루 8시간 동안 노출되면 기관지염(bronchitis), 폐조직의 섬유층(fibrosos, 섬유조직의 형성) 및 기관지 초염(bron-chiloitis)이 발생된다. 1.25ppm에서 1시간 지나면 호흡 기능이 감소되며, 농도가 더 높아지면 폐수증(pulmonaryedema), 출혈 및 폐포막을 통한 가스교환 장애를 일으킨다. 작업장에서 하루 8신간 노동할 때 오존의 최대 허용 농도는 0.1ppm이다.

오존 농도에 따른 독성 오존(ppm)	인체에 미치는 영향
0.01～0.03	* 냄새를 느끼는 정도
0.1	* 강한 냄새, 코나 목에 자극을 줌
0.2～0.5	* 3～6시간 정도의 노출에도 시력이 떨어짐
0.5	* 확실하게 기도 등 호흡기에 자극을 느낌
1～2	* 두통, 호흡기에 가래 등을 일으킴, 노출이 반복되면 만성이 됨
5～10	* 맥박 증가, 폐수종을 일으킴
15～20	* 작은 동물은 2시간 이내에 죽을 수 있음

3) 산소의 생성과 고갈

현재 지구 표면의 대기 중에는 산소가 질량으로 23.3% 포함되어 있다. 무게로 쳐도 약 1,018(10억의 10억 배)kg이니 실로 엄청난 양이다. 사람은 보통 하루에 약 2백～5백50ℓ(약 3백～8백g)의 산소가 필요하다. 엄청나게 많은 사람이 마실 수 있는 양이다. 이 산소는 도대체 몇 살이나 됐을까. 최초에 어떻게 해서 생겨났을까. 지구의 나이는 약 45억 살이라고 한다. 지구가 어렸을 때는 대기의 구성이 지금과 매우 달랐다. 주로 수소, 메탄, 암모니아와 수증기로 되어 있었다. 지구의 산소는 약 32억 년 전쯤 광합성을 할 수 있는 엽록소를 지닌 원시적인 식물이 생긴 후 그양이 증가했다는 설이 있다. 그러나 32억 년 전만 해도 육지는 생명체가 살기에 적합하지 않았다. 그때는 공기 중에 산소가 없었으므로 태양으로부터 오는 강력한 자외선을 차단해 생물을 보호해 주는 오존층이 아직 없었기 때문이다. 다행히 물은 자외선을 차단해 생명을 보호할 수 있다. 때문에 깊은 물속에서 광합성을 할 수 있는 엽록소를 지닌 생명체가 생겨나 산소를 만들기 시작했다. 처음에는 그 양이 매우 적어 그 후 약 10억 년간은 수중에서 생긴 산소가 모두 물속에 녹아 버렸다. 그 후 지금으로부터 약 22억 년 전쯤에는 산소가 바닷물에 더 이상 녹을 수 없을 정도가 되어 대기 중으로 뿜어져 나오기에 이르렀다. 8억 년 전쯤부터 오존층이 생기기 시작했다. 때문에 지구상에는 식물이 급격히 증가하게 되었다. 따라서 공기 중의 산소의 양도 빠른 속도로 늘어났다. 식물의 푸른 잎은 엽록소를 지니고 있다. 엽록소는 뿌리로부터 올라온 물과 공기 중의 이산화탄소와 태양 에너지를 합하여 탄소동화작용을 한다. 이때 나무는 부수적으로 산소를 만들어 내는 공장이 된다. 큰 나무 한 그루가 대략 두 사람이 하루 동안 숨 쉬는 데 필요한 양보다 조금 더 많은 산소를 공급한다. 식물이 매년 대기 속으로 방출하는 산소의 총량은 대략 2천억 t 정도다. 그러나 산소는 우리의 호흡뿐만 아니라 연료를 불태우는 등 여러 가지 화학반응에 참여해 대기 중의 함량이 23% 정도에서 일정하게 유지되고 있다. 이 산소의 함량이 변하면 지구상의 생태계에는 예측하기 어려운 변화가 일어날 것이다. 우리는 부지런히 나무를 심어 '산소 제조공장'이 줄지 않도록 노력해야 하겠다. 지금처럼 석탄, 석유 같은 화석연료 소비가 계속 늘어난다면 대기권의 산소는 앞으로 1만 년 정도밖에 사용할 수 없다고 하지 않는가.

4) 산소에 대해 궁금한 것

- 엘리베이터에 갇히면 산소가 모자라 고통받는다는 말은 틀린 말이다 엘리베이터는 밀폐된 공간이 아니다. 눈으로 식별이 안 될 뿐 공기가

안팎으로 순환된다. 특히 신형 엘리베이터에는 바이러스와 곰팡이의 서식을 막는 공기살균시스템까지 설치되어 있다.

- 달나라에서도 산소만 있으면 살 수 있다

살 수 없다. 산소만으로 숨을 쉴 수 없기 때문이다. 인간이나 동물들이 숨 쉬기 위해선 산소 이외에도 질소와 이산화탄소 등 여러 가지 물질이 필요하다. 일반적으로 쓰는 '산소통'이란 단어도 틀린 말이다. 산소통 안에는 산소 외에도 질소, 이산화탄소 등이 포함되어 있다.

- 태초에 지구에는 산소가 없었다

그렇다. 지구가 처음 만들어졌을 때 산소는 존재하지 않았다. 과학자들은 생명체가 출현하기 이전 지구의 원시 대기는 수소, 수증기, 암모니아, 메탄 등으로 구성되었을 것으로 추정된다. 산소의 탄생은 유기영양생물의 공이 크다. 산소가 없는 상태에서 무산소호흡으로 에너지를 얻은 유기영양생물이 노폐물과 함께 대기 중으로 이산화탄소를 배출했다. 이산화탄소와 태양광선이 결합하면서 산소가 발생했다.

- 산소는 많이 마시면 좋다

아니다. 산소는 잘 쓰면 약이지만 그렇지 않으면 독이 된다. 특히 고농도 산소를 오래 마시면 산소 중독에 걸리고 폐가 망가질 수 있다. 따라서 산소발생기를 이용해도 실내 산소농도가 일반 공기 중 농도보다 0.5~1% 높은 상태가 무난하다. 설악산이나 동해안처럼.

- 대나무 숲의 산소 발생량은 일반 숲보다 많다

그렇다. 대나무 숲의 산소발생량은 다른 나무로 이루어진 숲보다 4배나 많다. 대나무 숲은 또 밖의 온도보다 4~9도 정도 낮아 청량감을 주며 음이온을 대량 발생시켜 혈액순환을 돕고 심신을 편하게 해 준다. 나무가 생산하는 산소는 모든 생명을 숨 쉬게 할 뿐 아니라 오존으로 변해 대기 중 오존층을 만들어 자외선을 차단해 준다.

5) 산소, 건강을 위해 마신다 · 먹는다 · 입는다

▶ 헬스클럽 · 피부 관리실서 산소 바람

▶ 두뇌활동 · 피로회복에 좋다고 주장

봉이 김선달의 '예언'처럼 이젠 물뿐 아니라 산소까지 돈을 주고 사서 마셔야 할까?

산소방(房)과 산소카페가 등장해 화제를 모으더니 최근엔 노래방 · PC방 · 도서실 등 밀폐된 대중이용시설에 산소발생기를 설치하는 곳이 크게 늘고 있다. 러닝머신에 산소가 뿜어져 나오는 노즐을 설치한 헬스클럽, 팩을 하는 동안 산소를 마시도록 한 피부 관리실도 우후죽순 증가하고 있다. 휴대용 부탄가스처럼 생긴 산소캔이나 액체 산소의 판매량도 증가 추세며, 최근엔 껌이나 은단처럼 휴대가 간편한 '알약 산소'도 수입돼 판매되고 있다.

현대판 '봉이 김선달'들은 심각한 대기오염의 결과로 공기 중 약 21%를 차지하는 산소의 농도가 낮아지고 있으며 그 결과 현대인의 건강과 지적 능력이 크게 손상되고 있다고 주장한다. 매연으로 숨 막힐 듯한 도시(산소농도 20.5%)에서 생활하다 시골(산소농도 21%)만 가면 몸과 머리가 가뿐해지는 것도 산소의 농도 때문이라는 것. 따라서 신선하게 정화된 산소를 잉여로 흡입하면 집중력 · 기억력 등의 두뇌활동, 운동 후 피로회복, 숙취해소, 신진대사, 혈액순환이 촉진돼 건강이 좋아진다고 그들은 주장한다. 세포 구석구석의 산소 포화도가 높아져 조직의 산소 부족에서 기인하는 각종 만성 증상들이 없어진다는 것이다.

실제로 산소가 부족하면 뇌가 가장 먼저 반응한다. 서울대 의대 약리학 교실 서유헌 교수는 "뇌는 체중의 2.5%에 불과하지만 혈중 산소를 20%나 소모한다"며 "자꾸 하품이 나고 무기력하게 느끼는 것은 산소 공급이 원활치 않다는 증거"라고 말했다. 건국대 의공학과 정순철 교수는 산업공학지(2005년 6월호)에 발표한 논문을 통해, 30% 농도의 산소를 마신 대학생 실험자들은 21% 농도의 산소를 마신 학생들에 비해 더 많은 단어를 기억하는 등 인지 분야에 있어 보다 뛰어난 수행능력을 보였다고 발표했다.

한국자연종합의학연구원 성기홍 박사(스포츠의학)는 "운동으로 지쳤을 때 산소캔을 이용하면 회복시간이 빨라져서 운동선수들이 많이 사용한다"며 "30분가량의 저강도 운동 시 5분 이내에 산소를 흡입하면 젖산의 축적을 막아 피로감을 덜 느끼게 된다"고 말했다.

그러나 이와 같은 효과는 대부분 단기간의 실험을 통해 제한적으로 입증됐을 뿐이다. 장기적인 효과에 관한 과학적 연구는 거의 전무한 실정이며, 아직 학계에선 정설로 인정을 받지 못하고 있다.

따라서 대부분의 의사들은 폐나 심장 질환이 있는 사람에겐 산소가 도움이 될지 모르나 건강한 사람이라면 일부러 산소를 흡입할 필요가 없다고 말한다. 한양대 의대 산업의학과 김윤신 교수는 "산소는 다다익선(多多益善)이 아니므로 외부의 산소 공급이 필요하다면 공기 중 산소 농도를 측정한 뒤 부족한 양만큼을 보충해 주는 시스템을 마련해야 한다"며 "무조건 산소캔을 사서 마시는 것은 별 의미가 없다"고 말했다.

의사들은 오히려 지나친 산소 흡입은 때때로 독이 될 수 있음을 경고한다. 경희대병원 호흡기내과 최혜숙 교수는 "정상인이 고농도의 산소를 8시간 이상 흡입하게 되면 과산소증에 걸려 오히려 폐나 세포의 손상을 줄 수 있다"며 "산소캔을 마시는 것보다는 차라리 환기를 자주 하거나 산책을 하는 것이 건강에 더 좋다"고 말했다.

6) 실내에 산소가 부족하면 어떤 현상이 나타나는가?

가장 쉽게 나타나는 현상은 갑갑함이다.

환기를 시키지 못할 경우 호흡기능이 떨어지는 노약자에게는 특히 그 증상이 심해진다. 인체는 산소가 부족한 환경이라도 극한 상황이 아니면 대단히 뛰어난 적응력을 보이게 된다. 그러나 좋지 못한 환경에 장기간 노출되어 있을 경우 곧바로 나타나는 증상은 정해져 있지 않지만 근본적으로 면역력이 상당히 저하되게 되고, 그런 가운데에서 외부 여러 가지 여건으로부터 무방비 상태로 노출될 가능성을 배제할 수 없다.

산소가 풍부한 공간에서 생활할 수 있으면 다른 외부조건으로부터 충분히 이겨낼 수 있는 면역체계를 만들어 가는 과정이 될 것이며, 이것이 가족과 나의 건강을 위한 최상의 투자가 될 것이다.

7) 산소 환경 속에서 있다가 일반 환경에 노출되면 더 괴로운 것이 아닌가?

전혀 아니다. 우선 산소의 주 효능은 혈액순환을 통하여 나타나므로 호흡감각으로서 느끼는 경우는 아주 드물다(호흡기능 저하자는 금방 느낌). 물론 설악산의 청정공기 환경 속에서 있다가 서울로 오면 좀 갑갑함을 느낄 수도 있을 것이다.

그렇다면 내가 거주하는 공간에 당연히 설악산 환경을 만드는 것이 좋지 않겠는가?

8) 천식환자의 경우 산소가 어떤 작용으로 기여하는가?

천식은 일종의 알레르기로서 원인과 치료가 불분명한 질병이다. 천식 시에 호흡기능이 상실되어 고농도의 산소주입처방으로 대처하고 있다.

9) 산소과다에 의한 독성은 없는가?

산소농도 50% 미만의 산소 환경 속에서 지속적으로 생활하더라도 인체에 전혀 문제가 없는 것으로 임상 실험되어 있다.

고생대에 지구의 산소농도가 35%였다는 사실이 이를 반증한다. 산소마스크를 직접 착용하지 않는 이상 50% 이상의 산소 환경 속에 노출되는 것은 물리적으로 불가능하다.

왜냐하면 거주환경이 아무리 밀폐도가 높다고 하더라도 기본 환기율이 있고 또한 밀폐도가 높은 환경 속에서는 더 이상 산소유입이 불가능하기 때문이다.

참고로 100%의 산소를 12시간 이상 계속 흡입하였을 때 산소독성의 증세가 나타나게 된다.

10) 산소와 운동

스포츠 활동 시 우리 몸의 산소 섭취량은 통상 호흡의 5～10배 이상을 요구한다. 유산소운동은 산소를 공급받아 포도당과 지방산을 에너지원으로 사용하여 열량을 발생시키는 형태이고 무산소운동은 운동부하가 높아 산소를 공급받을 시간적 여유가 없어 곧바로 근육 내 글리코겐 등을 끌어다 에너지를 생성시키는 형태다. 운동을 하면 혈액 중의 글리코겐(당분)은 유산(젖산)으로 변화되는데 이때 유산의 축적으로 몸의 피로를 느끼게 된다.

혈관에 의해 각 조직으로 옮겨진 산소는 에너지원을 생성하고 젖산을 산화 분해하는 작용을 하므로 운동 시에는 많은 에너지가 요구되므로 평상시보다 더 많은 산소량을 필요로 하게 되는 것이다. 따라서 충분한 산소를 호흡한다면 피로 회복과 활력증진이 가능하게 된다.

11) 산소와 알코올

알코올의 분해에는 산소를 대량으로 필요로 하게 되는 만큼 음주와 산소는 밀접한 관계가 있다. 적당량의 음주는 몸에 좋다고 하지만, 술은 마시면 마실수록 산소가 소비되어 일종의 산소 결핍이라 생각할 수 있는 취한 상태가 된다고 할 수 있다. 알코올은 체내에서 아세트알데히드 등으로 분해되고, 아세트알데히드는 다시 탄산가스와 물로 분해되는데 화학 반응상 알코올 1분자의 완전 분해에는 산소 3분자가 필요하게 된다. 산소가 부족하면 아세트알데히드 상태로 체내에 남아 두통이나 구토의 유발 및 어지러움 등 숙취의 원인이 된다.

도쿄 자혜의학학교에서 20명의 학생을 대상으로 30분 동안 180cc의 위스키를 마시게 하고 혈액 속에 용해된 산소의 양을 측정한 결과 음주 전보다 더 낮아진 사실을 발견하고 그들에게 20분이 지난 즉시 산소를 마시게 한 후 재측정한 결과 혈중 산소량이 증가한 사실을 밝혀냈다. 또한 산소를 마시지 않았을 때보다 혈중 알코올양이 낮아진 결과가 나타났다.

12) 산소가 숙취해소에 어떤 도움을 주나?

술을 마신 후 두통, 구토, 졸음 등의 숙취가 발생하는 것은 알코올이 완전히 분해되지 못해 생긴 아세트알데히드라는 물질에 의한 것이다. 이 아세트알데히드가 몸에 해롭지 않은 물질로 완전히 분해되기 위해서는 산소가 필요하다. 따라서 충분한 산소를 공급해 주면 알코올의 분해속도가 빨라져 숙취해소에 도움을 주게 된다. 술을 마시면 술을 분해하기 위하여 산소가 대량 소모되고 산소흡입량이 이를 따라가지 못하여 산소 부족상태가 된다. 산소 부족에 의한 효과는 음주 후에 피부의 상태로서 바로 나타나게 되고 그 밖에 산소 부족에 의한 두통, 혈류운반 부족에 의한 어지러움 등의 부작용이 술 깨기 전까지 지속되는 것이다.

국내 방송국인 **SBS**의 교양프로그램 「호기심천국」에서 술을 마신 후 숙취해소에 산소가 효과적인지를 알아보기 위해 일반인들을 대상으로 한 실험 결과, 산소발생기를 사용 시 혈중알코올 농도가 3배 이상 빨리 감소하는 것으로 나타났다.

[알코올 분해과정]

술을 마시게 되면 알코올의 20% 정도는 위에서, 나머지 80%는 소장에서 흡수된다. 위와 소장에서 흡수된 알코올은 간으로 운반되어 간에서 알코올의 독성을 없애는 분해과정을 거쳐 최종적으로 독성이 없고 인체에서 재사용될 수 있는 물과 이산화탄소로 바뀌게 된다. 이렇게 알코올이 분해되는 과정에서 산소가 사용된다.

첫 번째로 알코올은 알코올 탈수소효소(ADH: alcohol dehydrogenase)와 에탄올 마이크로솜 에탄올산화계(MEOS)에 의해 아세트알데히드와 수소로 바뀐다.

두 번째로 ADH와 MEOS에 의해 만들어진 독성물질인 아세트알데히드가 아세트알데히드 탈수소효소(ALDH: acetaldehyde dehydrogenase)에 의해 인체에 해가 없는 초산염(acetate)으로 바뀐다.

세 번째로 초산은 최종적으로 물과 이산화탄소로 분해되어 혈관을 통해 몸 곳곳으로 보내져 사용된다.

섭취한 알코올의 90% 정도는 이렇게 간에서 분해과정을 거치게 되며, 나머지 10%는 분해되지 않은 채 그대로 소변, 땀, 호흡을 통해 몸 밖으로 배출된다.

13) "산소 많은 소주가 숙취해소 빠르다"

산소가 많이 함유된 소주가 숙취해소도 빠르다는 연구논문이 발표돼 주목되고 있다.

충남대는 약학대학 권광일 교수팀이 산소를 용존시킨 주류는 그렇지 않은 술에 비해 체내분해시간이 빠르다는 연구결과를 미국 국제학술지 「알코올중독의 치료와 연구(alcoholism: clinical &experimental research)」에 발표했다고 밝혔다.

충남대에 따르면 권 교수팀은 건강한 성인 남녀 49명을 대상으로 시중에 유통되는 산소농도 8잔의 일반 소주와 25잔의 고농도소주를 비교 실험한 결과 25잔 고농도소주가 술이 깨는 시간이 30분가량 빨랐음을 밝혀냈다.

술이 깨는 시간(혈중 알코올이 없어지는 시간)의 비교실험 결과 8잔 소주 한 병을 마셨을 때 술 깨는 시간이 평균 6시간인 데 반해 25잔의 소주 한 병을 마셨을 때 술 깨는 시간은 평균 5시간 30분이 소요됐다.

또 두 가지 모두 3분의 2병을 마셨을 때도 25잔 소주가 30분 더 빨리 깬 것으로 나타났다.

혈중 알코올 농도가 음주운전 단속 법적 기준인 0.05% 이하로 떨어지는 시간도 8잔 소주 한 병을 마신 사람이 2시간 43분인 데 반해 25잔 소주 한 병 마신 사람은 2시간 12분으로 31분이 빨라졌다.

지난 2008년 12월부터 연구를 시작해 산소 함유량이 많은 소주가 일반 소주보다 술 깨는 속도가 확실히 빠르다는 것을 과학적으로 입증한 권 교수팀의 이번 연구는 소주의 산소 함유량이 숙취해소와의 상관관계 논란을 어느 정도 불식시킬 것으로 전망된다.

한편 시중에 유통되는 일반 소주의 산소 농도는 보통 8잔 내외지만, 대전, 충남지역에서 주로 유통되는 s사 소주의 경우 산소 농도가 25잔 이상인 것으로 나타났다.

<출처: 아시아투데이>

14) 산소와 흡연

흡연은 운동 능력을 저하시키며 폐암 등의 각종 질병의 원인이 된다. 담배의 연기에 포함된 약 4,000여 종의 유해 물질이 포함되어 있으며 대표적인 것으로는 니코틴, 타르, 일산화탄소 등이 있다. 일산화탄소는 우리 몸의 혈액이 산소와 결합하는 데 있어서 방해 역할을 하고 헤모글로빈의 산소 공급 능력을 저하시킨다.

니코틴은 혈관수축을 유발시켜 심장 박동 수를 증가시키고 심근의 산소 요구량을 증가시키는데 혈관이 수축되면 혈액의 흐름이 나쁘게 되고 산소도 정상적으로 운반될 수 없게 된다.

15) 기타 각종 증상 완화

비염, 축농증 등의 이비인후과 질환으로 인해 두뇌 및 신체 활동에 부족한 산소를 충분히 공급함으로써 집중력 향상, 뇌 조직 내 충분한 산소 공급을 통해 신진대사를 활발하게 하고 치매예방 및 순환계 질환 증상을 완화한다.

16) 신체의 산소호흡

우리는 매일 1만 8,925리터의 공기를 호흡한다. 이 호흡작용은 두 가지 기능을 한다.

첫째는 식품을 연소시켜 에너지를 방출하는 데 필요한 산소를 신체에 공급하고

둘째는 생명활동의 폐기물인 탄산가스를 배출한다.

신선한 공기의 20%가량을 차지하고 있는 산소는 숨을 들이마실 때 폐 속으로 들어오고 숨을 내쉴 때 불필요한 탄산가스가 배출된다. 숨을 들이마시면 공기는 이 공기 주머니 속으로 들어가고 공기 중 5분의 1을 차지하는 산소는 모세혈관 속의 피 속으로 들어가 일부는 혈액 속에 용해되지만 대부분은 헤모글로빈과 화학적으로 결합되어 혈액과 함께 신체 조직으로 이동한다.

모세혈관 내의 혈액은 신체의 각 부분으로 이동해 산소를 각 부분의 세포마다 공급한다. 동시에 혈액은 세포가 만들어 낸 탄산가스를 흡수하여

폐포로 돌려보내서 방출하게 한다. 그렇다면 매일 하는 이런 일련의 호흡 과정에서 어느 정도를 마셔야 좋은 걸까. 대기 중 산소의 농도가 21~23% 때 사람들이 가장 쾌적함을 느낀다고 한다. 서울지역에 산소 농도는 20.8% 정도로 숲 속이나 탁 트인 바닷가의 21.9% 산소 농도와 1% 차이만을 보이지만 우리가 느끼는 쾌적함은 전혀 다른 것을 알 수 있다.

불과 1%의 농도 차이가 엄청난 쾌적함과 청량함을 가져다주는 것이다.

17) 군발 두통

눈 주위와 눈 속 깊은 곳에 극심한 통증을 느낀다. 만성두통증에 가장 격렬한 통증을 느끼는 두통 중의 하나이며 혈관성 두통의 일종이다.

진단적 치료: 100% 산소(7L/분)를 흡입시키면 군발 두통환자는 15분 이내에 70% 정도에서 증상이 완화되는 것을 볼 수 있다.

18) COPD(Chronic Obstructive Pulmonary Disease): 만성 폐쇄성 폐질환

기도(氣道)가 만성적으로 막혀서 호흡곤란을 일으키는 증상. 이것을 두 종류로 분류하여, 유해물질이 기관지를 자극하여 만성적인 염증을 일으킨 상태를 만성기관지염이라 하고, 폐포(허파꽈리)가 늘어나서 파손되는 상태를 폐기종이라 한다. 이 질환의 가장 큰 특징은 호흡곤란이다.

만성 폐쇄성 폐 질환은 금연이 병의 진행을 막는 데 가장 효과적인 방법이고, 기관지 확장제를 이용하여 약물치료도 할 수 있으며, 숨 쉬는 능력의 키움과 심장장애를 막기 위해 산소흡입요법도 함께 사용되고 있다.

19) 감기와 산소와의 연관관계는 무엇인가?

감기란 산소 부족으로 미처 처리하지 못한 체내의 노폐물을 몸 밖으로 내보내기 위한 자구행위이다. 이에 따라 열로써 노폐물을 첨분하게 되어 감기를 앓게 된다. 도시인들의 감기빈도가 시골에 비하여 월등히 높은 것이 그 이유이다. 충분한 산소공급이 감기도 예방하고 치료도 조기에 할 수 있게 하는 것이다.

감기 바이러스에 감염되면 우리 몸에서는 그 바이러스와 싸우느라 열이 난다. 열이 나면 인체의 대사가 가속되고, 자연히 산소를 많이 필요로 하게 된다. 이에 따라 산소를 많이 얻기 위해 호흡이 빨라지고, 내쉬는 숨에 섞여 몸 안의 습기가 빠져나가는 것이다. 동시에 인체는 열을 끌어내리는 메커니즘의 하나로 피부를 통해 습기를 공중에 증발시킨다.

땀을 흘리는 것도 이 메커니즘에 따른 습기발산 작용이다. 이런 식으로 빠져나가는 물기를 보충하지 않고 방치하면 자칫 심각한 위험을 초래할 수 있다. 변비가 생기거나 악화될 수 있고, 기관지점액을 끈끈하게 만들어 허파로부터 나오는 노폐물의 배출을 방해할 수도 있다. 심하면 허파조직이 상해 폐렴으로 진행될 가능성도 있다. 그러므로 감기에 걸리면 목이 마르지 않도록 물을 많이 마시는 게 좋은 것이다. 맹물뿐 아니라 차, 스포츠음료, 비타민이 풍부한 과일 주스 등이 모두 도움이 된다.

20) 스트레스를 받으면 왜 산소가 부족해지나?

스트레스로 인해 생성되는 아드레날린과 호르몬은 체내의 산소를 소모시켜 신진대사 능력을 감소시키게 된다.

또한 체내 산소가 부족하면 몸속의 피로물질 분해가 제대로 이루어지지 않아 쉽게 피로를 느끼고 만성피로로 발전하게 된다.

스트레스가 많아지면 호르몬의 영향으로 혈관이 수축되어 혈액의 흐름이 방해를 받아 세포와 혈액 간의 산소교환이 원활하지 않게 된다.

또한 호르몬과 신경전달물질의 생성과 신진대사율의 증가로 인해 많은 양의 산소가 소모되어 스트레스가 심할 경우 체내의 산소가 부족해지게 된다.

현대인들은 너무나 많은 스트레스를 받고 있다. 고순도 산소를 마시면서 심호흡을 하고 그 시간만큼은 스트레스를 받지 말고 느긋한 마음으로 깨끗한 산소를 즐기면 하루하루가 즐거워진다.

21) 두뇌활동에 산소가 필요한 이유는?

집중력이나 기억력을 요하는 상황에서는 뇌의 활동이 증가되어 뇌의 에너지 요구량이 증가한다. 이러한 에너지를 공급하기 위해 당질대사가 증가하므로 당질대사에 산소가 사용된다. 따라서 산소요구량이 늘어나므로 충분한 산소를 공급해 줄 필요가 있다.

공부하는 학생이나 운전을 오랫동안 하는 분, 정신노동을 많이 하는 분에게 더 많은 산소가 필요하다.

22) 산소가 기억력과 집중력 향상에 도움이 된다는 증거

• 산소가 집중력에 미치는 영향 실험 결과

산소가 기억력에 미치는 영향을 알아보기 위한 실험에서 산소를 1분간 흡입하게 한 후 단어를 기억해 내도록 한 결과 산소를 흡입하지 않은 경우보다 단어연상 능력이 높았다.

실험결과는 산소가 인지능력을 향상시키고 기억력을 강화시킨다는 것을 나타낸다.

산소가 주의력과 기억력에 미치는 영향을 알아보는 실험에서도 산소를 흡입한 후 주의력은 16%, 기억력은 23%까지 상승되는 결과를 나타냈다 (2001년 9월 경상대학교 실험결과).

Moss와 Scholey의 실험 결과 산소를 1분간 흡입한 직후 단어 12개를 기억하게 하고 10분 후, 24시간 후 연상하게 하는 과제에서 탁월한 기억력 향상 효과를 나타냈다. 단, 단어를 연상해 내기 직전에 산소를 흡입한 경우에는 효과가 적었다.

이 실험결과가 나타내는 것은 뇌에서 사용 가능한 산소의 양을 늘리면 인지능력을 향상시키고 기억력을 강화시킨다는 것을 나타낸다.

정신약리학적 측면에서 인지능력의 향상이 의미하는 것은 신경흥분 전달물질과 신경계 대사활동이 활발해짐을 의미한다.

또한 영국의 노섬브리아대학 인체인식신경과학연구소의 연수 결과에 따르면 뇌에 산소나 포도당을 추가로 공급했더니 집중력이 20%까지 향상되었다. 또한 당분을 섭취하면서 동시에 100% 산소를 들이마시는 것이 당분만 섭취하거나 산소만 흡입하는 것보다 훨씬 높은 기억력 향상 효과를 나타냈다.

Rachel과 Jo의 연구에서는 104명의 건강한 성인들을 대상으로 하여 100% 산소를 흡입하는 동시에 한쪽은 당질이 들어가 있지 않은 음료수를 주고 나서 단기기억과 장기기억 능력을 측정한 실험 결과 산소의 기억력 증진 효과가 입증되었고 당질에 대해서는 뚜렷한 기억력 상승효과를 입증하지 못했다.

23) 산소의 효과는 어떤 것들이 있나?

집중력과 기억력 향상, 숙면, 피로회복, 피부미용, 다이어트, 숙취해소, 임산부, 면역력 증가 등에 효과가 있으며, 스트레스, 흡연, 코골이, 항공기 탑승, 질병 등으로 인한 산소 부족 시 도움이 된다.

24) 산소가 다이어트에 도움이 되나?

유산소운동은 지방을 분해하여 에너지를 얻는 과정에서 산소를 사용하게 된다. 따라서 운동을 하면서 충분한 산소를 공급해 준다면 유산소계의 에너지 생성과정에 의해 체지방이 분해되어 체중감소의 효과가 나타나게 된다.

25) 흡연자들에게 왜 산소공급이 필요한가?

담배를 피우게 되면 니코틴과 일산화탄소라는 유해물질이 폐 안으로 들어오게 된다. 니코틴은 혈관과 기관지를 수축시키고, 일산화탄소는 산소가 혈액 속의 헤모글로빈과 결합하는 것을 방해하여 산소운반능력을 감소시키게 된다. 이러한 니코틴과 일산화탄소의 작용에 의해 몸속에 산소가 부족해지므로 흡연자는 비흡연자에 비해 훨씬 많은 산소를 필요로 하게 된다.

26) 산소가 코골이 환자에게 어떤 도움을 주나?

코골이 환자들은 기도가 좁아지게 되므로 호흡량이 감소하여 몸속으로 들어오는 산소의 양이 줄어들게 된다. 따라서 뇌로 공급되는 산소도 부족해지므로 뇌졸중에 걸릴 위험이 높고, 수면장애로 인해 낮에도 졸리고 피로를 느끼게 된다. 이러한 신체 전반의 산소 부족을 보충해 주기 위해 산소를 공급해 주면 좋다.

27) 코골이와 폐쇄성 수면무호흡증

코골이는 우리가 숨 쉬는 동안 공기가 기도로 들어가기 전에 통과하는 인후부가 좁아져 공기가 쉽게 드나들 수 없을 때 생기는 것으로, 수면 시 호흡곤란이 있음을 알 수 있는 증상이다. 코골이는 소음보다 '수면무호흡'

이 가장 큰 문제이다. 수면무호흡은 들이마시는 산소가 부족해 혈액 내 산소량이 떨어져 나타나는 현상인데 하룻밤에 10초 이상의 수면무호흡이 일곱 번 이상 있으면 건강을 해칠 수 있다.

흔히 숙면을 못 취해 낮에 졸고 두통, 집중력 장애 등이 나타나며 심할 땐 심장에 부담을 줘 고혈압, 심장병 등을 초래할 수도 있다. 코골이 치료 방법 중 지속적 상기도양압술은 잠을 잘 때 산소 공급장치를 착용하게 해 강제로 기도를 통해 공기를 밀어 넣는 방법으로 효과적인 면에서 가장 탁월하다고 보고되고 있다.

<출처: 정성창(서울대 병원 구강진단과 교수) 환경비지니스 비즈니스 의학>

28) 산소가 면역력 증가에 도움을 주나?

백혈구가 몸 안에 들어온 균을 죽이기 위해서는 산소를 사용하게 된다. 따라서 평소에 충분한 산소를 공급해 주면 백혈구의 작용이 활발해져 인체의 면역력이 증가하게 되므로 질병을 예방할 수 있다.

29) 산소가 똑똑한 아기의 출산에 어떤 영향을 미치나?

태아는 태반을 통해 엄마로부터 산소와 영양분을 공급받아 성장하게 되는데 우리의 몸 중에서 산소에 가장 민감한 부분이 뇌이다. 따라서 뇌가 가장 활발하게 발달하는 시기인 임신 4~6개월 사이에 임산부가 충분한 산소를 공급받는다면 아기에게도 충분한 산소가 공급되어 머리 좋은 아기가 태어날 가능성이 높아진다. 맑은 산소를 마시면 똑똑한 애 낳아 태아의 뇌는 임신 4~6개월 사이에 주로 발달하는데 특히 이 시기에 사고(지성의 뇌), 감정(정서의 뇌), 운동중추가 있는 대뇌피질 부분이 매우 빠른 속도로 성장한다. 태아는 태반을 통해 엄마로부터 영양분과 산소를 공급받는데 우리 신체 중 산소공급에 가장 민감한 부분이 바로 뇌다. 뇌가 활발하게 발육되는 이 시기에 산소와 영양분을 풍부하게 공급받게 되면 머리 좋은 아이가 태어날 가능성이 높다. 그러나 스트레스 등과 같은 여러 가지 상황에서 산소와 영양분 공급이 원활하지 못하게 되면 뇌 발달이 영향을 받아 저능아, 지체지진아, 기형아 등이 태어날 수 있다.

사람의 뇌는 2~3분 동안만 혈액 공급이 되지 않아도 돌이킬 수 없을 정도로 신경세포의 손상이 나타나 의식을 잃거나 죽게 된다. 그러므로 태아에게는 무엇보다 산소와 적절한 영양분 공급이 필수적이며 임신부는 공기가 맑은 공원이나 숲 속을 산책하면서 태아에게 신선한 산소를 공급해 주는 것이 중요하다.

<출처: 서유현(서울대의대 교수 · 한국뇌학회장)>

30) 임신 중 흡연, 손 · 발가락 기형아 출산 위험 – 원인은 산소 부족

임신 중 담배를 피우면 손가락이나 발가락이 기형인 아기를 출산할 위험이 높아진다는 연구결과가 나왔다.

미국 뉴저지 주에 있는 해컨색 대학 메디컬센터 산부인과과장 마누엘 알바레스 박사는 의학전문지 『성형 – 재건외과학(Plastic and Reconstruction Surgery)』 최신호에 실린 연구논문에서 약 700만 명의 출산기록을 분석한 결과 담배를 하루 반 갑 피우는 임신여성은 손가락이나 발가락이 하나 더 있는 다지증, 손가락이나 발가락이 결손된 무지증, 손가락이나 발가락이 붙은 합지증 아기를 출산할 위험이 30% 높다고 밝힌 것으로 헬스데이 뉴스가 18일 보도했다. 알바레스 박사는 임신 중 흡연량이 하루 10개비 이하인 여성은 손가락·발가락 기형아 출산 위험이 29%, 11～20개비인 여성은 38%, 20개비 이상인 여성은 78% 각각 높아지는 것으로 나타나 흡연량이 많을수록 위험은 더욱 커지는 것으로 밝혀졌다고 말했다.

그 이유는 흡연이 태아가 발달하는 매우 중요한 시기에 태아세포에 대한 산소공급을 방해하기 때문이라고 알바레스 박사는 밝혔다.

산소가 부족하면 태아의 세포가 제대로 증식하지 못해 손가락이나 발가락 기형이 나타나게 된다는 것이다.

이에 대해 미시간 주 사우스필드에 있는 프로비던스 병원 산부인과과장 로버트 웰치 박사는 임신 중 흡연이 구개열, 구순열 아기 출산 위험을 높인다는 연구결과도 전에 발표된 일이 있는 것을 보면 놀라운 사실은 아니라면서 최선은 임신 전에 담배를 끊는 것이라고 말했다.

임신 중 담배를 피우면 이 밖에도 유산, 조산, 저체중아 출산 위험이 높아지고 태어난 아기가 호흡기질환, 영아돌연사증후군(SIDS)에 걸릴 가능성이 커지는 것으로 알려지고 있다.

31) 美과학자 '오염공기 태아에 악영향' 입증

임신 중의 여성이 오염된 공기 속에서 생활하게 되면, 아기에게 염색체

이상이 나타나기 쉽다는 사실이 발견됐다. 美국립보건연구소(ＮＩＨ)가 15일, 발표했다. 환경오염물질이 태아염색체에 악영향을 미치는 것을 실증적으로 시사한 연구는 매우 진기한 것이다.

대기오염이 극심한 도시권에서, 백혈병 등의 리스크가 높아지는 것을 엿보이게 하고 있다 한다. 美 컬럼비아대학의 연구팀이, 뉴욕의 3지구 중 임신부 60명에 측정기를 달게 하여, 자동차와 난방기구의 배기가스 등에 포함된 다환식 방향족 탄화수도(多環式芳香族炭化素)(ＰＡＨ)라는 화학물질을 뒤집어쓴 양을 측정했다.

출산 후에 제대혈(배꼽에서 뽑은 피)의 백혈구를 조사한 결과, 일상적으로 뒤집어쓰고 있는 ＰＡＨ가 전체의 평균 이하였던 여성의 애기는 백혈구 1천 개 4.7의 염색체이상이 발견됐다. 이에 대해 ＰＡＨ가 평균을 넘은 여성의 애기에서는, 염색체이상이 7.2에 올랐다. 백혈병 등 각종의 질병에 연결되는 이상이 눈에 띄게 나타났다고 한다.

美국립환경위생과학연구소의 '올덴' 소장은 "임신 중에 들이마신 특정의 환경오염물질에 의해 염색체이상이 일어나는 것을 나타내는 첫 연구다. 각종 질병의 예방에 이어질 것이 아닌가 보인다"고 말했다

<출처: 브레이크뉴스>

32) 물만 마셔도 살이 찐다?

우리 몸에서 물은 얼마나 중요할까.

물은 우리의 몸에서 약 70%를 차지한다. 물은 체온조절, 소화촉진, 영양

소 흡수, 산소운반, 배설 등의 역할을 맡는다. 1%의 물이 부족하면 갈증을 느낀다. 2%가 부족하면 신체 능력의 20%가량이 저하된다. 5% 이상 부족하면 어지러움, 무기력함, 식욕상실 등의 탈수현상을 일으키게 된다. 10% 이상 부족하면 죽음에 이르게 된다.

'물만 마셔도 살이 찐다'는 사람들이 있다. 결론을 먼저 얘기하면 0㎉인 물이 몸에 지방을 만들어 낸다는 말은 어불성설이다. 물만 마셔도 살이 찐다는 사람은 신진대사에 문제가 있는 경우라고 볼 수 있다. 비만전문 영클리닉 조영신 원장은 "단시간 내 다이어트 효과를 보기 위한 단식이나 결식, 원푸드 다이어트는 기초대사율을 떨어뜨리는 원인이 되고, 이렇게 살을 뺀 사람은 물만 마셔도 살이 찌는 체질로 변할 수 있다"라고 말한다.

식사 중에 마시는 물은 살찌는 것을 유발하기도 한다. 이유는 식사 중 마시는 물은 혈당을 급상승시킨 후 재빨리 인슐린을 분비시키고 이는 기준치가 넘는 혈당을 지방으로 바꾸는 작업을 하기 때문이다.

인체에 흡수된 물은 몸 밖으로 내보내지는 과정에서 상당량의 에너지 소모를 동반한다. 즉 인체에 흡수된 물은 활발한 신진대사에 활용되고, 호흡 소화 순환을 조절하는 교감신경이 자극돼 에너지 대사가 활발해진다. 이에 따라 칼로리 소모가 높아지고, 지방을 분해하는 효소의 양이 증가하게 돼 근육이 생성되고 살이 빠지게 된다.

더구나 단단한 근육을 만들기 위해서는 주로 근육에 저장돼 있는 글리코겐을 이용하는데 이 글리코겐의 합성에 물은 절대적인 역할을 한다. 따라서 물은 다이어트에서 절대적인 필요조건이다. 하지만 무턱대고 마시는 물은 오히려 독이 될 수 있으니 자신의 체질과 건강상태를 고려하여 마셔야 한다.

물이 신체 내에서 유용하게 작용하기 위해서는 성인 남자 기준으로 하루에 적어도 1.5리터(8컵)의 물을 마시는 것이 좋다. 다이어트 시 수돗물은 피하고 미네랄 성분 함량이 높은 물을 마시는 게 좋다. 갈증이 없을 때 수시로 마셔주는 것이 좋다.

또 운동 중 물을 마시면 살이 찐다고 생각하는 사람들이 많은데, 물은 0kcal이자 산소운반을 원활히 하므로 운동 중 반드시 필요하다.

물을 좋아하지 않는 사람은 음료수나 수분이 많은 과일을 섭취해도 되나, 많이 마실 경우 섭취하게 되는 칼로리가 높아지므로 주의해야 한다. 커피나 차를 마시는 것도 수분섭취의 한 방법인데, 많이 마시면 카페인 섭취가 많아지므로 주의해야 한다.

33) 산소발생기와 숲

요즘 공기청정기나 산소발생기가 인기 있는 가전제품이며 휴대용 산소발생기를 가지고 다니며 수시로 신선한 공기를 마시는 사람들이 늘어나고 있다고 한다.

숲은 그 어떤 비싼 산소발생기보다 더 고급스럽고 많은 양의 산소를 우리에게 제공한다. 1ha의 숲에서 1년간 만들어 내는 산소의 양은 약 12톤이며 16톤의 이산화탄소를 흡수하고 있어 가히 탄소통조림이라 할 만하다.

나무가 물과 이산화탄소를 흡수한 후 태양에너지를 이용해 유기양분을 만드는데 이 같은 작용을 광합성 작용이라 한다. 광합성 작용을 하는 도중에 탄소를 몸 안에 남기고 산소는 잎을 통해 밖으로 내보낸다. 이러한 이유로 나무는 '탄소통조림'이라 불린다.

숲이 1년간 만들어 내는 12톤이라는 산소의 양이 선뜻 감이 안 올 수도 있을 것이다. 한 사람이 하루에 필요한 산소의 양이 0.75kg 정도이니 1ha 의 숲이 생산하는 산소는 45명이 1년간 숨 쉴 수 있는 양이니 실로 어마어 마한 양이다.

그러기에 우리는 숲을 가꾸고 사랑해야 한다. 숲은 그 어떤 공기청정기 보다도 훌륭한 자연이 준 선물이기 때문이다.

34) 외기, 실내 산소농도의 차이와 효과, 간단한 비교사례?

일반 실내 산소농도는 환기 후 30분 경과 시 평균 20.5%로 측정된다. 일반 외기의 산소농도는 서울지역 기준 20.8%~20.9%로 측정된다. 실내 와 실외의 농도 차이가 0.3%~0.4% 차이임에도 불구하고 우리가 실외에 서 시원함을 느낄 수 있는 것은 온도 차이라기보다는 명확히 산소농도의 차이인 것이다.

35) 인체에 산소가 부족하면 어떤 현상이 나타나는가?

산소가 부족하면 혈액순환에 장애가 일어나고 그때부터 만병의 근원이 된다. 그러한 증세는 피부로 제일 먼저 나타나게 되고 다른 사람이 알아볼 수 있을 정도가 된다.

36) 활성산소란 무엇인가? 유해효과는 어느 정도인가?
     산소와의 관계는?

활성산소란 발생 원인이 정확히 규명되어 있지는 않지만 대체적인 견해로는 인체가 흡수한 음식물들의 처리능력·환경 등의 문제로 인체 내부에서 제대로 연소 처리하지 못할 때 과다하게 발생하는 것으로 알려져 있다. 이 활성산소는 체내에 적정량이 있을 때는 면역체계를 유지할 수 있도록 해 주는 기능을 갖는데, 과다한 경우에는 피부노화, 암 발병 등의 원인이 되는 것으로도 알려져 있다.

호흡하는 산소량이 많다고 해서 활성산소가 많이 발생하는 것은 절대 아니며, 호흡하는 산소량보다 과다한 음식물 섭취나, 과다한 운동을 할 때 활성산소가 과다하게 발생할 수 있다는 가능성은 더 큰 것으로 학계에서 알려져 있다.

이러한 측면에서 볼 때 설악산 수준의 산소환경을 만들어 주면 활성산소 과다발생 가능성을 많이 낮출 수 있을 것으로 보인다.

이 활성산소도 인체 내에서 연소 처리되지 못한 찌꺼기 중의 일부인데 충분한 산소환경 또는 고농도의 산소호흡으로 혈액순환이 잘되면 자연스럽게 다른 노폐물과 함께 체외로 배출되게 되는 것이다. 인체 내에는 산소원자를 포함한 물질이 많이 존재하고 있는데 활성산소도 이 중의 하나이고 이것은 자연의 산소원자 두 개가 안정적으로 결합된 'O_2 – 완전한 산소분자'와는 별개의 물질인 것이다.

37) 고압산소치료를 받다가 중태에 빠진 경우가 있다고 하는데 문제 있는 것 아닌가?

고압산소치료란 연탄가스 중독 치료를 위해 캡슐에 위급환자를 넣고 치료하는 방식으로서 생사를 넘나드는 환자에게만 적용하는 방식이다. 이러한 산소환경은 특수시설, 장비가 없으면 절대로 만들 수 없다.

38) 실내의 산소농도변화는 어떻게 예측할 수 있나?

실내의 산소농도는 산소용량, 환기량, 산소공급량의 변수이다. 일반적인 아파트침실의 환기율은 30% 수준으로 분당 8리터, 80% 순도의 산소를 무한대로 공급할 때 최대 산소농도는 28% 수준이 된다. 2인사용 3시간 공급 시 약 1.5%~2% 수준의 산소농도가 올라간다. 20.5% 이상 지속시간은 이후 약 4시간 정도이다.

39) 산소의 탈취효과는 어떻게 설명되나?

여러 현장에서 산소의 탈취효과가 검증되고 있다. 확실한 원인과 과정에 대하여는 확인이 안 되고 있으나 지하시설과 같은 경우는 산소가 냄새물질을 분해할 수 있는 미생물을 배양시켜 냄새를 제거하는 것이 아닌가 사료된다.

미장원 등에서 냄새나는 약품을 많이 사용하는 경우에도 냄새제거 효과가 탁월하여 산소가 유용하게 쓰이고 있다.

40) 온도상승과 산소 부족, 고도상승과 산소 부족은 어떻게 설명되나?

온도상승은 공기의 밀도를 낮게 하고 산소의 밀도도 낮아진다. 자연히 1회 호흡산소량이 줄어들고 갑갑한 환경이 되는 것이다. 고산지대에서도 역시 기압이 낮아진 관계로 밀도가 낮아져 똑같은 상황이 된다.

41) 암환자의 경우 산소가 어떤 작용으로 기여하는가?

암세포가 잘 자라는 환경은 노폐물이 체내에 많을 때이므로 암환자에겐 산소에 의한 혈액순환으로 노폐물 제거가 필수적이다.

42) 심장질환자의 경우 산소가 어떤 작용으로 기여하는가?

심장질환자가 효과를 가장 많이 보고 있다고는 학계에 보고되고 있는데 심장질환의 경우 유사시 발작이 일어나는데 이의 원인이 혈관, 혈압의 변화요인 예를 들어 혈류를 막는 찌꺼기 등을 평소 산소의 효과로 잘 청소하여 주는 것에 영향을 받는다는 사례가 있다.

43) 정신집중을 위한 산소의 영향이 있는가?

머리를 쓰게 되면 산소를 많이 소모하게 되는데 특히 집중을 할 때는 호흡량이 상대적으로 줄어들게 되어 소요 산소량이 절대적으로 부족하게 되는 것이다. 이러한 상황이 오래갈 수 없기 때문에 집중이 안 되는 것이다. 집중이 안 되는 학생에게! 산소를……

44) 일반적인 경우 노인들은 심폐기능이 떨어진다고 하는데 이의 산소연관성과 그로 인한 효과는 무엇인가?

칠순이 넘는 대부분의 노인들은 심폐기능이 40∼50% 수준이라고 보면 된다. 자연히 혈중산소분압이 낮아지고 인체의 모든 기능이 저하되고 노화되는 것이다. 대부분의 노인이 숙면을 할 수 없는데 산소 부족에 의한 갑갑함이 주원인인 것이다. 침실에서 문을 닫고 취침하는 경우에는 견딜 수가 없는 노인이 많다.

45) 음이온발생이란 무엇인가?

공기청정기에서 말하는 음이온은 고압방전시킨 전하가 공기 중의 질소, 산소분자와 결합하여 음이온화되는 것으로서 이 음이온이 공기 중의 먼지를 잡아 바닥으로 떨어지는 것을 말한다. 간혹 사우나에서 음이온이 나오는 산소방을 얘기하는데 이도 역시 같은 방식이며 이온화되어 있는 산소가 피부에 흡수되기 좋은 조건이라고 사료된다. 고압방전에 의한 음이온화이므로 생산량이 절대적으로 부족하고 고압방전 시 오존의 발생이 같이 되므로 건강상의 문제도 있다.

46) 공기정화기와의 차이점은 무엇인가?

공기정화기는 먼지를 걸러주는 기능만을 수행하는 것으로, 실내의 산소 부족에 의한 갑갑함을 해소할 수는 없다.

47) 산소의 농도가 높은 것이 좋지 않다고 대우의 산소에어컨에서 얘기하고 있는데 정말 맞는 것인가?

산소의 실내농도는 높이기가 힘들고, 비용이 많이 들어서 문제이지 50% 미만이라면 최대한의 농도 수준까지 높이는 것이 절대로 좋다. 산소에어컨에서 제공되는 산소의 양이 절대적으로 적어서 큰 효과는 없을지는 몰라도 어느 정도 실내에서 갑갑힘을 해소하는 효괴는 있을 것이라고 사료된다.

48) 실내의 산소농도가 몇 퍼센트일 때 가장 좋은 상태인가?

1일 6~9시간의 사용으로 적정량의 전기료와 필터사용, 제품수명 등을 고려하여 권장한다. 주간에는 간헐적으로 사용하고, 야간에 3~4시간이 적당하며 산소농도는 평균 실내 기준산소농도에 대비하여 최대한 1~2% 높은 수준이 제반여건으로 고려하여 이상적인 것으로 확인되고 있다.

49) 산소의 조연작용은 무엇인가?

산소는 그 특성이 조연작용을 갖고 있으며, 모든 물질을 산화시킨다. 연소하고 있는 물질에 고순도의 산소를 보충하면 연소가 가속화되기 때문에 취급에 유의해야 한다. 아파트에 불이 났을 때 자연히 불이 소화되는데 이는 연소하면서 실내의 산소를 소모하여 산소 부족으로 불이 꺼지게 되는 것이다. 담뱃불 시험으로 그 실체를 확인할 수 있다.

50) 두뇌활동에 산소가 미치는 영향

▶ 두뇌활동에 산소는 아주 크게 작용한다

• 학생(수험생, 고시생) 등 머리를 많이 쓰는 사람에게 산소는 아주 커다란 효과를 나타낸다(각종 보고서 참조).
• 뇌의 영양소는 산소이다. 뇌의 영양분은 80% 산소이고, 산소 소비량은 몸 전체의 25%를 차지하고 있다.

▶ 성인병 산소가 그 대안이다

• 만성피로에서, 스트레스까지, 감기, 몸살에서 각종 암에 이르기까지 모든 병의 시작은 산소결핍으로부터 발생된다고 한다(암의 전문 용어는 산소결핍증).

▶ 산소는 피부미용에도 탁월한 효능이 있다

• 피부에 산소가 부족하면 피부질환이 일어나며 여성의 경우는 화장이 잘 스며들지 않는 것을 느끼고, 피부의 정상적인 신진대사에 필요한 산소가 충분히 공급되지 않으면 피부노화가 빨리 온다. 고순도 산소의 흡입은 건강하고 탄력 있는 피부를 유지해 준다.

▶ 2002년 환경 조사 결과

• 각종 대기오염 물질로 인한 급만성 사망자가 우리나라 전국 7대도시에 2만 8천여 명에 이른다고 한다. 이는 교통사고 세계 1위인 한국에서 교통사고 사망자보다도 많은 수치이다.

▶ 현대인은 누구나 산소결핍에 시달린다

• 문명의 발달로 인해 오염된 주변 환경과 문화생활로 인한 여름철 에어컨, 겨울철 히터 등등은 밀폐된 공간에서의 생활을 할 수밖에 없고 이는 도시와 농촌이 따로 없는 실정에 있다. 각종 병의 발병률도 도시와 농촌이 큰 차이가 없다.

51) 유치원과 산소 경영

도시의 건물이나 아파트는 냉난방 시설로 요즘 여름·겨울이면 밀폐된 환경에 놓이기 마련이다. 산소 농도가 시간당 0.1%씩 감소한다. 이산화탄소는 10배 이상 증가한다. 어른에도 해로울진대 어린이들은 더 말할 나위도 없다. 성장 발육, 두뇌 발달에 좋지 않은 영향을 미치고 학습 능력도 떨어진다.

한솔교육이 그 해소에 나섰다. 어린이 학습 공간에 산소를 공급하고 있다. 한솔은 산소 공급 시스템 '한솔 O_2라이프'를 도입했다. 지난 2월부터 유치원 브랜드 '베베궁'의 수도권 전 지점의 교실과 교사 대기실에 설치했다. 영유아를 대상으로 하는 창의력 센터 '브레인스쿨'과 놀이수학 '아담리즈'도 각 센터별로 이 시스템을 도입했다. 어린이 학습 시스템에 웰빙 개념을 도입한 것이다.

"주의가 산만한 아이들에게 산소를 흡입하게 한 결과 기억력과 집중력이 두 배 이상 향상되었다는 연구결과가 있었다. 처음에는 이를 믿지 못했다. 한솔 O_2라이프 도입 후 환경에 예민한 유아나 신규 회원의 경우 원내 적응태도가 조금 다르다는 것을 확인하게 됐다"는 브레인스쿨 서초센터 정혜주 원장의 말이다.

이 시스템은 서울·대전시교육청으로부터 "학교 등 관내 시설에 설치해도 좋다"는 인정을 받았다. 내년 3월 개교를 앞둔 초·중·고 6개 학교에 이를 공급하기로 했다. 시립·대학 도서관에서도 설치할 예정이다.

한솔교육 관계자는 "산소발생기 설치 이후 학부모들의 반응이 좋아 신뢰 증진에도 도움이 된다"고 말했다.

<출처: 중앙일보 홈스터디, 2004. 12. 15>

52) 산소 부채(Oxygen Debt)란 무엇인가?

산소부채란 급격한 활동 후 근육에서 평소 이상으로 산소가 소비되는 현상을 말하는 것으로 요즘 많이 쓰는 것이 EPOC(excess post - exercise oxygen consumption: 운동 후 초과 산소 소비)라는 용어가 사용된다.

격렬한 운동 후에 운동선수가 필요로 하는 것은 추가적인 산소이다. 그들의 정상적인 상태 혹은 안정 상태로 돌아가 모든 몸 체계를 회복하는 데 도움이 되는 것을 산소 부채라 부른다. 이 '부채'는 운동 후에 오랫동안 정지했다 지속한다. 근육 안에 젖산 증가 수준은 고통을 일으키는 원인이 될 수 있다. 산소 부채는 젖산으로 알고 있는 근육 수축의 대사 노폐물의 조립에 직접적인 연관이 있다. 근육 안에 젖산의 축적은 필요 산소를 창조한다. 그리고 또한 충분히 불편한 근육경련을 포함하여 근육통 및 호흡 곤란 등을 종종 수반하게 한다. 이런 증상은 근육 안에 젖산의 존재를 나타내는 것이다.

근육 안에 젖산의 과잉은 근활성에 실제적으로 방해할 수 있다. 이 방해는 평형이 될 때까지 지속되거나 또는 '항상성'은 복구되고 젖산은 근육에서 배출될 것이다. 운동하는 동안에, 근육 안에 혈관은 (크기의 증가) 넓어지고, 근육 세포에 산소를 더 공급하기 위하여 혈류량은 증가한다. 몸의 에너지 필요를 만족시키게 하는 점까지, 유효한 산소는 충분하다. 그러나 근육의 활동이 극심할 때, 산소는 근육섬유에 충분하게 공급될 수 없다. 우리는 세포질의 에너지를 일으키는 데 산소를 필요로 한다. 산소는 몸 안에 모든 세포질의 신진대사 활동은 물론 모든 근육 수축을 위해 필요한 에너지를 만들기 위해 이용된다. 무기물과 조화하여 산소는, 마그네슘과 칼륨을 좋아하고, 간단한 포도당으로 설탕은 결합된다. – 모든 세포를 위해 에너지원을 만들어 에너지 패킷화를 하기 위해. 아데노신 3인산염(ATP)을 세포 안에 불러 저장한다. 장기적이고 격렬한 운동을 하는 동안에, 몸은 그것의 ATP 예비를 고갈시킨다. 젖산의 일부는 물질 대사(신진대사)로 변화시킬 수 없으며, 근육 안에 남아 있다.

산소 및 ATP 예비가 감소할 때, 젖산의 수위가 증가함에 따라 에너지 감소와 고통이 가중된다. 운동을 멈춘 후에도 물질대사를 유지하기 위해, ATP 및 크레아틴인산(유기 인산염과 크레아틴에서 효소에 의해 만들어짐. 주로 근육 속에 존재함)과 포도당 보충을 위해, 그리고 후에 ATP 소모가 될 경우, 헤모글로빈, 미오글로빈(근육 섬유 안에서 발견되는 헤모글로빈과 유사한 철을 포함한 물질), 폐 안의 공기와 체액으로부터 빌린 산소인 산소 부채를 위해 인체는 여전히 여분의 산소를 필요로 한다. 최대산소 소비량은 극대 산소 통풍관이라고 부른다. 그것은 성(남성이 더 높다), 나이(대략 나이 20에 높게 나타남) 및 크기(신체 치수에 증가)에 의해 결정된다. 강도 있게 훈련한 운동선수는 극대 산소 통풍관을 일반 사람들보다 두 배로 가질 수 있는 이유는 아마도 유전학과 훈련의 조합 때문일 것이다. 그 결과로, 훈련된 운동선수들은 증가 없이 더 큰 근 활성도의 능력도 할 수 있다.

2. 산소가 풍족한 삶, 기분도 기억력도 좋아진다

1) 산소통과 잠수 한계

　1998년 더스틴 호프먼과 샤론 스톤이 주연한 영화『스피어』에는 심리학 박사 노먼(호프먼)이 잠수복 없이 수심 300m 심해 기지에서 탈출하는 장면이 나온다. 실제 인간이 산소통을 메고 잠수할 수 있는 한계는 30m 정도다. 기네스북에는 스페인의 한 어부가 80m까지 잠수했다는 기록이 있지만 30m 이상이면 수압으로 인해 폐에 무리가 간다. 산소통 등 스쿠버 장비를 이용해 수압과 같은 압력의 산소를 공급해야 폐를 보호할 수 있다. 민물거북이는 자신의 몸을 천천히 가사상태로 몰아 산소 없이도 3개월이나 물속에서 생존할 수 있다. 민물거북이는 이런 능력을 이용해 겨울 동안 얼어붙은 연못이나 진흙 속에서 산다. 반면 포유동물은 뇌에 산소가 공급되지 않으면 뇌에 많은 변화가 일어나 심한 경우 몇 분 안에 사망에 이른다.

2) '불의 공기'에서 '산소'로

　산소의 역사에서 밝혔듯이 1774년 영국의 화학자 조지프 프리스틀리가 여러 화합물을 가열하다가 우연히 특이한 능력을 가진 공기를 발견했다. 그는 이 공기가 불을 맹렬히 타오르게 하는 능력이 있다고 해 '불의 공기'라고 불렀다. 프리스틀리는 이 공기를 당대 최고로 인정받는 프랑스 화학자 라부아지에에게 알렸다. 라부아지에는 계속된 실험을 통해 이 공기가 새로운 원소임을 밝혀내고 '산소(Oxygen)'라고 명명했다. Oxygen은 그리스어로 '신맛이 있다'란 뜻의 Oxy와 '생성된다'란 의미의 'gennao'의 합성어다. 산소와 결합한 뒤 생긴 생성물들이 산의 성질을 갖기 때문에 붙여진 이름이다.

3) 매년 산소 10만 분의 1씩 줄어

숲은 산소의 주요 공급원. 대개 큰 나무 한 그루에서 두 사람이 하루 동안 숨 쉬는 데 필요한 양보다 조금 더 많은 산소가 배출된다. 식물이 매년 대기 속으로 방출하는 산소량은 약 2,000억t. 특히 세계 최대의 밀림으로 '지구의 허파'로 불리는 아마존 일대는 지구 산소의 20%를 만들어 낸다. 바다도 대형 산소 공장이다. 바다 속의 식물성 플랑크톤이 만들어 내는 산소량은 지구 산소의 70%에 이른다. 하지만 환경훼손과 오염으로 산소의 농도가 점점 떨어지고 있다. 특히 대규모 벌채와 쓰레기 발생에 따른 삼림 훼손으로 아마존 산림의 30～40%가 사라질 것으로 전망된다.

한국에서도 여의도 면적의 5배에 이르는 5,000ha의 산림이 매년 사라지고 있다. 도쿄 공대 요시다 나오히로 교수는 "지구상의 산소는 매년 10만 분의 1씩 감소하고 있다"고 주장했다. 현재 추세대로 산소가 계속 줄면 10만 년 후에는 '산소 없는 지구'가 된다.

4) 산소가 포유류 키워

포유류의 몸을 키운 것은 산소라는 가설이 있다. 지구 대기의 산소량이 증가할수록 포유류의 몸이 커진다는 것이다. 미국의 해양학자 폴 팔코우스키 교수에 따르면 대서양 밑 퇴적암의 탄소동위원소 비율을 측정한 결과 2억 년 전 지구 대기의 산소량이 현재의 절반인 것으로 나타났다. 반면 5,000만 년 전 거대 태반을 가진 동물이 출현했을 때 산소량은 현재보다 두 배가량 많았다.

5) 산소의 유익성 3가지

▶ 산소 농도 21~23% 때 가장 쾌적 – 서울은 20.8%

하루 2,000cal의 에너지가 필요한 성인 남성이 소모하는 산소의 양은 500ℓ. 이 가운데 뇌에서 소비되는 양이 20~30% 안팎이다. 뇌가 체중에서 차지하는 비중은 2%에 불과하지만 다른 기관에 비해 10배 이상 산소를 필요로 한다. 독일의 한 신경심리학자는 1996년 산소가 학습효과에 미치는 영향에 대해 실험했다. 1분간 산소를 흡입한 집단과 그렇지 않은 집단에 12개의 단어를 주고 기억력 테스트를 했다. 그 결과 산소를 마신 집단이 10분 후에는 91%, 24시간 후에는 41%가 기억력이 좋았다. 대개 어린이는 7분, 중고교생은 10분, 성인은 15분 이상 하나의 일에 집중하기 힘들지만 웃음으로 산소 공급이 증가하면 집중력이 좋아진다. 산소의 필요성은 누구나 다 안다. 하지만 산소 결핍의 심각성은 잘 모른다. 울창한 숲이나 탁 트인 해변에서 살지 않는다면 대부분은 산소 결핍 상태에 적응되어 가고 있는 것이다. 사람은 매년 400만ℓ의 공기를 호흡한다. 공기에 든 산소를 통해 영양소를 연소시켜 에너지를 방출하고 생명 활동으로 생긴 폐기물인 이산화탄소를 배출한다.

사람은 대기 중 산소 농도가 21～23%일 때 가장 쾌적함을 느낀다. 서울 지역에 평균 산소 농도는 20.8%로 숲 속이나 탁 트인 바닷가의 산소 농도 21.9%와 불과 1% 차이밖에 안 나지만 느끼는 쾌적함은 전혀 다르다.

▶ 환기 안 한 방 오래 있으면 집중력 떨어지고 졸려

밀폐된 차 안에서 자다가 사망하는 것은 인체가 필요한 만큼 산소를 호흡하지 못했기 때문이다. 2004년 국내 한 방송사가 밀폐된 차 안에 5명을 태우고 시동을 걸자 30분 뒤 대기 중 산소 농도가 20.4%에서 18.5%로 낮아졌다. 45분이 지나자 호흡이 곤란해져 실험을 중지했다. 한국과학기술원 실험에 따르면 산소 농도가 18%일 때 운전자들이 브레이크를 밟는 속도가 빨라진다. 피로도가 50% 높아졌기 때문이다. 저농도 산소가 사고와 연결될 수 있다는 얘기다. 아파트처럼 단열과 보온을 중시하는 건물은 실내 공기가 환기되지 않으면 산소 농도가 낮아진다. 아파트 방문을 닫고 3시간이 지나자 20.4%였던 산소 농도가 20.0%로 떨어졌고 7시간이 지난 후에는 19.6%로 낮아졌다. 이산화탄소 농도는 반대로 늘어났다. 창문을 열자 산소 농도는 20.4%로 회복됐다. 학자와 전문가들은 "환기가 안 되는 방에 오래 있으면 산소 부족으로 주의 집중을 못 하고 졸린다"고 설명했다.

대기 중 산소 농도가 19~20%로 떨어지면 가슴이 답답해지고 구토, 두통 증세가 나타난다.

▶ 산모 배 속은 산소 적어…… 태아 위해 가벼운 운동을

산모의 배 속은 고산지대보다 산소가 희박하다. 산모가 충분한 양의 산소를 태아에게 보내주지 못하면 저체중아나 정신지체아를 낳기 쉽다. 더나아가 조산과 유산의 위험도 높아진다. 적당한 운동은 혈액을 활발하게 순환시켜 아기에게 신선한 영양과 산소를 전달한다. 또 숨을 깊숙이 들이마시는 복식호흡은 태아에게 충분한 산소를 공급할 수 있어 좋다.

담배 속에 든 일산화탄소는 자동차의 배기가스와 비슷한 농도다. 이런 자극성 물질이 체내에 들어오면 신체는 자기방어를 위해 반사적으로 기관지를 좁게 만들어 산소가 폐까지 충분히 공급하지 못하도록 한다.

과음한 다음 날 찾아오는 숙취는 저산소 상태를 의미한다. 알코올의 분해에는 산소가 대량 필요하다. 마시는 술의 양에 정비례해 필요한 산소량도 늘어난다.

허파뿐 아니라 피부도 땀구멍을 통해 숨을 쉰다. 피부로 들어온 산소는 피부조직 내 당류를 연소시켜 이산화탄소와 물로 분해시킨다. 피부호흡을 통해 수분이 증발되며 열이 발산된다. 또 독소 등 유독물질이 밖으로 빠져나간다. 피부호흡은 폐호흡의 1%에 불과하지만 피부 호흡을 차단하면 40분 내 사망한다. 신체의 절반 이상 화상을 입으면 중태에 빠지는 것은 호흡과 체온조절 작용이 이뤄지지 않기 때문이다.

독일의 생화학자 오토 바르부르크는 산소 부족이 암 등 심각한 병의 원

인이라는 이론을 정립해 1931년 노벨 의학상을 수상했다. 미국의 의학저널 리스트 멕케비는 "자정능력이 제대로 발휘하려면 충분한 산소가 있어야 한다"면서 "그렇지 않으면 질병에 걸리고 조기 노화를 겪는다"고 말했다.

3. 산소산업의 미래

각국에서 에너지 절약을 위한 정부의 노력이 진행되고 건축자재와 기술의 발달하면서 건물의 밀폐화가 빠르게 진행되고 있다. 이에 따라 오염된 실내 공기의 질을 개선하는 데 대한 관심이 높아지고 있으며 이는 곧바로 시장이 이어지고 있다.

향후 10년 내에 산소산업, 아로마산업, 위생살균산업 등 공기와 관련된 3가지 친환경 산업이 이 같은 환경변화로 각광받을 것이라는 전망이 잇따라 나오고 있다.

온갖 스트레스와 대기·수질오염 등 환경공해 속에서 살고 있는 현대인에게 저산소증의 우려는 계속 높아만 가고 있다. 활기찬 생활을 유지하며 몸의 평형을 유지시키는 산소의 중요성은 최근 그 가치가 높아지고 있으며 국내 산소산업은 향후 2~3년 내에 2조 원의 시장규모를 형성할 것으로 예상되고 있다.

가정용 산소산업을 유망산업으로 육성하고 세계 일류 기술로 발전시키기 위해서 정부는 물론 산학연의 공동노력이 뒷받침돼야 한다.

먼저 산소의 효과에 대한 의학적 검증이 있어야 한다. 독일 등 유럽을 중심으로 이미 많은 연구자료가 발표됐지만, 국내 의학계에선 아직까지 '심리적 효과'라는 조심스러운 반응만 있을 뿐 이를 과학적으로 검증해 소비자들의 궁금증을 해결해 주지는 못하고 있다.

또 치료목적의 의료용 기구가 아닌 일반 공산품으로서의 성능평가 및 표준화 규격을 하루빨리 마련해 소비자의 피해를 막아야 할 것이다.

끝으로 최근 일본에서 지구상의 산소가 매년 감소되고 있어 10만 년 후에는 제로가 될 것이라는 쇼킹한 연구 보고가 발표됐다. 일반인들에게도 대기오염과 산소감소의 사실을 알려 보다 폭넓은 환경문제로 인식하게 하는 것이 필요하다.

이미 자정능력을 상실한 현재의 지구 생태계를 유지하는 것이 우리의 1차 과제이자 문제해결의 제1보라고 생각한다.

4. 외국의 산소시장

외국의 경우도 일본 도쿄, 미국 LA, 태국 방콕, 홍콩 등에 산소를 이용한 수면캡슐과 술집, 유료 휴게실 등이 성업을 이루고 있다.

현재 공업용이 아닌 대형 산소발생기 업체는 미국의 경우 3곳, 일본은 1곳, 독일과 이탈리아가 각각 2곳으로 아직까지는 의료용이 주류를 이루고 있다.

정확한 시장 규모는 추정하기 힘들지만 의료용으로만 미국에서는 60만여

명, 일본은 10만여 명이 산소발생기를 구입 또는 대여 사용하고 있는 것으로 조사돼 있다.

미국, 캐나다 등지에서는 산소카페가 1990년대 중반부터 유행하기 시작해 젊은이들이 모이는 장이 되고 있다.

특히 LA를 중심으로 성업 중이며 팝가수 마이클 잭슨도 젊음을 유지하기 위해 산소캡슐에서 잠을 잔다는 얘기가 종종 토픽기사로 실리고 있다.

컨벤션이나 전시회장에서는 산소발생기가 고객유치용으로서 활용되고 있다.

전시장에 산소가 공급되는 바를 운용하면 고객을 더욱 오래 붙잡을 수 있고 매출도 따라서 증가할 수 있기 때문이다.

국내에서도 몇몇 IT업체들이 오는 가을 코엑스에서 개최될 컴덱스쇼에 산소발생기를 갖다 놓을 예정인 것으로 알려졌다.

미국, 일본 등에서 산소발생기 임대업은 비단 산소카페나 산소바에 그치지 않고 호텔, 아파트, 개인가정, 헬스클럽, 사우나 등으로 확산되고 있다.

또 태국 방콕에서는 산소바가 금년 초 처음 문을 열어 화제가 됐다. 제법 사업이 잘되자 후발 산소바가 속속 등장하고 있다는 소식이다. 이 산소바는 특히 방콕 시내의 악명 높은 매연에 시달리는 시민에게 숨통을 열어주는 피난처가 되고 있다.

이 밖에 홍콩 등 아시아 지역의 기차역 주변에는 산소발생 수면캡슐이 여행객의 휴식 장소로서 자리 잡아 가고 있다.

대학입시의 극성스러움이 한국 못지않은 중국에서는 지난 7월 7∼9일 치러진 통일 고시(대입 고시)를 앞두고 산소를 담은 자루가 불티나게 팔렸다. 학부모들은 자녀들 머리를 맑게 한다며 중국 돈으로 1원50전(한화 약 2백40원) 하는 산소를 광적으로 먹였다는 외신보도도 있었다.

제7장

산소 및 산소수 연구자료

1. 산소가 인간의 신체에 건강에 미치는 영향에 대하여 세계적인 명의들의 주장

- 배철영, 이영진(대한일차의료학회 총서 『노인의학(Geriatric medicine)』, 고려의학, 1996) "노약자나 일반인에게 나타나는 저산소혈증, 폐성심, 다혈구증의 증세가 있는 분은 집에서 장기간 산소를 필요로 한다."
- Knight H, Millman RP, Gur RC, ct al.(Clinical significance of sleep apnea in the elderly. Am Rev Respir Dis 1987; 136:845~850) "노약자의 무호흡, 호흡감소, 동맥혈 산소치 감소는 연령이 증가할수록 여러 번 경험한다는 의학적 보고가 있다."
- Berry DTR, Phillips BA, Cook YR, et al.(Geriatric sleep apnea syndrome: a Preliminary description. JGerontol 1990; 45:M169 - M174) "코골음 후 무호흡이 오고 숨 막힐 듯한 소리는 일반적으로 느끼지 못하며, 아침에 머리가 아프거나 마치 잠을 거의 자지 못한

것처럼 느끼거나 깰 때 정신이 혼미함을 느끼는 것도 수면성 무호흡에서 오는 현상이다."

- 정강홍(『인체기행』, 국제신문, 1996) "뇌의 무게는 인체 체중의 약 2%에 불과한 1,300~1,400g 정도이면서 심장에서 나가는 피의 15%를 소비하고(분당 750cc), 안정 시 들이마시는 산소의 20~25%를 쓴다."

- Arthur C. Guyton(The Textbook of Medical Physiology, WB Saunders Co. 1976) "대부분의 간헐적 고통, 질병 등은 세포단위에서 산소의 결핍으로 발생한다는 의학적 보고가 있다."

- Stephen Levine and Parris M Kidd("Adaptation and Immunity, Cancer, Oxygen and Candida Albicans" Let's Live, August, 1986) "산소는 면역체계의 기능 강화에 결정적인 역할을 한다."

- 野口英世(일본의학박사, 매독의 발견) "모든 질병은 산소의 결핍증에 있다."

- 헨더슨(미국 컬럼비아대 교수) "암은 일산화탄소 중독이 원인이다."

- 옷도 월드(독일, 노벨의학상 수상) "암의 발생원인은 산소 부족에 있다."

- 谷本晋一(일본, 도리노몬 병원) "천식, 피로 회복에 산소는 지대한 효과를 준다."

- 오토 바르부르크(Otto Warburg, 독일): 신체의 산소 침투에 관한 연구 '산소부족이 암 발생의 주 원인'이라고 발표하였고 이 이론은 국제적으로 인정받았으며, 혈액의 산소 운반에 관한 세포호흡 연구로 1931년 노벨 의학상 수상.

- 小內山博(일본, 前 노동과학 연구소 소장) "암 세포는 산소가 부족

한 세포에 증식한다. 뇌졸중, 심장병, 동맥경화, 간장병, 자궁근 등의 성인병도 산소 부족이 최대 원인이다."

- 淺野牧茂(일본, 國立公衆偉生院長) "산소는 피의 흐름을 좋게 하는 작용을 하므로 동맥경화를 예방한다."
- 吉松俊一(일본, 更植中央病院) "산소는 노화 방지와 치매 예방에 효과가 있다."
- 菊池長德(일본, 東京女子醫科大學조교수) "고혈압의 예방과 개선에 산소는 뛰어난 효과가 있다."
- 라올 에스트리보(프랑스, 의학박사) "각종 질병의 원인에 대하여 개별적으로 연구하면 이것들 일절의 질병의 원인이 일산화탄소라는 무서운 명칭을 가진 독소에 그 원인이 있는 것을 알게 된다."
- 오토 바르부르크 박사(독일) 노벨의학상 "암의 원인은 산소부족이다."
- 워벅 박사(독일) 노벨의학상 "암의 발생원인은 산소결핍증이다."
- 노구치 박사(일본) "모든 병의 원인은 산소부족이다."
- 헨더슨 박사(컬럼비아대 교수) "암의 원인은 일산화탄소 중독이 원인이다."
- 스티븐 레빈 박사(분자생물학자) "산소는 모든 세포 생명의 원동력이다."
- 아서 C 기튼 박사(의학박사) "모든 만성적 통증과 질병의 원인은 세포에 산소공급이 부족하기 때문이다."
- 패리스 M 키드 박사(노화방지연구가) "산소는 면역체계가 적절하게 기능하는 데에 중추적인 역할을 한다."

<출처: http://www.mdew.co.kr/index01.html>

2. 산소수에 대한 연구

- 1970년 Pakdaman 의학박사에 의해 처음 산소수에 대한 연구가 시작됨.
- 1988년 산소수 치료법을 확립.
- 1993년 Pakdaman 박사 산소수 치료법(Peroral Oxygen Therapy) 개발 공로를 인정받아 독일 연구 재단에서 수여하는 '최고 연구상' 수상.
- Dr. Berzeny & Dr. Zoltai: 1994년 회사 설립, 최초로 상업적 용도(30~40ppm)의 산소수를 출시함.
- 1990년대 중후반 산소수의 효능에 대한 다양한 연구가 독일과 미국을 중심으로 진행됨.
- 헨리크 헤인 대학교(독일) 산소수 효능 연구('95년)
- UIM대학교 고농도 산소수 연구('96년, '98년)
- Dr. Zoital. Literary Riview of oxygen therapy(June. 1992)
- Dr. L. Berzsenyl(June. 1992)
- 텍사스 여자 대학교 산소수 음용 실험('97년 8월): 5,000m 달리기 경기에서 평균기록을 31초 단축함.
- 미국 수영대표팀 대상 연구('97년 8월): 산소소모가 극심한 경기일수록 고농도 산소수가 엄청난 영향을 나타냄.
- 일본 니흔 쇼켄 회사 산소수 음용 실험('99년 4월): 무릎 근력 증가, 맥박 저하, 쥐의 경우 동맥 산소 농도 상승.
- 도쿄 자혜(慈惠)의학학교 산소수 음용 실험(2000년): 도표 참조.
- 이집트 카이로 대학교 – 정상상태인 돼지와 저산소 상태인 돼지에 대

한 산소수 효능 실험(동맥 산소 분압 증가)(2001년 3월, Kasr 日 - Aini Medical Journal) 혈액 내 산소 수치를 높임, 체내 산소 운반 속도 증가.

- 저산소혈증 치료에 있어 안정화된 산소의 가치 논문 발표(2001년 4월, The Journal of Chest Diseases and Tuberculosis).

- 유럽의학 연구 잡지 산소수 관련 연구기록(2001년 11월): 80ppm 이상 고농도 산소수는 위와 장에서 흡수되며, 이러한 효과는 지방간이나 간염과 같이 손상된 간에 치료적인 효과가 있다.

- 조지워싱턴 대학교 의학팀 산소수 실험(2002년): 산소 포화도 증가 및 지구력 증가.

- 아쿠아부스트 산소수 음용 실험(2002년 8월): 산소수 음용 후 혈액 내 산소 공급이 30%에서 100%까지 증가하였음.

- 사이클 선수에 대한 산소수 테스트(2003년 5월): 산소 대상작용이 4% 개선되었고, 유산소운동 지구력 또한 9% 증가함. 체내 산소 상태를 알 수 있는 무산소 역치(Anaerobic Threshold)는 11% 증가했으며, 피로회복 시간도 3% 개선됨.

- 헝가리 스포츠 건강연구소('85년 5월): 경기력 향상 및 혈액의 젖산(Lactic Acid)수치 감소, 혈액의 산소농도 증가.

- 산소 치료법 리뷰('92년 6월 Maria Zoital 박사): 세포조직에 흡수 전달하는 속도가 10배 이상 빠름.

- 산소결핍이 인체에 미치는 영향('92년 6월 Laszio Berzsenyl 박사): 질병치료에 효과적이고, 집중력을 높여 일의 능률 향상.

- 산소수 음용 시 산소구조 연구('93년 9월 Ferenc Balla 박사): 산소

수는 비타민C 성분을 감소시키는 것과 무관함.

- 산소수 음용 후 목과 뇌의 산소효능 연구('95년 하이델베르크 대학교 방사선 치료 연구소): 신체 기관에서 효능을 밝힘 – 산소수 치료법 본격적인 연구 견인.

- 만성 폐쇄성 폐질환(Obstructive Pulmonary Disease: COPD)과 간질성 폐섬유증(Interstital Pulmonary Fibrosis: IPF)에 대한 일상적 치료법과 산소수 치료법의 복합 치료 효과(2005년 5월 17일 Respiratory Therapeutics Week).

- 듀크 대학교 산소 치료법 연구(2005년 5월): 일상호흡을 통해 공급되는 산소는 순환 산소의 수치를 높이기는 하지만, 종양이 서식하는 동맥 내 산소 수치를 높이지 못한 반면, 질소산화물을 포함함. 헤모글로빈은 종양 내 산소수치를 높인다.

- 시카고대학교, 노스웨스턴대학교 공동 체내 산소 부족현상 연구(2005년 6월): 저산소상태가 ROS(활성산소물질)를 유발하고, 다시 ROS는 HIF를 촉발시키고, 이 HIF단백질이 암을 유발하고 악화시킴.

- 시드니대학교 경주마에 대한 산소수 임상 실험(2005년): 동맥 내 산소 분압을 높이고 정맥 내의 이산화탄소를 감소시킴.

3. 유해산소에 대한 연구

- Beckman, KB and Ames BN: The Free radical Theory of aging matures. Physiol, Rev. 78: 547 − 571. 1998.
- FridovichI: The biology of oxygen radicals. Science 201: 875 − 880. 1978.
- Halliwell B and Gutteridge JMC: Free Radicals in Biology and Medicine. 1992, Clarendon Press Oxford.
- Harman D: A theory based on free radical and radiation chemistry. J Gerontol. 11: 298 − 3003. 1956.
- Medvedev ZA: An attempt at a rational classification of theories of aging. Biol Rev. 65: 375 − 398. 1990.
- Orr, WC and Sohal RS: Extension of life − span by overexpression of superoxide dismutase and catalase in Drosophila melanogaster. Science 263(5150): 1128 − 1130. 1994.
- Sohal, RS, Agarwal, S and Orr, WC: Simultaneous overexpression of copper and zinc − containg superoxide dismutase and catalase retards age − related oxidative damage and increases metabolic potential in drosophila melanogaster. J Biol. Chem. 270(26): 15671 − 15674. 1995.
- 김형석, 수질분석 및 실험, 동화기술, pp.154˜ 158, 2004.
- 김복현 · 오양환 · 홍종순 · 목동우 · 김재건 · 이경호, 수질환경오염시험

법, 동화기술교역, 1999.

- 니와 유키에, 활성산소를 다스리면 무병장수할 수 있다, 문예출판사, 2001.
- 노화촉진의 주범 활성산소, 예예원 건강편, 1998.
- 서문자 · 이정희 외, 성인간호학 상 1, 2, 수문사, 2000.
- 환경부, 환경백서, 2002.

맺음말

인간의 생명력 유지의 요원인 산소는 지금까지 지구의 대기에서 자연적으로 공급되어 아무런 대가 없이 소중한 산소를 이용해 왔다. 그러나 현대 공업 사회는 환경파괴 및 오염으로 인간이 생존의 위협을 받고 있어 산업 발전의 대가를 톡톡히 치르고 있다. 문명 이기의 남용으로 기인한 독성쓰레기, 자동차 매연, 대기오염, 수자원오염 등과 자연정화 장치인 산림수목의 남획 등으로 대기 산소의 자연적 공급을 방해받고 있으며 인스턴트식품 섭취, 과도한 스트레스, 불규칙적인 식사, 운동 및 휴식 부족은 산소의 체내 요구량을 증대시킨다.

산소 요구량의 증가로 더 많은 산소를 자연으로부터 원활히 공급받아야만 건강을 유지할 수 있으나 오염으로 인해 자연 공급의 부족으로 현대인은 산소 공급을 인위적인 방법에 의존해야 하는 시대가 되었다.

몸 안 구석 세포까지 산소가 끊임없이 공급되지 않으면 살 수가 없다. 이러한 움직임을 일으키는 것이 심장과 폐이며 폐에는 좌우로 약 7억의 폐세포(폐포)가 있어 혈액에 산소를 공급하며 심장의 펌핑(pumping)작용에 의하여 몸 구석까지 혈액을 공급하게 된다. 대부분 현대인의 혈액은 운동 부족과 유해 음식으로 인하여 산성화되고 콜레스테롤이 혈관에 부착되어 혈액의 흐름을 방해하여 모든 성인병의 근원이 되고 있는 상태이다.

뇌는 우리 몸 가운데 다른 어떤 조직보다도 특히 더 많은 양의 산소를 필요로 한다. 일반적으로 산소가 충분히 함유된 혈액이 4~6분 정도 차단 되면 뇌 조직은 치명적인 손상을 입게 되고 6분 이상 공급하지 못하면 사 망상태에 이르게 된다.

신체로 공급되는 고농도 산소는 일상생활에서 느끼는 피로감, 허약감, 만 성두통, 무기력감 등을 저하시켜 주고 집중력, 사고력, 기억력, 지능발달, 숙취해소, 피부미용 등을 증진시켜 주는 효능이 있으며 또한 바이러스, 감 기 등에 대한 면역체계를 강화시키는 효능이 있다.

고농도 산소수를 마시면 체내 혈관의 산소분압이 상승하여 건강에 도움 을 줄 수 있게 된다. 그렇다면 왜 산소수를 마시면 산소분압이 증가하게 되고 산소분압이 증가하면 왜 건강에 도움을 줄 수 있는 것인지에 대해 설 명하였다.

환경오염으로 찌든 요즘을 사는 사람들에게 이제 산소는 별 노력 없이도 당연히 주위에 존재하는 것이 아니다. 건강하고 예뻐지기 위해선 좀 더 특 별한 방식으로 산소를 공급받을 필요가 있다. 물을 사 먹는 것을 상상할 수조차 없던 때도 있지만, 이젠 생수로 모자라 빙하수, 지하 암반수, 해양 심층수 등 그 종류를 헤아릴 수 없을 정도다. 나중에는 공기도 돈 주고 사 야 하는 것이 아니냐는 우스갯소리 역시 더 이상 먼 훗날의 이야기는 아닌 듯하다. 마치 수목원에서 삼림욕을 하는 듯한 효과가 있다는 찜질방 한편 의 산소방에는 사람들이 북적거리고, 공기청정기를 비롯해 산소 에어컨, 가정용 산소발생기 등을 속속 선보이고 있다. 요즘은 운동을 할 때도 명상 요가, 핫요가와 마찬가지로 산소 요가와 산소 필라테스가 트렌드의 중심에 있다. 산소발생기를 설치한 몇몇 피트니스 센터는 설악산 공기만큼이나 맑은 산소를 마시면서 운동할 수 있다며 차별화한 환경을 자랑한다. 실제 우리 몸은 평소 산소를 충분히 공급받는 것만으로도 세포의 활동이 활발해져 질병으로부터 몸을 보호할 수 있고 또 맑은 산소를 마시면 집중력이 높아지는 효과도 있다.

충분한 산소 공급은 피부 관리에도 도움이 된다. 나이가 들면 신진대사 능력이 저하되어 피부에 전달되는 산소의 양이 줄면서 피부 노화를 촉진하는 것이다. 현대인의 스트레스도 체내 산소를 급격히 소모시켜 피부의 산소 부족 상태를 유발하는 원인 중 하나다. 이에 최근에는 피부에 산소를 직접 공급하거나 피부 속 산소의 기능을 증진시키는 효과가 있는 화장품을 선보이고 있다. 산소를 이용해 각질을 제거하는 산소 필링과 피부에 직접 산소를 분사하는 산소마스크 등은 특히 피부가 예민하거나 트러블이 많이 생기는 이들에게 적합하다고 한다.

이러한 산소량은 지구에서 대략 21%이다. 놀랍게도 이 수치는 인간이 살아가고 각종 동식물이 살아가기 가장 적당한 비율이라고 한다. 어떻게 지구가 이렇게 적당한 비율의 산소를 갖게 되었는지 참 놀랄 만한 일이다. 지구가 태양에서 떨어져 있는 거리 또한 놀랄 만한 일이다. 만약 산소가 21% 이상이 된다면 약 25%만 넘어도 자연발화로 인해 지구 전체가 불타버릴 것이다. 산소가 너무 많을 경우는 또 산소 중독이라 해서 사람이 죽는다. 높은 비율의 산소가 연탄가스 질식 등에 이용되기도 한다. 산소호흡기의 경우 산소비율이 40% 정도인데 고산지인 경우는 산소가 적다고 하지만 사람이 사는 지역은 18% 이하가 되지 않는다. 높은 산을 오를 경우 산소통을 메고 올라가는 것을 본 적이 있을 것이다. 이는 18% 이하가 되면 사람이 질식사하고 말기 때문이다. 그래서 산소 21%는 정말 최적의 비율이라고 한다.

이광묵

▌약력

ROTC#5기 육군 소령 예편
농학박사(영양학 전공)
전) 동의대학교, 동의공업대학, 경북전문대학 교수, 한농식품 대표
현) 주식회사 유트랜스 대표이사

▌주요 논저

『식양법에 대한 지식』(1996)
『청소년기의 식행동과 건강』(1997)
『노년기의 식행동과 건강』(1997)
『식이섬유의 기능과 영양』(1997)
『물의 이야기』(2001)
『영양의 보고 우리 민족수 소나무』(2003)
『소나무발효원액 효소와 프로폴리스』(2004)
『식이요소에 대한 일반 상식과 소나무 가치』(2006)
『소나무의 신비』(2006)
『말과 행동의 의미』(2006)
『아름다운 살결 보존과 소나무』(2006)
『소나무로 제조된 식초』(2006)
『일상생활 속에서 성경의 진리』(2007)
『소나무와 청매실이 어우러지면』(2008)
『성경말씀을 인용한 부부생활 해결하기』(2009)
『건강과 해독작용에 좋은 황토(흙)의 역할』(2010)

「Urease 특성과 저해물질(沮害物質)에 관한 연구」(석사학위논문)
「곡류(穀類)의 가공방법(加工方法)이 전분(澱粉)의 특성 및 이용효율에 미치는 영향」(박사학위논문)
「혼합배양이 유산균의 생육에 미치는 영향」(1988)
「Microcomputer를 이용한 양파건조 특성」(1991)
「곡류의 가공방법이 전분 분해속도에 미치는 영향」(1990)
「Effect of intake level and particle size on starch digestion in steer animal」(1991)
「X－선 회절도에 의한 곡류의 호화도 측정에 관한 연구」(1991)
「효소이용 가스 생성법에 의한 곡류사료 가치 평가방법에 관한 연구」(1993)
「Cellulase－amyloglucosidase와 효모의 가스생성법에 의한 사료의 에너지가 측정에 관한 연구」(1993)
「견육(犬肉) 식용(食用)의 역사와 개소주의 영양성분에 관한 연구」(1995)
「식품위생 접객업소의 경쟁력 향상을 위한 방안」(1995)
「모발과 피부관리」(1996)
「피부관리와 식행동」(1997)
「꿀벌의 진위 판별에 관한 연구」(1997)
「소나무 추출물을 함유한 기능성 식품의 개발에 대한 연구」(2001)
「소나무를 이용한 식초산 발효에 관한 연구」(2001)
「소나무효소생즙의 Free-redical 소거작용에 관한 고찰」(2002)
「소나무 추출물의 첨가가 김치의 발효숙성에 미치는 영향」(2002)

▌특허

특허출원번호 제37956호
발명특허 번호 제0198506호
발명 명: 소나무의 송절을 이용한 과일음료 가공방법

▌개발

개발 명: 청송음료 제조 폐기물의 사료자원화 기술개발

삶과 죽음을 관장하는 '절대자'

산소이야기

초판인쇄 | 2010년 10월 8일
초판발행 | 2010년 10월 8일

지 은 이 | 이광묵
펴 낸 이 | 채종준
펴 낸 곳 | 한국학술정보㈜
주   소 | 경기도 파주시 교하읍 문발리 파주출판문화정보산업단지 513-5
전   화 | 031) 908-3181(대표)
팩   스 | 031) 908-3189
홈페이지 | http://ebook.kstudy.com
E-mail | 출판사업부 publish@kstudy.com
등   록 | 제일산-115호(2000. 6. 19)

ISBN   978-89-268-1520-5 03510 (Paper Book)
         978-89-268-1521-2 08510 (e-Book)

이담
books 는 한국학술정보(주)의 지식실용서 브랜드입니다.